医宗金鉴
杂病心法要诀
白话解

第 3 版

浙江中医学院 编

主　编　史亦谦

编　委　邓　旻　田同德　陈志炉
　　　　王　聪　李素波　陆　原

人民卫生出版社

图书在版编目（CIP）数据

医宗金鉴·杂病心法要诀白话解/浙江中医学院
编．—3版．—北京：人民卫生出版社，2004.4
ISBN 978-7-117-06006-6

Ⅰ．医… Ⅱ．浙… Ⅲ．内科杂病—中医内科学—
中国—清代 Ⅳ．R25

中国版本图书馆 CIP 数据核字（2004）第 019869 号

医宗金鉴·杂病心法要诀白话解
第 3 版

编　　者：浙江中医学院
出版发行：人民卫生出版社（中继线 010-59780011）
地　　址：北京市朝阳区潘家园南里 19 号
邮　　编：100021
E - mail：pmph @ pmph. com
购书热线：010-59787592　010-59787584　010-65264830
印　　刷：北京铭成印刷有限公司
经　　销：新华书店
开　　本：850×1168　1/32　　印张：14
字　　数：328 千字
版　　次：1964 年 11 月第 1 版　2024 年 9 月第 3 版第 17 次印刷
标准书号：ISBN 978-7-117-06006-6/R·6007
定　　价：22.00 元
打击盗版举报电话：010-59787491　E - mail：WQ @ pmph.com
（凡属印装质量问题请与本社市场营销中心联系退换）

修 订 说 明

《医宗金鉴·杂病心法要诀》（以下简称《要诀》）是清代吴谦等人所编著的《医宗金鉴》中的一部分。它以歌诀的形式，把中医内科辨证治疗方药等主要内容以及有关的后世研究，进行了归纳，读来朗朗上口，易诵易记。所附"注"文，不仅对歌诀的寓意进行了解释，也增入了历代医家研究中医内科的见解，并且适当地补充了后世医家对一些病证的治疗方法。因此《要诀》就成了由清代至今广为流传的学习中医内科的辅助读物，对指导内科临床实践，具有较高的参考价值，而且也是研究中医内科学很好的参考书。

在 20 世纪 60 年代初，由吴颂康先生主持，以浙江中医学院中医内科教研组的名义，首次对其进行了白话解，名以《医宗金鉴·杂病心法要诀白话解》（以下简称《白话解》），并由人民卫生出版社在 1964 年出版发行。1979 年再版发行。《白话解》是研习和热爱中医药学的广大读者十分欢迎的一部读物。由于学术的发展和读者的需求，为了与时俱进，使语译内容更能反映最新的研究成果，更加适合现今临床的要求，对此书进行新的修订，很是必要。为此我们参照人民卫生出版社的修订意见和要求，在保留原白话解本风格的基础上对此书进行第 3 版修订。现对修订中的有关问题，作如下说明：

一、原文取舍。《要诀》原出《医宗金鉴》卷三十九至卷四十三，今依然保留原书卷次。《白话解》只取《要诀》中的

"歌诀"原文，不取《医宗金鉴》原书中"注"的原文。

二、增设"提要"。在原歌诀之下，增设"提要"，简明概括歌诀主题。旧版《白话解》无此项，本次修订逐条补入。

三、关于"注释"。旧版《白话解》作"注解"本次修订改作"注释"。"注释"是对歌诀原文中难解的字、词、术语以及缩写的方名等加以注释，对难读字进行注音。对于原文角码排序采取注释词用［1］、［2］表示，附方用①、②表示。

四、关于"白话解"。旧版《白话解》中此项作"译注"，本次修订改为"白话解"，以便与书名呼应。"白话解"主要是对歌诀进行现代汉语直译，力求忠实于原文，通晓流畅，易懂易读。原则上是不作更多的病机解释、含义发挥和内容补充。

五、增设"按语"。旧版《白话解》无"按语"。"按语"主要是对歌诀原文进行病机分析、医理发挥、思路探求、临床意义探讨，并介绍历代研究成果。增入此项的目的，是为了使全书具备理、法、方、药临床应用的系统性与完整性，这尤其对初学中医的读者会有很多的帮助。

六、对有附方的原文的处理。先列出药物组成、煎服法（只注不译，药物计量单位不变，书后附计量单位的折算），然后对该方进行方解，说明该方的适应证，并综述古今临床应用的经验和成果，部分附验案，以便读者临床灵活应用。

七、编写分工。本次修订由浙江中医学院中医内科教研室主任史亦谦教授主持，制订"修订计划"，编写"修订说明"，执笔"四十二篇"全篇和"附一：古方药物计量单位的换算"以及"附二：方名索引"，并对全书文字进行补充和润色，进行统稿、定稿。邓旻博士执笔"四十一篇"全篇，并对全书进行了体例编排。田同德硕士执笔"三十九篇"。陈志炉硕士执笔"四十篇"。由王聪主治医师、李素波硕士、陆原硕士合编"四十三篇"。主编在统稿时，对各位编写者的独到见解，没有进行刻板的统一，一是为了体现"百家争鸣，百花齐放"的精神，二也是为了给读者提供更广阔的思路。

本书在编写过程中一直受到浙江中医学院范永昇副院长的大力支持和帮助，田国英硕士也参与了部分文字方面的修饰工作。谨在此对他们表示感谢。

由于时间仓促，每个编者见识各异，水平所限，此次修订难免疏一漏万，诚望读者不吝指正，以备再次修订时纠正。

浙江中医学院中医内科教研室
《医宗金鉴·杂病心法要诀白话解》修订编写组
2003 年 10 月 30 日

目　录

医宗金鉴

杂病心法要诀 （原书卷次三十九）

中 风 总 括

【原文】 风从外中伤肢体　痰火内发病心官

体伤不仁与不用　心病神昏不语言

当分中络经腑脏　更审虚实寒热痰

脱证撒手为脾绝　开口眼合是心肝

遗尿肾绝鼾声肺　闭证握固紧牙关

初以通关先取嚏　痰壅不下吐为先

【提要】 阐述中风的病因病机及辨证要点。

【白话解】 风邪是由外而内伤及四肢躯体，痰火是由内而发伤及神明之心，躯体伤轻可引起麻木不仁，重则瘫痪。痰火上蒙心窍致伤可引起神志昏迷，语言难出甚至失语。中风病应当细分辨为中络、中经、中腑、中脏，并细审其兼虚、兼实、兼寒、兼热、兼痰的不同。若脱证出现真气外脱，两手撒开为脾气将绝，出现张口不闭是为心气将绝，两眼紧闭为肝气将绝，小便失禁为肾气将绝，鼻气鼾声是肺气将绝。若为闭证则两手紧握，牙关紧闭。治疗中风之初应先用通关散吹鼻使其打嚏以开通窍道，如痰涎滞喉间可采用探吐的方法。

【按语】 由于人体的体质虚弱，风邪乘虚而入，中于经络，气血痹阻或体内的津液受体内郁热的煎熬凝聚为痰，郁而化火，痰火上犯心窍均可导致中风。中风根据临床辨证可分为中经络和中脏腑。中络、中经多属中风轻证，中络表现为步履

— 1 —

沉重，肌肤麻木不仁，感觉迟钝，以及口眼㖞斜等；中经可出现四肢瘫痪不用，意识清醒。中脏腑则属中风重证，主要表现除肢体瘫痪外还表现为突然昏倒，不省人事。中脏腑又可辨证分为脱证和闭证。脱证主要表现为五脏之真气暴脱的症状，症见昏迷不醒，面色苍白，目合口张，呼吸短促或见歇止，手撒，四肢厥冷，周身湿冷，二便自溺，肢体瘫软，舌短缩，脉微欲绝或虚大无根。闭证则是邪气内闭的表现，除昏迷、偏瘫外症见目瞪口呆，面赤身热，牙关紧闭，躁扰不宁，痰涎上涌，喉中痰鸣，鼻鼾气粗，肢体强硬拘急，二便不通，舌红苔黄，脉弦滑等。此外，对中风还须辨夹虚、夹实、夹寒、夹热等兼证，明确鉴别，辨证论治。本病属本虚邪实之证，初期之突出表现为邪实热证，当然亦有正气不支而致元气虚损而暴脱者（发作以脱证为主），至恢复期及后遗症期则主要表现为正气虚损或阴虚或阳虚或气虚。

中风一病，起源于《内经》，但其并没有明确提出"中风"的病名，对中风的昏仆称其为"仆击""大厥""薄厥"，对半身不遂则称为"偏风"、"风痱"，对病因的认识是正气不足，风邪入中引发。汉代张仲景在《金匮要略·中风历节病脉证并治》首创中风病名并阐述证候的分类法，如"邪在于络，肌肤不仁；邪在于经，即重不盛；邪入于腑，即不识人；邪入于脏，舌即难言，口吐涎。"隋代巢元方的《诸病源候论》有"风偏枯者，由血气偏虚，则腠理开，受于风湿"的记载。陈无择《三因极一病证方论》载有邪风"如其经络空虚而中伤者为半身不遂"。唐宋以前诸多医家多以外风立论，认为中风是当人体气血亏损，脉络空虚，卫外不固时风邪入经络而致的；金元时期外风观点开始转变，许多医家指出中风病因不是外因而是内因，主张以内风立论。其中刘河间认为"心火暴甚"是中风的根本原因，李东垣强调正气自虚，朱丹溪则以湿痰生热立论。元代医家王履总结以前各医家的经验根据中风病因不同提出"真中风"与"类中风"病名。明代张景岳创"非风学说"，指出本病的发生"皆内伤积损颓败而然"，原非感风寒所致。清代对中风的证治理论有了很大的发展，叶天士综合各家学说并结合自己的临床经验，阐明精血内耗，水不涵木，木少滋荣，故肝阳上亢导致"内风旋动"的致病机制。王清任还在《医林改错》中主张重视中风先兆，及早预防，晚清及近代医家张伯龙、张山雷、张寿甫等人总结前人的证治经验并开始结合西医知识，进一步认识到中风病的发生主要在于年老体衰，阴阳失调，气血逆乱，直中大脑。至此中风病的致病机制、证治规律日臻完善。

中风治疗上应根据病人感邪的深浅和病情的危重程度采取不同的治疗方法。急则治其本，缓则治其标。如患者出现闭证或脱证，病情急重，如不及时抢救，病人往往很快死亡。古人常用通关散吹鼻，使其打嚏以开通窍道，但现代中医临床多不采用。现代中医认为中风的发生多由于脏腑功能失调，气血逆乱于脑，致脑脉痹阻或血溢脑脉之外而成。病因病机较为复杂，主要有：①年老体衰，阴阳失调；②脾失健运，湿痰内生；③五志过极化火；④劳倦内伤，肝阳暴张；⑤气机失调，血液瘀滞。辨证要点：①辨分期（包括急性期、恢复期、后遗症期）；②辨中经络，中脏腑；③辨闭证和脱证。治疗原则：中风为本虚标实，上盛下虚之证，急性期标实症状较为严重，以祛邪为主，中经络常用平肝息风，清热涤痰，化痰通腑，活血通络之法。中脏腑闭证选用开窍涤痰，息风平肝。脱证常用扶正固脱，救逆回阳。恢复期后遗症期多为虚实夹杂，邪实未清而正气已虚。治宜扶正祛邪，常用滋养肝肾，育阴息风，益气活血之法。

中风相当于西医学的急性脑血管病，是一组突然起病的

脑血管循环障碍，表现为局灶性神经功能缺失，甚至伴发意
识障碍，主要病理过程为脑缺血、脑水肿、脑梗死。可分为
两大类：缺血类：包括短暂性脑缺血发作、动脉硬化性脑梗
死、脑栓塞；治疗主要是预防脑水肿，积极治疗和预防病因，
改善微循环，抗凝和溶栓疗法，促进神经细胞功能恢复，高
压氧舱治疗等。脑出血类：包括高血压脑出血、蛛网膜下腔
出血等，治疗主要降低颅内压，止血，促进脑细胞功能恢复，
手术治疗等。两者恢复期治疗均应加强肢体功能锻炼，促进
功能恢复。

中 风 死 候

【原文】　寸口脉平卒[1]中死　　生气独绝暴脱之
　　　　　五脏几息呼吸泯[2]　　譬如堕溺岂能期
　　　　　脉来一息七八至　　　不大不小尚能医
　　　　　大小浮昼沉夜死　　　脉绝不至死何疑
　　　　　脱证并见皆死候　　　摇头上窜气长嘘
　　　　　喘汗如油痰拽锯　　　肉脱筋痛发枯直

【提要】　阐述中风的死证。

【注释】　[1] 卒：cù，音猝，突然之义，这里卒中是指
中风。

　　[2] 泯：mǐn，音敏，消灭、消失之义。

【白话解】　未病以前，寸口脉象和常人一样，突然中风者
容易死亡，这是由于中邪太甚，闭塞九窍天真之气，不能与人
之生气相通而暴脱，这种情况的发生就好像失足落水溺死一
样，因而事先难以预料。中风脉数一息七、八至，如果脉形不
大不小是元气未绝，尚可以医治。如果浮大而疾（疾脉一息
七、八至，脉形躁急），或者沉微细数，浮主昼死，沉主夜死，
此是脉象将绝，难以医治。如脱的症状一并出现亦是一种不治

之证，再有项强摇头，张口吹气，气喘，汗出如油，喉间痰鸣如拉锯声，四肢臀部肌肉消瘦将尽，全身筋脉抽痛，头发枯燥，失于柔软等都属中风的凶证。

【按语】 中风属中医内科常见急症，发病急，变化快，根据病邪的深浅和危重程度可分为中经络，中脏腑。中经络较轻，中脏腑较重，意识常处于嗜睡或昏迷状态。就中脏腑而言，即可以由中经络传变而来，亦可由病邪直中形成，尤其是发作即表现为中脏腑者如不及时治疗，病人很快就会死亡，即所谓的卒中死。关于中风危绝症的记载最早见于《内经》，此后《诸病源候论》、《三因极一病证方论》、《济生方》均有中风不治候和死候的叙述。对于现代医家，由于中西医抢救技术的提高，对中风危绝症的认识更加深刻，据报道表现为脉弦滑而大者，病虽重，若及时抢救，预后尚好。反之其脉沉细，沉缓或浮大又有结代者，则病多危重，预后多不良。朱鹏飞等人认为闭证若出现呃逆频频，突然神昏，四肢抽搐不已，背腹灼热而四肢冷凉，手足厥冷，呕血便血，戴阳证均是病情恶化的标志，预后差。陶凯等认为头痛伴项强者，服泻下剂而大便不通者，顽固性呃逆者，喘息不受体位影响者，均提示预后不良。

中风危重症多系西医学之脑出血之属，本病发病较急，死亡率很高，以50岁以上者多见，大部分在情绪紧张，兴奋，排便，用力时发病；少数可在静态发病，起病前多无预感，仅少数患者发病前有头痛、头昏、动作不便、口齿不清等症状。本病发病突然，一般在数分钟至数小时达高峰，表现为突然头痛，头晕恶心，偏瘫，失语，意识障碍，大小便失禁。出血性血肿可压迫周围的脑组织引起局部脑水肿和缺血性坏死，局部脑水肿可扩散至全脑及脑干导致严重的小脑幕切迹疝及枕大孔疝，严重危及病人生命。由于其出血部位及范围不同，表现出的神经系统症状和危重程度亦不同。

【附方】 通关①星皂细荷半　　开关②乌梅冰片南

巴油纸皂烟熏鼻　　龟尿舌下点难言

【提要】 阐述中风闭证的治疗。

【白话解】 中风闭证的治疗用通关散即天南星、皂角、细辛、薄荷、半夏或开关散即乌梅、冰片、天南星或巴豆油浸过的纸卷上皂角粉，烧烟熏鼻，即熏鼻法。如治疗中风不能言语者，亦可用龟尿点舌下的方法，即解语法。

【按语】 中脏、中腑多见牙关紧闭、不省人事、舌强难言等症状，本条所列的方剂具有开窍、开牙关、开声的作用，通关散治中风昏迷，不省人事，用药末少许，吹入患者鼻孔内，使其打嚏，以达到开通窍道的作用。开关散治疗牙紧闭，不能言语，不能进食，用消毒纱布蘸药末擦牙，有松缓牙关的作用。再有用巴豆油浸过的纸，卷上皂角末，烧烟熏鼻，也有开窍的作用。古人治疗中风不能言语者，还有用龟尿点舌下的治法，但是目前临床已不常用，仅供读者参考。

①通关散　天南星　皂角　细辛　薄荷　半夏　等分

研细末为散

方中天南星、半夏祛风化痰止痉；皂角化痰开窍配以细辛、薄荷以开通窍道。

②开关散　乌梅肉　冰片　天南星

研细末，为散

方中冰片、天南星开窍化痰；乌梅酸缓开噤。

通关散与开关散在古代医学文献中同名方剂较多，方药组成和功效不完全相同，本条所列通关散出自本书，主治中风闭证，双手握固，牙关紧闭。开关散亦出自本书，具有开噤的功用，主治中风口噤。现代临床少用。

【原文】 　无汗吐宜防藜蒂①　有汗瓜蒂②入蝎全③

　　　　　　重剂藜豆矾皂胆④　痰壅吐以巴矾丸⑤

【提要】 　阐述中风痰涎壅塞上脘的治疗。

【白话解】 　中风痰壅喉间而无汗者宜用防风、藜芦、瓜蒂（三圣散），有汗则用瓜蒂散或全蝎散（即瓜蒂散加全蝎），如痰涎壅盛，可用涌吐重剂藜芦、赤小豆、白矾、皂角、胆矾（五元散）或巴矾丸（巴豆、枯矾）治疗。

【按语】 　中风痰涎壅塞上脘、喉间，可采用吐法，使痰涎从上窍而出。三圣散具有涌吐和发汗的作用，用于痰壅喉间而兼有表证无汗者。如中风痰壅，胸满气逆，不能语言，有汗的里证，可用瓜蒂散治疗，或加入全蝎，具有涌吐开噤的作用。五元散治疗中风突然昏倒，不省人事，痰涎壅盛，为涌吐之重剂；巴矾丸能催吐豁痰，并有开窍的作用，药性也比较猛峻。临床应用应注意，如中风昏迷，病人失去知觉，不宜用吐法，防痰浊食物沉渣吐出时，阻塞气管，引起不良后果。

①**三圣散**　防风　瓜蒂　藜芦

研细末，每次开水送服，取吐即止。

方用瓜蒂涌吐风热痰涎；藜芦吐风痰；防风祛风开散，三药相伍，相辅相成，具有强烈的涌吐作用。

本方出自《儒门事亲》主治中风，癫痫之痰涎壅盛及误食毒物者。

②**瓜蒂散**　瓜蒂　赤小豆

上二味，分别捣筛，为散已，合之取以香豉，用热汤七合，煮作稀糜，去滓，取汁合散，温顿服之，不吐者，少少加，得快吐乃止。

方中瓜蒂味苦有毒，具有涌泄催吐的作用，为涌吐痰涎宿食的主药；赤小豆味酸能激发瓜蒂催吐之力，又能解毒利水，配以淡豆豉取其开散之性，宣解胸中气滞，助瓜蒂催吐。

本方出自《伤寒论》引《范汪方》，具有涌吐痰食之功效，主治痰涎壅盛，胸中胀闷，气上冲咽或暴饮伤食，脘腹胀满以及癫痫、风痰之证。

③全蝎散　瓜蒂　赤小豆　全蝎

为瓜蒂散加全蝎（祛风止痉）。

本方出自本书，具有涌吐风痰的功效，主治痰涎壅盛，有汗里实证。

④五元散　藜芦　赤小豆　白矾　皂角　胆矾

上为细末，浆水调下，如牙关紧闭，斡开灌之。

方用藜芦、白矾、胆矾催吐除风痰，皂角开窍化痰，辅以赤小豆解毒利水，并助以催吐，本方为催吐之重剂。

本方出自《丹溪心法附余》卷二十四，主治中风痰迷心窍，癫狂烦乱，人事昏沉，痰涎壅盛。

⑤巴矾丸　巴豆二粒（去皮）　枯矾一块如拇指大（末之）

上药于新瓦上煅令巴豆焦赤为度，为末，炼蜜为丸，如鸡子大，每服一丸，用绵裹放患人口中近喉处，良久吐痰立效。

方用巴豆佐以白矾以吐风痰，因巴豆其性较为猛烈，故以蜜丸含化，是急药缓用之法。

本方出自《续本事》卷二，主治急中风，口闭流涎，欲垂死者。以上方剂现代临床少见运用报道。

【原文】　乌药顺气①实中络　喝斜顽麻风注疼

　　　　　麻黄枳桔乌蚕共　　白芷干姜陈草芎

【提要】　阐述乌药顺气散治疗中络气实证。

【白话解】　乌药顺气散治疗中络气实证，症见肌肤麻木不仁，骨节疼痛。方药组成为麻黄、枳壳、桔梗、乌药、僵蚕、白芷、干姜、橘红、甘草、川芎。

【按语】 乌药顺气散具有祛风、通络、舒气的作用，可用于治疗中风之中络，表现为气实的病证，但对于中风气虚或久病的则不宜使用。中络主要表现为口眼㖞斜，肌肤不仁，左右不遂，筋骨不用。

①乌药顺气散　乌药　橘红各二钱　麻黄去节　川芎　白芷　桔梗　枳壳各一钱　僵蚕　干姜　甘草各五分

上药研末，入姜三片，枣二枚，水煎服。

方内麻黄祛风散寒；川芎、白芷散风活血；乌药通行气滞；枳壳、桔梗、橘红利气化痰；僵蚕祛风通络；干姜温经；甘草和中。

本方来自《重订严氏济生方》，具有疏肝理气，调和阴阳的作用，主治大怒气逆，突然昏厥，不省人事，牙关紧闭，四肢脉厥或脉沉伏者。

【原文】 大秦艽汤①虚中络　㖞斜偏废减参珍[1]
秦艽生地石膏共　羌独防芷细辛芩

【提要】 阐述中络气血虚证的治疗。

【注释】 ［1］减参珍：珍，是八珍汤；参，是指人参。减参珍就是大秦艽汤中的八珍汤减去人参。

【白话解】 大秦艽汤治疗中风气虚之证，症状见口眼㖞斜，四肢偏瘫，其方药组成为八珍汤去人参加秦艽、生地、石膏、羌活、独活、防风、白芷、细辛、黄芩。

【按语】 平素气血亏虚，风邪入中，如入侵面部经络，则经络为之痹阻，筋脉失养，无邪之处，气血运行通畅，筋肉相对而急，缓者为急者牵引，故口眼㖞斜；风邪入中四肢经络，气血受阻，妨碍肢体正常功能，故手足不能动。初中之时，外夹表邪，故用风药以解表，用血药、气药以调里。对于日久不愈，气血不足的中风病人（这里指中络者）可用本方调理。

①**大秦艽汤** 秦艽 石膏各一钱 当归 白芍 川芎 生地 熟地 白术 茯苓 甘草 黄芩 防风 羌活 独活 白芷各七分 细辛三分

方中以秦艽为君，祛风清热，通经活络，除血中之风；羌活、独活、防风、白芷、细辛均为辛温之品，能祛风散邪活血，俱为臣药，且风药多燥故配以当归、白芍、熟地以养血柔筋，使祛风而不伤阴血，川芎与归芍相配可以活血通络，血活则风散，由于脾胃为气血生化之源，故用白术、茯苓益气健脾以化生气血；生地、石膏、黄芩均能清热，是为风邪郁而化热而设；甘草调和诸药为使，诸药配合共奏祛风清热，养血通络之效。

本方为刘完素创制，出自《素问病机气宜保命集》，具有祛风清热，养血活血的功效，主治风邪初中经络，口眼㖞斜，舌强不能言语，手足不能运动，风邪散见，不拘一经者。现在临床报道用大秦艽汤化裁治疗中风取得了较好疗效。如果风邪夹热流窜经络，气血瘀阻，脉道不通，去白术、熟地加红花、丹参、僵蚕、川牛膝、菊花。体虚中风致偏枯不用，去羌活、独活、细辛、生地、石膏，加黄芪、鸡血藤、党参、天麻、杜仲、枸杞子、川牛膝。风邪夹寒流窜经络加桂枝、木瓜、全蝎、僵蚕。

病案举例：

某女，50 岁，1985 年 12 月诊，患者自觉周身不适，继而左侧肢体酸麻瘫软，急至医院就诊，用西药低分子葡萄糖酐等，配合针灸治疗，并邀中医会诊。现症见神志清楚，左肢体难瘫，口眼㖞斜，二便正常，口干微渴，舌质红，苔白，脉浮细弦，辨证为外邪流窜经络，脉道不通，气血逆乱所致，给以祛风清热，活血通络，大秦艽汤（原方剂量）去白术，熟地加

— 10 —

红花 12 克、丹参 12 克、僵蚕 12 克、牛膝 12 克、天麻 10 克。经用上方半年，症状基本解除。3 年来随访无复发。[中医药研究，1989，（15）：45]

【原文】 中经气实宜换骨① 㖞斜瘫痪芷芎防
　　　　　冰麝朱香槐苦味　　仙人麻首蔓苍桑

【提要】 阐述中经表实证的治疗。

【白话解】 风邪中经症见：口眼㖞斜，四肢瘫痪，无汗表实等证者，宜用换骨丹治疗，药物有苍术、槐实、川芎、白芷、威灵仙、桑皮、人参、防风、何首乌、蔓荆子、苦参、五味子、木香、龙脑、麝香、麻黄膏、朱砂。

【按语】 换骨丹用于治疗的风邪中经之口眼㖞斜，四肢瘫痪，无汗表实之证，是风邪直入中经或由中络发展而来的，较中络病邪入里，故本方重用疏散风邪之药，虽体未虚仍辅以补脾益气养血之品，以防风药过燥，耗伤气血，并能扶助正气，助风药以散邪。

①换骨丹　苍术　槐实　川芎　白芷　威灵仙　桑皮　人参　防风　何首乌　蔓荆子各一两　苦参　五味子　木香各五钱　龙脑　麝香各五分

上药为末，以麻黄煎膏和捣，每一两分作十丸，朱砂滚衣（将丸药放在朱砂末内拌滚），每取一丸，温酒送服，服后盖被而卧，得汗后即愈。

方用白芷、防风、蔓荆子疏散风邪；川芎、威灵仙活血通络；桑皮、槐实清热祛风；苦参凉血清热；麝香、龙脑通络开窍；麻黄膏祛风解表；五味子敛阴并能缓和麻黄之辛散；人参、苍术、木香健脾理气；首乌活血养血，使气血充盛，达到扶正祛邪之目的。

古代文献中与本方同名者较多，大多用于治疗中风瘫痪之证，亦有治疗风湿腰痛或鹤膝风等的。当今文献未见用此方治疗中风病的病例报道。

【原文】 小续命汤①虚经络　八风[1]五痹总能全
　　　　　麻杏桂芍通营卫　参草归芎气血宣
　　　　　风淫防风湿淫己　黄芩热淫附子寒
　　　　　春夏石膏知母入　秋冬桂附倍加添

【提要】 阐述小续命汤治疗的中风适应证。

【注释】 [1] 八风：风从南方来名大弱风，从西南方来名谋风，从西方来名刚风，从西北方来名折风，从北方来名大刚风，从东北方来名凶风，从东方来名婴儿风，从东南来名弱风（《灵枢》九宫八风篇）。

【白话解】 小续命汤治疗中风形气俱虚而中经络者，八风之邪或五痹（见痹病总括）皆可运用，药物组成为麻黄、杏仁、桂枝、白芍、人参、甘草、当归、川芎、防风、防己、黄芩、附子。

【按语】 本方所治中风，虽属外风实证，然与人体正气本虚有关，故属于虚实夹杂之证。小续命汤是前人治疗中风（从外风立论）的代表方，具有解肌散寒，祛风清热，益气助阳，活血舒筋的功效，有扶正祛邪的作用。由于人到中年，气血逐渐虚亏，遂致风邪入中，所谓"邪之所凑，其气必虚"是也。风邪入中，气血痹阻，运行不畅，筋脉失去荣养，故见口眼㖞斜，半身不遂。临床应用中应注意，中风由内风引起者，不宜使用此方。

①**小续命汤** 防风一钱半　桂枝　麻黄　杏仁　川芎　白芍　人参　甘草　黄芩　防己各一钱　附子五分

入姜三片、枣二枚，煎服。

方用麻黄、杏仁解表散寒；桂枝、白芍和营卫祛风并用人参；甘草以补气；川芎活血补血；用防风祛风；防己利湿；附子散寒；黄芩清热。春夏两季，阳气较盛大，容易产生内热，所以加石膏、知母以清阳明内热；秋冬两季，阳气衰弱，容易产生内寒，所以加重附子、桂枝的用量，用以温中散寒。

本方来自《备急千金要方》，用于治疗中风昏迷，半身不遂，口眼㖞斜，语言謇涩或伴恶寒发热者，但本方不宜用于内风所引起的中风。现代临床主要用于缺血性脑中风、面神经麻痹、风湿性及类风湿性关节炎等辨证属于外风所引起的。

病案举例：

罗氏，男，年甫半百，贼风入中经月余，营卫闭塞不行，陡然跌仆成中，舌强不语，神识似明似昧，嗜卧不醒，右手足不用，脉象尺部沉细，寸关弦紧而滑，苔白腻。急拟小续命汤加减：净麻黄 4 分，熟附片 1 钱，川桂枝 8 分，生甘草 6 分，全当归 3 钱，川芎 8 分，姜半夏 3 钱，光杏仁 3 钱，生姜汁（冲服）1 钱，淡竹沥（冲服）1 两。两剂后神识稍清，嗜睡渐减，舌强不能语，右手足不用，脉息尺部沉细，寸关弦紧稍和，苔薄腻。再拟维阳气以祛风邪，涤痰浊而通窍道。(《丁甘仁医案》卷三)

【原文】　黄芪五物①虚经络　　偏废虚风无力瘫

　　　　　心清语謇[1]因舌软　　舌强神浊是火痰

　　　　　补卫黄芪起不用　　益营芍桂枣姜煎

　　　　　左加当归下牛膝　　筋瓜骨虎附经添

【提要】　阐述黄芪五物汤治疗营卫亏虚之中经络证。

【注释】　[1]謇：jiàn，音碱。义为语言不顺畅。

【白话解】 黄芪五物治疗营卫亏虚，中伤经络之证，症见半身不遂，肢体运动无力，神志清醒，舌头痿软，语言困难。方用黄芪补卫气，用芍药、桂枝、生姜、大枣补益营气。左瘫加当归；下肢无力加牛膝；脚骨无力，不能久立的加虎骨；四肢筋软，伸屈困难的加木瓜；夹有内寒或全身经络因寒邪阻滞而酸疼的倍加附子。

【按语】 人体的营卫分布于全身各部，营能起到营养濡养筋脉，脏腑的作用，卫有温暖肌肉，润泽皮肤，保卫肌表的功能，营卫之气充盛，就能抵抗外邪的侵袭，营卫之气不足外邪就乘虚而入，《内经》曰："卫虚则不用，营虚则不仁"，就是说营气不能濡润肌肤，致使肌肤麻木不仁，失去知觉，卫虚则脉道不利，筋骨肌肉皆无气以致使肢体失去活动能力。

①黄芪五物汤 黄芪 白芍 桂枝 生姜 大枣

以水六升，煮取三升，温服七合，日三服

方内黄芪补卫气；桂枝、芍药补营，再加生姜、大枣以和营卫。人的右半肢属气，左半肢属血。如果不用或不仁发生在右半肢的可加重黄芪的用量；如果发生在左半肢的，则加当归以补血；如两腿无力，两膝酸软的加牛膝；脚骨无力不能久立的加虎骨（现已禁用）；四肢筋软，伸屈困难的加木瓜；有内寒者当加附子。

本方出自《金匮要略》，能益气助阳，和血行痹，主治体虚受风证，症见肌肤麻木不仁，甚则瘫痪，脉微细或小紧，舌淡红或略紫。现代临床可用于辨证治疗肩周炎、末梢神经炎、坐骨神经痛、风湿与类风湿关节炎、中风后遗症等症。

病案举例：

高某某，男，49岁，患者双手指及右下肢麻木刺痛怕冷，已两年之久，每遇阴冷加重，稍活动反觉舒服，但过劳则麻木更重，病人面色不华，肌肤肢体无异常，脉弦细而涩，舌质淡

— 14 —

红，苔白滑舌下络脉淡紫略粗。诊为阳气不足，气虚血滞，营卫不和之血痹，予黄芪桂枝五物汤加味：黄芪 50 克、桂枝 15 克、赤芍 15 克、王不留行 15 克、生姜 3 片、大枣 5 枚，水煎服 10 剂。药后病情好转，不怕冷，又照方加减服 20 余剂，刺痛消失，麻木大减，仅在寒冷时尚感不适。嘱其方加当归 50 克配丸药服之以善其后。（李寿山医案）

【原文】 三化①气实风中腑　昏冒闭满小承羌

　　　　　形气俱虚及风燥　搜风顺气②自然康

【提要】 阐述中腑证的主证和治疗。

【白话解】 三化汤治疗风中腑内有燥实者，症见昏迷，脘腹胀满不通。其方药组成为小承气汤加羌活，如形气虚而风燥者可用搜风顺气丸。

【按语】 风邪中腑，昏迷不省人事，小便不通，大便秘结，按其腹部坚硬，这是由于外中风邪，内有积实以致脏腑不通。治疗应采用祛风荡积的方法用三化汤之类的方剂来治疗，如风邪中腑，体质虚弱，津液不足，大便秘结，小便不畅等燥象，或用小续命汤汗过，用三化汤下过，津液枯干以致结燥的，就不能使用峻下猛攻的方法，以免重伤津液，此时应搜六腑之风，通肠胃之气。

　　①**三化汤**　大黄　厚朴　枳实　羌活各等分

　　方用大黄苦寒峻下，攻荡积实；厚朴枳实消痞，且能增加大黄的泻下效果；用羌活以祛除外风。

　　本方出自《素问病机气宜保命集》，用于治疗中风入腑，邪气内实，热势极盛，二便不通及阳明发狂谵语者。现代临床多用于治疗外感六经形证未解，内有燥屎，大便不通，脘腹胀满之证，或用于治疗脑血栓形成辨证为中焦脾运不健，痰湿阻滞，血瘀气滞者，以及出血性中风的治疗。据现代临床研究，出血性中风患者，保持大便通畅非常重要，即使没有便秘现象，亦可常加通腑之品。因本病初起，多为肝阳上亢，血随气涌所致，苦寒清化通腑之品能使上亢之邪随大便而下行，并能起到降低颅内压的作用。现代临床治疗出血性中风，多以清肝息风、化痰开窍为主，根据临床症状佐以通腑，加入大黄、芒硝之类。但运用通腑法来治疗急性脑血管病应据病人体质的强弱、病情的轻重、便秘的程度等之不同选择用药，若病人服泻下药后大便仍然秘结不通，舌质干红，当是胃阴受耗，肠腑失润，可用润下通便之药，忌大黄、芒硝之类，而且在运用峻下之剂时应注意中病即止，腑通为度，不可反复攻下太过，以免伤正耗阴。

病案举例：

1973 年 4 月，我县社员凌某，因中风神昏入院，并出现鼻鼾肺绝、口开脾绝症状，且便闭不通。余当即会诊，立即给予重剂下夺，方用生大黄 15～30 克、元明粉 10～20 克、枳实 10 克、川牛膝 15 克、代赭石 30 克（碎）、生地 40 克、黑山栀 15 克、生石决 40 克、珍珠母 50 克、磁石 50 克。一面灌肠，一面鼻饲通导。药后 10 余小时得便，便下宿垢较多，患者神志苏醒，并能主诉头痛，但半日内又复昏迷，于是再给药通下并连进三次（第三次剂量减轻），神志才得以完全清醒，继又观察 10 余日出院。（《古今名医临床金鉴》）

②**搜风顺气丸**　大黄九蒸九晒，五两　麻仁　山药　郁李仁　山茱萸　车前子　牛膝　菟丝子各二两　独活　防风　槟榔　枳壳各一两

以蜜为丸，梧桐子大，每服二十丸。

方中与上方相比仍用大黄，取其泻下之力，但是经过九蒸九晒的调制，药性已缓和；用麻仁、郁李仁甘润清利，润燥通

便；车前子得小便；牛膝引药下行；独活、防风热能风祛邪；枳壳、槟榔消积行气，惟恐过用攻散药品而伤人气阴，故又加怀山药益气健脾；山茱萸补肝肾；菟丝子健肾，以扶助正气。此方攻邪而不伤正，扶正而不留邪，不论是中络、中经、中脏、中腑，凡属里实，大小便不通，气虚津液不足者，均可适用。

本方出自《景岳全书》卷五十四，但原方无独活、防风、槟榔、山茱萸，主治痔漏，风热闭结，老人燥秘。本书用此方加味治疗中风体质较弱者。现临床多用增液承气汤之类治疗此类疾病。

【原文】　牛黄清心①实中脏　　痰壅神昏不语言
　　　　　　口眼㖞斜形气盛　　两手握固紧牙关

【提要】　阐述牛黄清心丸治疗中脏的闭证。

【白话解】　牛黄清心丸治疗中脏的实闭证，症见神志昏迷，痰涎上壅，不能言语，口眼㖞斜，形气俱盛，两手紧握，牙关紧闭。

【按语】　中风病证，根据临床表现系统地分中络、中经、中腑、中脏。目前临床一般按有否意识丧失简要地分为中脏腑与中经络。中脏腑有闭证、脱证之分。闭证根据临床有无热象又可分为阳闭、阴闭。以方测证，牛黄清心丸适于中风阳闭证的治疗。

①**牛黄清心丸**　白芍　麦冬　黄芩　当归　防风　白术
柴胡　桔梗　川芎　茯苓　杏仁　神曲　蒲黄　人参　羚羊角
麝香　龙脑　肉桂　豆卷　阿胶　白蔹　干姜　牛黄　犀角
雄黄　山药　甘草　金箔　大枣

上药共为末，蜜和枣膏为丸，每丸重一钱，金箔为衣，温水化服。

方以麝香、羚羊角、犀角（现已禁用）、牛黄、龙脑、雄黄开窍息风化痰浊；白芍、麦冬清心滋阴；黄芩、白蔹、豆卷以清热利湿；白术、当归、川芎、茯苓、阿胶、人参、山药、甘草、大枣以补气血；祛风外出，配以防风、柴胡、桔梗、杏仁以开肺；以肉桂、干姜、蒲黄温经活血，不仅防诸药寒凉伤及正气，亦活血以祛风，金箔定惊以安神。

本方出自《太平惠民和剂局方》，具有开窍透邪、化痰醒神的功效，主治中脏的闭证，症见神识昏迷，痰涎上壅，不能言语，口眼㖞斜，两手紧握，牙关紧闭等。现代临床治疗此类疾病多用安宫牛黄丸，疗效较好。

【原文】 参附汤①治虚中脏　唇缓涎出不语言
　　　　　昏不知人身偏废　五脱证见倍参煎

【提要】 阐述参附汤用于治疗中风脱证。

【白话解】 参附汤治疗中风入脏形气俱虚的脱证，症见嘴唇不能闭合，口流痰涎，昏迷不醒，半身不遂，如出现五脏虚脱的症状的可加倍人参的量。

【按语】 中风脱证是以正不胜邪，阴阳离决为主，闭证和脱证可互相转化也可以同时并见。临床上有先脱后闭者，更有先闭后脱者，但大部分中风证都是内闭兼外脱者多，亦有变幻无常者，故在治疗时并非一方到底，还需要仔细辨证，层层转治。

①**参附汤**　人参　附子

上㕮咀，分作三服，水二盏，加生姜二片，煎至八分，去滓，食前温服。

本方为大温大补之剂，附子大辛大热，能祛寒救逆，挽救真阳；人参甘温补五脏，益气安神，二者合用共奏补气救阳之功效。如出现大汗不止，可加煅龙骨、煅牡蛎、白芍、炙甘草以增强固脱之效。

本方源自《济生续方》据《医方类聚》记载本方始见于《济生续方》，用于真阳不足，上气喘息，自汗盗汗气短头晕证属阳气虚弱者，本方乃四逆汤去干姜之守、甘草之缓，加入大补元气之人参而成。虽药仅二味，但可"瞬息化气于乌有之乡，顷可生阳于命门之内"，故药简效宏，被历代医家用于各种疾病过程中出现阳气暴脱危候时的抢救治疗，以求力挽狂澜，益气回阳固脱。本方现代临床常用于休克、心力衰竭等属阳气暴脱者的辅助治疗，对于妇女暴崩、外疡溃后、大手术等血脱亡阳者，亦有良效。

病案举例：

景氏妇，年近五旬，中风已五六日，汗出不止，目直口噤，遗尿无度，或以为坏证，脉之虽甚微，而重按尚有不疾不徐自势，此即胃气也。乃曰遗尿本属脱证，故不治，若多日安，得不尿，且坐视数日而不脱，断非绝证也。投以参附汤。二三剂渐苏，重服温补而愈。（《续名医类案》）

【原文】 经络闭证卒中恶　气促神昏不识人

无汗拘急身偏痛　肉桂麻草杏还魂①

【提要】 阐述千金还魂汤治疗中脏腑闭证。

【白话解】 外中风邪，闭塞肌表经络，出现气急，昏迷，无汗，四肢筋脉紧急，遍身骨节疼痛。治疗以千金还魂汤为主方，组成为肉桂、麻黄、甘草、杏仁。

【按语】 本条所述中恶是由于外中风邪，闭塞经络肌表，人体阳气不能屈伸致心气内闭所致。心气内闭则出现神志昏迷；肺不能宣发卫气于表，则气急无汗；邪气闭阻肌表经络，则遍身疼痛。治应温阳发表，开宣肺气。但本方不适用于久病气虚患者。

①**千金还魂汤** 肉桂二两 麻黄三两 甘草一两 杏仁七十粒

方中用麻黄发汗祛风；肉桂温通卫阳；杏仁开肺气泄表；甘草和中。本方原出之《千金》卷二十五之还魂汤，主治卒感忤，鬼击飞尸，诸奄忽气绝，无复觉，或已死咬口，噤不开。本条文之千金还魂汤将桂心改为肉桂。此方近代用之甚少，文献亦较少论述，临床案例亦未见有报道。

【原文】 脏腑闭证腹满闭　昏嗫痰结在喉间
　　　　危急汤药不能下　夺命①巴芷半葶南
【提要】 阐述夺命散的适应证。
【白话解】 中脏或中腑出现了闭证，腹部胀满，大小便不通，神志昏迷，口噤不开，痰涎塞喉间，病情危急汤药不能下咽时，宜用夺命散，组成为巴豆、白芷、葶苈子、天南星。

【按语】 平素贪食或偏食肥甘，以致湿困脾土，运化失常，湿聚生痰，痰郁化热，肝风夹痰之气上逆，蒙蔽清窍，流窜经络而致本病。脾失健运故出现腹部胀满，大小便不通；痰浊内聚，气机不利，则壅于喉间；痰湿蒙蔽心窍故神昏。治疗以祛风化痰为主。

①**夺命散** 天南星 甜葶苈 半夏 巴豆去壳不去油 白芷各等分

上药共研为末，用姜汁调服即效。

方中天南星、半夏散风除痰，白芷祛风，葶苈子泻肺豁痰，巴豆攻坚消结下痰。本方既清上焦痰浊，又攻下焦的积实，使腑气通调，具有化痰息风通下的功效。

本方临床少见报道。但白芷、葶苈子、天南星、半夏，目前仍是治疗中风闭证痰湿壅盛患者的常用药物。

【原文】 三生饮①治中风寒　厥逆沉伏涌气痰
星香乌附俱生用　　气虚加参脱倍添

【提要】 阐述中风兼脏寒的证治。

【白话解】 三生饮治疗中风兼有脏寒，症见四肢发冷，脉象沉伏，痰涎上涌，方药组成为天南星、川乌、附子、木香，且都生用。如兼气虚则加用人参，虚极致脱人参量应加倍。

【按语】 本方主治之病人，大多素体阳虚，复加平素嗜食甘肥，形体肥胖，致使阳气益伤，腠理疏松而痰湿内盛，每易为贼风入中，与痰相合，风痰壅盛，闭阻心窍，可出现神昏不省人事；涌于喉间，则喉中痰声漉漉；阴寒内盛，复加之风痰闭阻，阳气不能透达则四肢厥冷，脉象沉伏。

①三生饮　南星一两，生用　川乌五钱，去皮，生用　附子五钱，去皮，生用　木香二钱　每服五钱

姜水煎。加人参一两。

方中以南星、川乌、附子为主以祛风痰，逐阴寒，通经络而回元阳，且三药生用，其性更为辛烈刚燥，剽悍走窜，足以祛风痰而破除阴寒故以"三生"命名，其中生南星乃祛风痰之专药；川乌辛热，有祛寒湿散风邪之功；附子乃乌头之子根，性味功效与乌头相类，而尤长于散寒回阳；另辅以少量木香和生姜，其中木香辛香而善理气，气行则闭阻可通而痰浊易消；生姜即可监制南星乌头之毒，以减少其毒副作

用，又能散寒邪，驱浊阴，诸药配伍成方，共奏助阳散寒，祛风化痰之功效，若沉伏而弱，有阳气暴脱之虞者，加人参以扶元气。本方需注意生乌头、南星、附子毒性较大，临床须谨慎使用。

本方出自《易简方》，主治素体阳虚痰盛卒中外风，以形体肥胖，卒中不省人事，痰涎壅盛，四肢厥冷，舌白，脉沉伏为证治要点，本方现代用于脑卒中，面神经麻痹，癫痫等证的治疗。

【原文】　祛风至宝①中风热　浮数面赤热而烦
　　　　　通圣加蝎天麻细　白附羌独连柏蚕

【提要】　阐述祛风至宝汤治疗中风腑热证。

【白话解】　祛风至宝汤治疗中风兼有腑热，症见身热面色发红，烦躁不安，脉象浮数，方药组成为防风通圣散加全蝎、天麻、细辛、白附子、羌活、黄连、黄柏、僵蚕。

【按语】　平素饮食不节，嗜酒肥甘，或形盛气弱，脾失健运聚湿生痰，痰郁化热阳盛阴虚体质，素有积热，外加风邪入中，入里化热，故症见身热，面色发红，脉象浮数，热扰心神故烦躁不安，风与痰火相煽，引动肝风，横窜经络而蒙蔽清窍，故可出现突然昏仆，半身不遂，此时治疗应以祛风，清热，化痰止痉为主。

①祛风至宝汤　防风　荆芥　连翘　麻黄　薄荷　川芎当归　白芍　白术　黑山栀　大黄酒蒸　芒硝　天麻　白附羌活　独活　黄柏　黄连　僵蚕上药各五钱　黄芩　石膏　桔梗各一两　甘草二两　滑石三两　全蝎　细辛各二钱半

本方为防风通圣散加减而成，方用防风通圣散以疏风解表，泻热通便；配天麻、羌活、独活、僵蚕、全蝎、细辛、白附、黄连、黄柏清热祛风，活血通络。

本方出自本书，主治中风热入腑。对于本方，现代临床少有应用。

【原文】 青州白丸①中风痰　喎斜瘫痪涌痰涎
　　　　　小儿惊痰为妙药　　白附乌星半夏丸

【提要】 阐述中风夹痰的主证和治疗。

【白话解】 青州白丸子治疗中风夹痰者，主证为口眼喎斜，手足瘫痪，呕吐痰涎。本方为兼治小儿惊风痰厥的妙方，方药组成为白附子、生川乌、南星、半夏。

【按语】 平素贪食饮冷或嗜食肥甘，脾胃阳虚，不能运化水湿复中风邪，风痰横窜经络，痹阻气血则为瘫痪，口眼喎斜；痰湿阻胃，升降失调，则呕吐痰涎。本方为温化寒痰之剂，"至于小儿惊风，大多属于痰热上壅，故非本方所宜"（喻嘉言）

①青州白丸子　白附子生用　南星生用，各二钱　半夏水浸生衣，生用，七钱　川乌去皮脐，生用，五钱

上药研末，绢袋盛之，水摆出粉，末尽，再摇再摆，以尽为度，贮磁盒，日曝夜露，春五日，夏三、秋七、冬十日，晒干糯米糊丸，如绿豆大，每服二十丸，姜汤下。瘫痪酒下，惊风薄荷汤下三、五丸。

方用半夏化痰止呕；南星散风祛痰；川乌祛寒除湿；白附子逐寒化痰且通络。《医方考》曰："痰之过也，由于湿，故用半夏，南星之燥；痰之滞也，本于寒，故用乌头，白附子之温，浸以数日，杀其毒也。"

本方出自《局方》卷一，主治风痰所致的半身不遂，口眼喎斜，肢体麻木，痰涎壅盛，遗精，眉棱骨疼等。现代大多用

— 23 —

治偏头痛，三叉神经痛，梅尼埃病等辨证属寒痰阻滞经络者，关于用本方治疗中风临床上少有报道。

【原文】　羌活愈风①治外中　　手足无力语出难
　　　　　　肌肉微掣不仁用　　大秦艽汤②参再添
　　　　　　官桂黄芪杜防己　　知枳柴荷蔓菊前
　　　　　　苍麻半朴杞地骨　　调理诸风症可安

【提要】　阐述羌活愈风汤治疗风邪直中之中风证。

【白话解】　羌活愈风汤治疗外感风邪直中者，主证为手足无力，语言辨音不清，肌肉牵动且麻木不仁，方用大秦艽汤加人参、官桂、黄芪、杜仲、防己、知母、枳壳、柴胡、薄荷、蔓荆子、菊花、前胡、苍术、麻黄、半夏、厚朴、枸杞、地骨皮，能起到调和营卫，肃清余邪的作用。

【按语】　中风依病情轻重和病邪深浅可分为中络、中经、中腑、中脏。本条文所述中风为中风之中络者，病情较轻，表现为手足无力或大次指麻木，口角肌肉微颤，相当于西医学的中风先兆。除上述症状外亦可出现一过性的眩晕，语言不清，口角歪斜等，应及时进行治疗，防止病情的发展。

　①羌活愈风汤　苍术　石膏　地黄各六分　羌活　独活　防己　防风　当归　蔓荆子　川芎　细辛　黄芪　枳壳　人参　麻黄　白芷　甘菊　薄荷　枸杞子　柴胡　半夏　厚朴　前胡　知母　地骨皮　杜仲　秦艽　黄芩　茯苓　白芍　甘草各四分　肉桂二分

　上药作一贴，入姜三片水煎，朝夕服。

　方用参、芪、术、甘草补中益气；生地、当归、白芍、川芎养血活血；羌活、独活、防风、蔓荆子、秦艽、甘菊、薄荷、白芷祛风；细辛、麻黄解表；桂枝、芍药调和营卫；杞子、杜仲益精补肾，石膏、黄芩清热。本方是采用表里兼顾，消补同用的方法，一面扶助正气，一面祛风散邪，以加强人体抵御外邪的能力。

本方出自《症因脉治》卷一，现临床少用，其源方大秦艽汤则是临床治疗中风常用方剂。

②**大秦艽汤**　方见"中风死候"。

【原文】　清热化痰①治内发　神短忽忽语失常
　　　　　　头眩脚软六君麦　芩连菖枳竹星香

【提要】　阐述清热化痰汤治疗痰火内发之中风。

【白话解】　清热化痰汤治疗痰火内发所致中风，症见神识恍惚，言语失常，头晕目眩，双脚无力。药物组成为六君子汤加麦冬、黄芩、黄连、菖蒲、木香、枳实、南星、竹茹。

【按语】　本条是指由于痰火热盛，内风煽动所形成的中风。平素嗜食肥甘，辛辣冷饮等损伤脾胃，脾胃伤则不能运化水湿，湿聚成痰，蕴而化热，痰热蒙闭心窍则神识恍惚，不能言语，入经络则半身偏废。

①**清热化痰汤**　人参　白术　茯苓　甘草　橘红　半夏麦冬　枳实　石菖蒲　木香　竹茹　黄芩　黄连　天南星

上药清水煎，加竹沥，姜汁冲服。

方中参、芪、术、草以补气；木香、枳实以利气；陈皮、半夏胆星以化痰；黄连、黄芩以泻热；菖蒲通心；麦冬清心；姜汁、竹沥通神明去胃浊，则内生诸病渐愈也。

本方出自本书，主治中风痰热，神识不清，舌强难言，及痰火内发，神识恍惚，言语失常，头眩脚软。现代临床治疗此类病证多用与之组成和功效类似的芩连温胆汤或黄连温胆方，据报道用此二方剂治疗中风有效率可达 90％以上。

【原文】 四肢不收无痛痱　　偏枯身偏不用疼
　　　　　　其言不变志不乱　　邪在分腠五物能
　　　　　　甚不能言为喑[1]痱[2]　夺厥入脏病多凶
　　　　　　地黄①桂附蓉巴远　　萸斛冬味薄菖苓

【提要】 地黄饮子的适应证。

【注释】 ［1］喑：yīn，音姻，指嗓子哑，不能出声，失音。

　　　　［2］痱：fèi，音费，指足废不能行走。

【白话解】 中风四肢不能举动，而不感到疼痛的为风痱，半边上下肢失去活动能力有痛处为偏枯；言语正常，神识不乱，为邪在浅表经络肌肉之间，可用黄芪五物汤治疗，甚者则不能言语为喑痱。此是由于肾虚内夺，少阴不至而出现厥逆之证，风邪已入脏，故病多凶险，方用地黄饮子治疗。药物组成为熟地、官桂、附子、肉苁蓉、巴戟、远志、山茱萸、石斛、麦冬、五味子、薄荷、石菖蒲、茯苓。

【按语】 喑者，舌强不能言语也；痱者，足废不能行走也。喑痱之证乃由下元虚衰，虚阳上浮，痰浊随之上泛，堵塞窍道所致。肾主骨，下元虚衰，则筋骨痿软无力，甚至足废不用，足少阴肾脉夹舌本，肾虚精气不能上承，舌本失荣，加入虚阳上浮，痰浊随之上泛，堵塞心之窍道，故舌强不能言语，本证属本虚标实之证，上实下虚，但以下元虚衰为主。

①**地黄饮子** 熟地　巴戟去心　山茱萸　石斛　肉苁蓉附子　官桂　茯苓　石菖蒲　远志　麦冬　五味子各等分
　　　每服五钱，入薄荷少许，姜枣煎服。
　　　方中熟地甘温，为滋肾填精益髓之要药；山茱萸酸温而涩，长于补肝肾，益精气；肉苁蓉甘温而润，补而不腻，温而不燥，擅补肾阳，益精血，起阳痿，暖腰膝；巴戟天温补肾阳，亦质润不燥，可壮阳益精，强筋壮骨，二者相须为用，温肾补精之益彰，四药配伍，以治下元虚衰之本共为君药。附子、肉桂，大辛大热，擅长助阳，益火；石斛、麦冬甘滋阴益胃，补后天以充养先天；五味子酸涩收敛，合山茱萸可固肾涩精，伍肉桂能摄纳浮阳，纳气归肾，五药合用，助群药滋阴温阳治本之功，俱属臣药。石菖蒲辛苦而温，芳香而散，开心孔利九窍，明耳目，发声音，为化痰浊而开心窍之良药；远志专入心经，长于化痰安神；茯苓健脾渗湿，治疗生痰之本，并可使补而不腻，三药开窍化痰与诸补肾药相伍，还可交通心肾，以治痰浊阻窍之标，用为佐药，煎药时少加姜枣以和胃补中，调和药性。

本方出自《圣济总录》，主治喑痱，舌强不能言，足废不能用，口干不欲饮，足冷面赤，脉沉细弱。本方现代常用于治疗晚期高血压病，脑动脉硬化，中风后遗症、脊髓炎等慢性疾病过程中出现的阴阳两虚证。

病案举例：

某翁，猝然昏厥，神志不清，右肢偏瘫，遗尿汗出，西医诊为脑出血，中医辨证为阴阳两亏，元气欲脱之中脏腑脱证，急用地黄饮子去茯苓、麦冬、石斛治之，三剂诸症好转，继服本剂，病情缓解。[辽宁中医杂志，1980，(4)：23]

【原文】　涤痰①内发迷心窍　舌强难言参蒲星
　　　　　温胆热盛芩连入　神昏便闭滚痰②攻
【提要】　阐述痰湿中风及痰热中风的主证和治疗。
【白话解】　涤痰汤用于治疗痰湿内犯心窍，症见精神恍

— 27 —

惚，舌强不能言语，药物组成为人参、菖蒲、胆南星合温胆汤。如症见热甚方中加入黄芩、黄连，如神志昏迷，大小便不通者可用滚痰丸以清热涤痰，通利腑气。

【按语】 是证源于脾虚而运化失权，遂湿聚痰生，痰浊不化内迷心窍，舌乃心之苗，痰迷心窍则舌强不能言，汪昂释之"心脾不足，风即乘之，而痰与为塞其经络，故舌本强而难语也。"

①涤痰汤 半夏姜制 胆星二钱五分 橘红 枳实 茯苓各二钱 人参 菖蒲各一钱 竹茹七分 甘草五分

上药加姜煎服。

方中以胆南星为君，意在取其温燥之性以祛湿痰，且兼祛风，治痰浊内蕴阻络之证，臣以半夏，燥湿化痰，与南星相配，助其祛痰之力，佐以枳实破气化痰，橘红理气化痰，二者相合，共行痰阻之气，增君药祛痰之效，而达气顺痰消之功，配伍茯苓健脾渗湿，杜绝生痰之源，与半夏、橘红相伍，寓二陈燥湿化痰健脾之用，人参补气健脾与茯苓共健脾运，助后天之本，使脾气得健，则痰无由以生，石菖蒲则祛痰，二则开窍，与君臣相配，则豁痰而开郁，蠲其痰浊以醒神，疗舌强不能言，竹茹即可化痰，又以其甘而微寒之性，制星、夏等温燥之性，防伤阴之弊，以上俱为佐药，使以甘草调和诸药，且与参苓为伍取四君子之用，益中焦之脾，用法中加生姜，即可化痰，又善解南星、半夏之毒，诸药相配共奏涤痰开窍之功，如痰湿蕴而化热则加黄芩，黄连以清热。

本方首见于《奇效良方》，以二陈汤为基础以治湿痰之证，现多用本方治疗癫痫，眩晕等属于痰迷心窍者，以舌强不能言为主者均可用本方加减。凡风邪直中经络或虚风内动等所致之舌强不能言非本方所宜。

病案举例：

刘某某，男 70 岁，主诉有高血压史，1974 年 2 月开会时突然向左倾斜坐地，不能站起，人尚清醒，发生左半身偏瘫，随又口眼㖞斜，卧床不起，语言不利，手足失去知觉，3 月 3 日邀我前往诊治，患者仰面躺卧，不会翻身转动，痰塞咽喉，漉漉作响，胸中堵闷透不过气，左半身手足不能转动，说话不清，舌强难言，口流涎水，经触诊检查患侧半身肢体稍有知觉，患者体质结实，肥胖而痰多，脉弦滑，此属气虚并有痰湿证故用涤痰方加减以清火化痰，健脾利湿。方药为：人参、白术、苍术（盐水炒）、黄连、木香各 6 克，枳实、半夏、陈皮、胆南星、白芥子、当归、白芍、山楂、黄芩各 9 克，白茯苓 12 克，瓜蒌 30 克，姜汁 1 匙，竹沥 2 匙，服药三剂，胸闷气短消失，咳痰稀少，食欲渐进，配合针灸按摩每隔日一次，在第二次针灸按摩时，左腿已能抬举，足亦能屈伸活动并能与上肢胳膊手腕屈伸抬举一致，第五次复诊，患者即能下床站立，一周后又开始练习迈步走路。《中风证中医治疗》

②**礞石滚痰丸** 青礞石同焰硝三合 入阳城罐内，赤石脂封护，煅过，水飞净，一两 沉香另研 百药煎各五钱 川大黄酒蒸少许，翻过再蒸少顷即取出，不可太过 黄芩酒炒，各八两

研为细末，水泛丸，如梧桐子大，每服八、九十丸或加至一百丸，食后空腹热汤送下。

本方为治疗实热老痰之峻剂，礞石甘咸平，制以火硝，攻逐下行之力尤强，方中取其燥悍重坠之性以下气消痰，攻逐陈积伏匿之顽痰，同时本品平肝镇惊为君药；大黄苦寒荡涤实热，开痰火下行之路，用为臣药；黄芩苦寒善消肺火及上焦实热，佐助大黄疗热，沉香辛苦而温，既可行气开郁，降逆平喘，令气顺痰消，又可以温性而制约大黄，黄芩之寒凉，防过于苦寒伤中，用以佐药合奏泻火逐痰之功。

病案举例：

某男，53 岁，高血压病史 10 年，平素急躁易怒，嗜肥甘，于 5 日前晨起，突然右侧肢体偏废不用，肌力二级，大便秘结，口眼㖞斜，语言不清，口苦而干，血压 150/90mmHg，苔腻舌红，脉弦滑，方用礞石滚痰丸合调胃承气汤，药用滚痰丸 9 克，生枳实、生大黄（后下）、制胆星、制半夏各 6 克，甘草、陈皮各 5 克，全瓜蒌 30 克，菖薄、广地龙、云苓各 10 克，服 6 剂，大便畅行，腻苔渐化，语言转清，肌力开始恢复，原方去大黄，礞石滚痰丸加川芎，丹参服 10 剂，神清语利，肢体活动渐复，肌力达四级。[四川中医，1985，（2）：20]

类中风总括

【原文】 类中类乎中风证　尸厥[1]中虚气食寒
火湿暑恶皆昏厥　辨在㖞斜偏废间

【提要】 阐述类中风的病因病机及与中风之鉴别要点。

【注释】 [1]尸厥：是一种症状，主要表现突然昏倒，手足厥冷，不省人事，从外形看如同死去一般，但脉象仍然跳动，体内真气未绝，所以说尸厥是形厥气不厥。

【白话解】 类中风与中风病所出现的症状相类似，其病因有中虚、中气、中食、中寒、中暑、中恶等不同，症见突然昏倒，不省人事，手足厥冷。本病与中风的主要区别在于类中风不伴有口眼㖞斜，半身肢体偏瘫，不能随意运动，肌肤麻木不仁等症状。

【按语】 这里所指的类中风其实为现代中医的厥证，本病除上述与中风之鉴别点外，尚有厥证一般昏厥时间短暂，同时伴有四肢逆冷，经救治病人能较快苏醒，如特别严重者则昏厥时间较长，甚至一厥不复而死亡。

厥证亦是常见的中医内科急症，是由于阴阳失调，气机逆乱所引起的以突然昏倒，不省人事或伴有四肢逆冷为主要表现的一种病证。厥证一名首见于《内经》，后世多从《内经》进一步完善和补充，《内经》论及厥证达三十余篇之多，《内经》论厥大体可分为三种情况，其一指暴不知人，卒然昏倒。其二指手足逆冷。其三指六经形证。皆因六经之气失其常度逆乱而致厥。《内经》对厥证的病因病机进行了深刻论述，认为厥证为气机逆乱，气血运行悖逆所致。张仲景在《伤寒论》上重点阐发了《内经》关于寒厥和热厥的理论和治法。关于厥证的临床表现和论述与《内经》有异，认为不论寒厥和热厥均主要表现为四肢逆冷。隋唐时代王叔和指出了尸厥脉的特点，巢元方《诸病源候论·中恶病诸候》以中恶统括诸多厥证，并认为厥证与精神因素有关。宋金元时代所论以外感发厥，四肢厥冷为主。明代以后，开始将厥证和脱证联系在一起，认为"厥为脱之轻证，脱为厥之变证，厥轻脱重。这为现代医家对厥证认识的雏形。清代温病学家以温病论厥，丰富和发展了热厥证的辨证论治。

厥证的病因较多，主要包括外感邪气，七情内伤，饮食不节，劳倦所伤，亡血失津，剧烈疼痛，痰饮内伏，瘀血阻滞。但其基本病因病机均为气机逆乱，阴阳之气不相顺接，病位涉及五脏六腑，尤与肝的关系密切。其病性有寒热虚实之分：实证者气盛有余，气逆上冲，血随气逆或夹痰夹食滞于上，以致清窍暂闭，发生厥证；虚证者，气虚不足，清阳不升，气陷于下，血不外达，气血一时不相顺接，以致精明失养，四末不温发生厥证。属实证者易闭厥同见，属虚者易出现厥脱危候。由于厥脱两证可互相转化，较难截然分开，因此临床上常并而论治。但近来有人认为厥证和厥脱证是两个不同的病证，应分别论治。厥脱证即可由厥证转变而来，亦可由其他原因引起。陈镜合、方药中等也将其分为两个不同的病证分别论述。

从西医学来看中医的厥证即西医学的晕厥，按病因可分为心源性、脑性、反射性、血液性，而厥脱证则是西医学的休克，按病因可分为低血容量性、创伤性、感染性、过敏性、心源性。

【附方】 尸厥无气而脉动　或脉微细有无间

缘于病后气血竭　人参①参附②星香③痰

气闭腹满二便闭　或腹急痛备急丹④

服后转鸣吐下验　喉间痰结夺命⑤先

【提要】 阐述类中风尸厥证的治疗。

【白话解】 尸厥元气虚弱尚有脉搏，或脉微细欲绝而促未有间歇，是因为病后气血亏虚，治疗用人参汤，或参附汤。如有夹痰者用星香汤加人参汤，由气闭而引起的尸厥表现为腹部胀满，大小便不通，或腹部剧烈疼痛，治疗可三物备急丹，服后肠鸣大便下或呕吐为有效，如痰浊壅塞喉间可先服夺命散。

【按语】 尸厥之证的治疗应首先辨明虚实，以利急救。虚证多因久病或重病之后，气血已亏，元气已虚，又因情志刺激或过于疲劳致使气机一时逆乱，不相顺接表现为突然昏倒，不省人事，气息微弱，张口自汗，四肢厥冷，脉象微细而数，按之若有若无，治疗以扶正为主。实证则因平素体壮，多由过饱或暴饮，伤及脾胃，运化功能失调，导致肠胃阻塞气闭不通故可表现为腹部胀满大小便不通，甚者腹部局部疼痛，脉象沉实有力或沉伏，或痰湿内生，阻滞气机表现为气壅息粗，牙关紧闭，两手握固，四肢强直，或喉间痰鸣，脉伏，治疗以祛邪为主。

①**独参汤**　人参分量随症使用

方中由一味人参组成，人参甘温，大补气血，以挽救元气防止虚脱。

本方在文献中同名方剂较多，如《医方类聚》独参汤为大人参二两（去节），主治大汗后及吐血，血崩血晕之证。《医钞类编》之独参汤为人参、炒米、煨姜、红枣主治大惊大恐，气虚气脱等等，其功效基本相同，均治气血亏虚所致虚脱之证。由于本条文的独参汤用药和服药方法叙述过于简单，其方源有待确定。

②**参附汤**　方见"中风死候"。

病案举例：

某男，62岁，因心前区痛6小时在当地就诊，血压90/60mmHg，心电图示急性下壁心肌梗死及频发性早搏，并一度出现房颤，经用升压药阿拉明，多巴胺后血压上升而送我院，入院7小时后血压下降，加用阿拉明后血压仍在68/60mmHg左右，末梢发绀，烦躁不安，四肢厥冷，次日用参附汤100ml静滴，1小时后，四肢转温，发绀消失，病人可安静休息，血压维持在128/90mmHg，用至第9日，病情稳定。［中国中西医结合杂志，1982，（12）：88］

③**星香汤加人参汤**　南星三钱　木香五分　人参分量酌用加生姜十片

清水煎，不拘时服。

方用人参大补气血，回阳固脱；木香行气；南星化痰。

本方源自《易简方》之星香汤加人参而来，主治气虚人卒中，昏不知人，口眼㖞斜，半身不遂，咽喉作声，痰气上壅。《明医指掌》：中风体肥痰盛，口不渴者。现临床此方很少报道。

④**三物备急丹**　大黄二两　干姜二两　巴豆一两，去皮，研如脂

先捣大黄、干姜为末，纳巴豆合捣千杵，和蜜丸，如豆大，藏密器中，勿泄气，候用；每服三、四丸，暖水或酒下。

本方为寒积急证而设，方中巴豆辛热峻下，入胃大肠经"开窍宣滞，去脏腑沉寒"（《本草从新》）为君药。干姜辛热温中，入脾胃经，温经逐寒，助巴豆以攻逐肠胃寒积为臣药。大黄苦寒，入脾胃大肠，本方用之攻下积滞，且能监制巴豆辛热之毒为佐药，三药合用，力猛效捷，为急下寒积之峻剂。

⑤**夺命散**　天南星炮，一两　白附子　天麻各三钱　黑附子　防风　半夏各五钱　全蝎七只　蜈蚣一条　麝香五分　朱砂二钱五分　僵蚕少许

上为共研末，每服五分。

【原文】　补中益气①疗虚中[1]　　烦劳过度气不升
　　　　　　虚冒有痰加苓半　　　欲冒生麦地归茸②③

【提要】　阐述补中益气汤治疗类中风之虚中证。

【注释】　[1] 虚中：是指平素体质虚弱，又因过度疲劳，清阳之气一时不能上升而致突然昏倒，不省人事。

【白话解】　补中益气汤治疗体虚而引起的厥脱证，是由于烦劳过度，清阳之气不能上升所致。如昏倒气喘有痰加半夏、茯苓。若因房室过度引起的突然昏倒则用生脉饮加当归、鹿茸来治疗。

【按语】　平素身体虚弱，又因过度疲劳或惊恐，饥饿受寒所致清气不能上升，突然昏倒，发时眩晕昏仆，面色苍白，汗出肢冷。肺主呼吸，气虚气陷则呼吸微弱，或夹有痰浊。气虚不摄汗而汗出。气虚阳气不运则肢冷。

①**补中益气汤**　黄芪蜜炙，钱半　人参　甘草炙，各一钱　白术土炒　陈皮留白　当归上药各五分　升麻二分　柴胡二分　姜三片　枣二枚　煎服

方中用黄芪补益中土，温养脾胃为君药，一则取其补中益气，升阳举陷，二则用之补肺实卫，固表止汗。人参"补五脏，安精神"（《神农本草经》）为补气要药；甘草炙用温而补中；白术专补脾胃，三药俱属于甘温补中要药，与黄芪相辅相成则补气健脾之功益著，均为本方臣药。气虚日久，必损及血故配伍当归补养阴血；陈皮调理气机并可理气和胃，合补药补而不滞，俱为佐药。再入轻清开散柴胡，升麻以协助清阳之上升为使药。

本方出自《内外伤辨惑论》卷中，具有补中益气，升阳举陷之功效。主治脾不升清，气虚发热，中气下陷证。现临床多用于消化系统之胃下垂、呃逆、神经系统之失眠，癫痫，梅尼埃病以及低血压、白细胞减少等证。

病案举例：

贾某某，女，16 岁，1992 年 11 月 12 日就诊，自诉：三个月来，经常头晕，甚至多次昏倒，经多处延医治无效，不能继续学习，准备休学治疗。初诊：面色萎黄，头晕乏力，胃纳欠佳，舌淡苔白，脉沉迟无力，血压 70/46mmHg。辨证脾胃虚寒，气血不足证，治宜健脾温阳，补气养血。选方补中益气汤加减：炙黄芪 30 克，党参 15 克，白术 15 克，柴胡 10 克，升麻 9 克，当归 15 克，桂枝 12 克，制附子 9 克，炙甘草 10克。水煎服，每日一剂，早晚分服。共进 5 剂，诸证皆愈，血压 115/80mmHg。经随访半年未复发。［中国农村医学，1994，（22）：101］

②**生脉补精汤** 人参 麦冬 五味子 熟地 当归 鹿茸

由生脉散加当归、熟地、鹿茸组成。生脉散益气养阴；加当归、熟地、鹿茸以滋补精血。

本方出自本书，主治类中风，内伤气血虚弱之人，虚劳过度，清气不升，忽然昏冒属于虚中者。

— 35 —

③**生脉饮**　人参　麦冬　五味子

方中人参甘温不燥，既可补气又擅生津，为君药。麦冬甘寒生津，长于润肺养阴且与人参相协，气阴双补故为臣药。五味子酸温收涩，益气生津，敛阴止汗为佐。

本方源自《医学启源》卷下，关于本方方源在以往的《方剂学》著作和教材中多注为李杲的《内外伤辨惑论》，考《内外伤辨惑论》刊行于 1231 年，而早在张元素的《医学启源》（刊于 1186 年）已有用本方补肺中元气的记载。主治：久咳伤肺，气阴两虚证，暑热耗气伤阴证。现代临床多用治疗冠心病、心绞痛、急性心肌梗死、心律不齐、心肌炎、心力衰竭等心血管疾病和肺心病、肺结核、慢性支气管炎等呼吸系统属气阴两虚者，以及各类休克、中暑、老年性痴呆等属气阴两虚证候。

【原文】　木香调气①实气中　暴怒气逆噤昏痰
　　　　　　风浮肢温气沉冷　木藿砂蔻草丁檀

【提要】　阐述木香调气汤治疗气中实证。

【白话解】　木香调气饮治疗气中实证，多因暴怒气逆痰壅突然昏倒所致，与中风类似。而中风之人脉浮，手足温，中气之人则是脉沉，手足冷。方药组成为木香、藿香、砂仁、蔻仁、甘草、丁香、檀香。

【按语】　忧愁思虑，悲恐恼怒，大惊大喜或所愿不遂而致气机逆乱或阻遏致阴阳之气不顺接而致本病。其发作多因精神刺激而诱发，突然昏倒，不省人事，口噤不开，两拳握固，呼吸气粗或四肢厥冷，舌苔薄白，脉沉弦或沉伏。

①**木香调气饮**（又名木香调气散）　丁香　檀香各二两　藿香甘草各八两　木香　白蔻仁各二两　缩砂仁四两

以上药作饮服。木香调气散为细末，每服二钱。

方用木香、蔻仁行气；丁香、檀香降气；砂仁温中开郁；藿香宽中行气；甘草和中，本方以芳香药品为主起到温中开郁，行气降气的作用。

本方为《局方》匀气散之异名，具有调顺脾胃，增进饮食之功效。主治气滞不匀，胸膈虚痞，宿冷不消，心腹刺痛，胀满噎塞，呕吐恶心及气郁生涎，忽然晕倒，不知人事等证。

【原文】 八味顺气①虚气中　标本兼施邪正安
　　　　　参苓术草扶元气　乌芷青陈利气痰

【提要】 阐述八味顺气汤治疗气中虚证。

【白话解】 八味顺气散治疗体虚气中，标本兼顾，既祛邪又扶正，方药组成为人参、茯苓、白术、甘草扶助正气，乌药、白芷、青皮、陈皮利气祛痰。

【按语】 此方为正虚而痰气上逆者所立。因本病病因为七情而得，故当调气，这里七情气逆皆因为正虚所致，肺气虚则肺失宣降，不能宣发津液，遂聚而为痰，而痰壅气升，故治疗应标本兼顾。

①八味顺气散　白术　白茯苓　白芷　青皮　陈皮去白人参　乌药各一两　甘草炙，五钱

研细末，每服三钱或四钱、五钱，清水一盏，煎至七分，温服。

方用人参、茯苓、白术、甘草和脾胃；补中气即扶助正气，青皮、陈皮行气消滞化痰；白芷祛风；乌药降气。

本方出自《医方类聚》卷21引《济生方》，异名有乌药顺气散、八物顺气汤、顺气散。主治中风、中气、气滞痰阻、神

志昏聩、牙关紧闭、痰涎上壅、腹胀气喘，亦可用气滞腰痛。

【原文】 食中过饱感寒风　或因怒恼塞胸中
　　　　　　忽然昏厥肢不举　瓜蒂①姜盐②探吐平

【提要】 阐述食中的病因病机和治疗。

【白话解】 食中多因饮食过饱，又感受风寒或因恼怒，以致饮食杂气填塞胸中，症见突然昏倒，四肢不能举动，治疗可用瓜蒂散或姜盐方探吐。

【按语】 暴饮暴食过后，复逢恼怒食填塞中脘，气机不畅，气逆于上，闭塞清窍，则突然昏厥，气机不行，上者不上，下者不下，中焦痞隔，可出现气息窒塞，脘腹胀满。此外，舌苔厚腻，脉象滑实，均可为食滞之证。

①**瓜蒂散**　方见"中风死候"。

②**姜盐汤**　食盐　生姜

方中食盐催吐涌泄，生姜发散助之。

本方出自《圣济总录》，功用催吐涌泄。主治一切霍乱呕逆，手足厥冷；干霍乱，欲吐不吐，欲泻不泻，痰壅腹胀。

【原文】 附子理中①疗寒中　腹痛拘急噤牙关
　　　　　　有汗身寒或吐泻　附子参术草姜干
　　　　　　无汗身寒加麻细　阴毒川乌用生煎
　　　　　　呕吐丁香吴萸入　脉微欲绝倍参添

【提要】 阐述附子理中汤治疗寒中之类中风。

【白话解】 附子理中方治疗寒中，症见腹部疼痛，四肢拘急，牙关紧闭，汗出怕冷甚或呕吐腹泻，药物组成为附子、人参、白术、甘草、干姜。若无汗身寒加麻黄、细辛；如出现阴毒证可加生川乌；出现呕吐加丁香、吴茱萸，脉象微细似有似无的应倍用人参的剂量。

【按语】　寒邪直中人体，伤及阳气，或因阳虚阴盛，阴阳之气不相顺接，故出现四肢手足厥冷等厥证之象，甚或阴阳相离，清阳不升出现昏厥，脾肾阳衰故腹部疼痛，甚或下利清谷或呕吐。寒性收引故可出现四肢拘急、牙关紧闭。

①附子理中汤　附子一枚　白术土炒，二两　人参　干姜炮甘草炙，各一两

方中附子、干姜大热之剂，挽救阳气，发散寒邪；人参、白术益气补脾；甘草和中，共奏补气回阳的作用。若寒中，邪遏肌表而无汗可加麻黄、细辛以散寒发汗；如出现阴毒之证的当加生川乌温经而散血中阴毒，如呕吐加丁香、吴茱萸温中和胃止吐，如脉象微细，应防其元气虚脱加重人参剂量，挽救阳气。

本方源自《太平惠民和剂局方》。具有温阳祛寒，益气健脾的功效。主治脾胃虚寒，腹痛吐利，脉搏微肢厥，霍乱转筋或感寒头痛以及一切沉寒痼冷，现代临床多用于治疗脾胃虚寒证、阳虚失血证及小儿慢惊风。

【原文】　凉膈①火中神昏冒　栀翘芩薄草消黄
兼治一切胸膈热　便燥谵妄与斑狂

【提要】　阐述凉膈散治疗火中之类中风。

【白话解】　凉膈散治疗火中引起的神识昏迷，方药组成为栀子、连翘、黄芩、薄荷、甘草、芒硝、大黄等。此方兼治一切胸膈有热，大便干结，神乱谵语以及皮肤发斑的实热之证。

【按语】　邪热过盛，阳郁于里，不能外达，则胸腹灼热，渴欲饮水，畏热尿赤，燥热结于胃则大便秘结，邪热内扰神明

则心烦躁扰甚或神识昏迷。舌红苔黄而燥或舌干黑，有芒刺，脉沉伏。此均为热极伤津，邪热壅聚不能外达之象。

①凉膈散　连翘四两　大黄酒浸　芒硝　甘草各二两　栀子炒黑　黄芩酒炒　薄荷各一两

每服三钱，加竹叶、生蜜煎服。

方中重用连翘清热解毒，药力最强为君。配黄芩以清胸膈郁热，以栀子通泻三焦引火下行，大黄、芒硝泻火通便，以荡热于中，共为臣药。薄荷、竹叶轻清疏散以解热于上而为佐药。使以甘草、白蜜既能缓和硝黄峻泻之功，又能存胃津，润燥全方配伍共奏泻火通便，清上泻下之功。

本方出自《太平惠民和剂局方》，具用泻火通便，清上泻下的功效，主治上中二焦火热实证。现代临床用于治疗咽炎、口腔炎、急性扁桃体炎、胆道感染、急性病毒性肝炎、流脑等属于上中二焦为热炽盛者。

【原文】　暑中须分阴与阳　　阴邪无汗似寒伤
　　　　　　壮热心烦或呕泻　　香薷①扁朴二香汤②
　　　　　　更兼昏愦蒸蒸汗　　面垢喘渴证为阳
　　　　　　不省熨脐灌蒜水　　益元③苍参白虎汤④⑤

【提要】　阐述暑中的病因病机和治疗。

【白话解】　暑中须分阴暑和阳暑。阴暑类似外感伤寒而恶寒无汗，但是中阴暑患者发热较重，并且具有心烦或呕吐泄泻。药用香薷、扁豆、厚朴（香薷饮）或二香汤（伴有呕吐，泻泄）。如突然昏倒，不省人事，大汗出，面色污垢，或喘或渴为中阳暑。如果初中不久，神识昏迷的可用熨脐法并用蒜汁加小灌服，后给予益元散治疗。另外对于阳暑夹湿证可用苍术白虎汤治疗，阳暑夹虚证可用人参白虎汤治疗。

【按语】 中暑分阴暑和阳暑。阴暑即夏月乘凉饮冷，外感风寒，内伤于湿所致，证属表寒里湿。夏月感寒邪，邪滞肌表故见恶寒发热，头痛身痛，无汗，脉浮等风寒表实证。感受暑湿之邪故见胸闷身热。暑湿伤及脾胃故可见四肢倦怠，胸闷泛恶，甚则腹痛吐泻。阳暑多因烈日暴晒或在高温环境下长期作业，感受暑热之邪而发病，暑邪犯心，蒙蔽清窍则卒然昏仆，甚则谵妄。暑热郁逆，上犯头部则头晕头痛，气热迫蒸，邪热内闭，则胸闷身热面色潮红，暑热逼津，耗气伤津则汗多。

①**香薷饮** 香薷 扁豆 厚朴各一钱五分 水煎服

方中香薷辛散温通，故能重用为君药。厚朴为苦辛性温之品，辛能散结，苦能燥湿，以行气散满，燥湿化滞为臣药。扁豆甘平，气清而不窜，性温和而色微黄与脾最合，故用之健脾和中，渗湿消暑为佐药。诸药合用，祛暑解表，化湿和中有表里两解之功。

本方出自《太平惠民和剂局方》，具有祛湿解表，化湿和中之功效。主治阴暑。现代临床多用于治疗夏季胃肠型感冒、急性胃肠炎、细菌性痢疾以及流行性乙型脑炎、急性扁桃体炎、肠伤寒等病引起的高热证属外感风寒者。

②**二香汤** 为香薷饮合藿香正气散（方见霍乱总括）。

③**辰砂益元散** 滑石六两 甘草一两 辰砂少许

上为细末，每服三钱白汤送下。

由益元散加辰砂组成，方中滑石味甘淡性寒，质重而滑，甘以和胃气，寒以散积热，淡能渗水道，质重下降，滑能利窍以通水道为祛暑散热，利水除湿，消积滞利下窍之要药；甘草甘缓性平既可清热和中，又可缓滑石、辰砂之寒，重坠太过。以上为益元散方，配伍辰砂助滑石清热兼具有镇惊之功。

本方出自《奇效良方》，功用镇惊安神，清热利湿，催生下乳。主治中暑，伤寒热不退，烦躁引饮，小便涩痛而黄，心神恍惚，谵语，惊悸，积聚水蓄，里急后重，暴注下迫等证。

④**苍术白虎汤**　石膏—斤　知母六两　甘草二两　粳米六合
苍术三两

水一盏半，煎至八九分，去滓，清汁温服。

为白虎汤加苍术而成。方用石膏辛甘大寒，辛能透热，寒
能透热，故能外解肌肤之热，内清肺胃之火；知母苦寒质润，
既助石膏以清热又润热邪已伤之阴；粳米甘草和胃护津以防石
膏伤中之弊，以上诸药即为白虎汤方。因暑证多夹湿故配伍苍
术以健脾燥湿。

本方出自《伤寒论》，功用清热祛湿。主治湿温病，身热，
胸痞，汗多，舌红苔腻等以及风湿热痹症见身大热、关节
肿痛。

⑤**人参白虎汤**　石膏—斤　知母六两　甘草二两　人参三两

为白虎汤加人参而成。白虎汤配伍人参以治暑热伤津
耗气。

本方出《伤寒论》。功用清热益气生津。主治汗吐下后，
里热炽盛，而见大热，大渴大汗脉洪大者。

【原文】　渗湿①湿中内昏冒　　震亨湿热热生痰
　　　　　　厚味醇酒生冷水　　胃苓香附抚砂连

【提要】　阐述渗湿方治疗湿中（由内而发）之类中风。

【白话解】　渗湿方治疗湿中，症见头昏目眩，为痰湿或痰
火所致。正如朱震亨所说："湿生痰，痰生热"，本病多由于平
素嗜酒，喜食肥肉油腻或多饮生冷水所致。方药组成为胃苓散
加香附、抚芎、砂仁、黄连。

【按语】　由于平素嗜食辛辣和酒肉油腻之品或贪食生冷影
响脾胃运化功能，以致水湿停滞不化，郁热内生，煎熬而成痰

热，或痰湿日久不化，阻滞气血运行，气血失调，不能升清，表现为头昏目眩。

①渗湿汤 白术　茯苓　猪苓　泽泻　陈皮　苍术　厚朴
甘草　香附　抚芎　砂仁　黄连　煎汤服

方用白术、茯苓、甘草、猪苓、泽泻健脾渗湿；陈皮、苍术、厚朴理气化痰行湿；香附开气郁；抚芎调血郁；砂仁行气温胃；黄连清热降火，共奏健脾化湿，行气开郁之功。

本方出自本书，即胃苓汤加香附、抚芎、砂仁、黄连组成，主治湿热生痰之湿中，现临床少用。胃苓汤为临床常用方剂，其出自《世医得效方》，由五苓散和平胃散组成，具有祛湿和胃，行气利水之功，主治夏秋之间脾胃伤冷，水谷不分泄泻，现代临床常用于治疗慢性肾小球肾炎、肝硬化所致的水肿、肠炎等。

【原文】 除湿①阴雨湿蒸雾　　卧湿涉水瘴山岚
　　　　　头身重痛便溏肿　　羌藁升柴防水煎

【提要】 阐述除湿方治疗外感湿邪所致类中风。

【白话解】 由于天阴淋雨受湿或受雾露之湿或久住湿地，水中涉行以及遭受潮湿闷热之地蕴发的疫疠之气，症见头昏身重疼，大便溏泻，皮肤浮肿，可用除湿方治疗，药物组成为羌活、藁本、升麻、柴胡、防风。

【按语】 由于外湿中于人体，湿性粘滞重着，易阻塞气机，伤其脾气，脾不升清故头昏重而疼痛，眼花，湿溢肌肤则皮肤浮肿，湿滞脾胃则大便溏泄。

①除湿汤（又名羌活除湿汤） 羌活　藁本　升麻　柴胡
防风　苍术
水煎服。

方用羌活、柴胡均是祛风药，因湿邪在表故可以用发汗的方法，使湿邪从汗而解；防风除风湿；藁本散寒湿；升麻、苍术能发越阳气，开郁除湿。

本方又名除风湿羌活汤，出自《内外伤辨惑论》卷中，主治湿从外受或身尽痛或头重如蒙，甚而昏冒。现代临床很少使用。

【原文】　调气平胃①疗恶中　庙塚[1]忤恶卒然昏
　　　　　面黑错忘苏合②主　次以木香平胃匀

【提要】　阐述中恶证的病因病机和治疗。

【注释】　[1]塚：zhòng，音种，指坟墓。

【白话解】　调气平胃方用于治疗中恶，是由于人在古庙或坟墓之间接触秽浊之气所致。如症见突然昏倒，面部嘴唇发黑，神经错乱，此时治疗应以苏合香丸为主，然后用调气平胃散调理胃气。

【按语】　本病多因步入某种秽浊或特殊环境如进塚入庙，吊孝问丧，虫兽骚扰或深入地窖，矿井之内，由于阴森恐怖环境的影响，精神紧张，惊则气乱，恐则气下，又因秽浊毒气的侵袭等，毒气内闭，均可使气机逆乱，发为本证，亦称为恶中。阴阳之气不相顺接则手足厥冷，气逆血瘀则面唇青黑，心神被扰，则精神不守，言语错乱，清窍蒙蔽故牙关紧闭，昏晕不知。

①调气平胃散　木香　白蔻仁去壳　丁香　檀香各二两
藿香　甘草各八两　砂仁四两　苍术二两　厚朴　陈皮各一两
　　合成散剂，一方无丁香、檀香。

方用木香、蔻仁、砂仁和中理气；丁香、檀香芳香化浊辟秽；藿香健胃行气；陈皮得气；苍术健脾；厚朴散气除湿；甘草和中。

本方出自《医统》，主治卒暴尸厥，触犯邪气，昏晕倒无所知；胃气不和胀满腹痛。

②**苏合香丸** 苏合香油　沉香　香附　公丁香　木香　诃子肉　白术　荜拨　白檀香　朱砂　犀角尖各二两　乳香一两　冰片　麝香各五钱　安息香为末用酒一斤熬膏

上药研细末和匀，用安息香膏和炼白蜜为丸，每粒重五分，每服一粒，开水化服。

方中苏合香辛温走窜，通窍开郁，辟秽豁痰，安息香开窍辟秽豁痰，通行气血，麝香开窍辟秽，通络散瘀，冰片通诸窍，散郁火以上四药为芳香走窜，开窍启闭，辟秽化浊，共为君药。香附善理气解郁，木香行气止痛，善治中寒气滞，心腹疼痛，沉香降气温中，暖肾纳气，白檀香行气和胃，丁香温中散寒，下气止痛以上诸药辛散温通，行气解郁，散寒止痛，活血化瘀共为臣药。白术健脾燥湿化浊，诃子温涩收敛下气止痛，犀角凉血清心解毒，朱砂清心解毒，重镇安神，以上四药一补一敛一寒一重可防止诸药辛散温热，俱为佐药。诸药合用，共奏芳香化浊，温通开窍，行气止痛。

本方出自《广济方》，录自《外台秘要》。具有温通开窍，行气止痛之功效。主治寒邪秽浊或气郁闭阻之证。现代临床用于流行性乙型脑炎、脑血管意外、癔病性昏厥、癫痫、肝昏迷、冠心病、心绞痛、心肌梗死等的治疗。

伤 风 总 括

【原文】　伤风属肺咳声重　　鼻塞喷嚏涕流清
　　　　　鼻渊脑热不喷嚏　　浊涕秽久必鼻红

【提要】　阐述伤风的病机和与鼻渊的鉴别点。

【白话解】 伤风属于肺系疾病，外感风邪伤及肺卫，出现鼻塞、打喷嚏、流清涕等临床症状；鼻渊可出现发热而不打喷嚏；秽浊的鼻涕日久可出现鼻子发红的症状。

【按语】 伤风即现在所称的感冒，是四时最常见的一种外感病，多由于贪凉受风或在汗出毛孔疏开的时候感受风邪所引起，特别是平素体质虚弱之人最容易受风。由于外感风邪通过皮毛影响肺的宣发肃降，肺气不宣，故出现咳嗽声重；肺开窍于鼻故出现鼻塞流涕。鼻渊即西医学之鼻窦炎，主要为风热之邪所致，主要症状表现为头痛，流脓浊鼻涕，但一般无表证，病程漫长。反复发作不易根治。

感冒一词由《仁斋直指方·诸风》首载，《内经》虽无感冒之名，却对本病的病因以及症状都有记载。如"风从外入，令人振寒，汗出头痛，身重恶寒"。汉·张仲景《金匮要略·腹满寒疝宿食病脉证治》中即有"夫中寒象，喜欠，其人清涕出，发热色和者，善嚏"的记载。隋·《诸病源候论》对外感风热的症状进行论述并提出流行时感。元·《丹溪心法·中寒》提出感冒轻证不可认为伤寒妄治。伤风属肺者多，宜辛温，辛凉之剂散之。张介宾以邪之深浅，病之轻重来辨别本病与伤寒的区别。雷少逸则认为伤风病即仲景之中风。

伤风由于四季气候变化和病邪不同或体质强弱不同，感邪有轻重，因此证候表现上有风寒，风热两大类，且有夹暑，夹湿，夹燥等兼证以及体虚感冒的不同，病情亦有轻重之分，其轻者一般为伤风，其重者为重伤风。若病情较重且在一个时期内广泛流行，不分男女老少，证候多类似的称为时行感冒，属于疫病范畴，不是本篇所论。感冒属于西医学的上呼吸道感染，多为病毒所致。时行感冒属于西医的流行性感冒，常有高热，病情较普通感冒重。

【附方】 参苏饮①治虚伤风　实者茶调②及头疼

　　　　　芎芷薄草羌茶细　荆防痰半热膏清

【提要】 阐述体虚伤风及实证头痛的治疗。

【白话解】 参苏饮用于治疗体虚伤风，不虚而头痛者用川芎茶调散，药物组成为川芎、白芷、薄荷、甘草、羌活、茶叶、细辛、荆芥、防风。有痰者方加半夏，有热者方加石膏。

【按语】 治疗伤风一般是用疏泄解表发汗的方法，但是亦要根据患者的体质情况进行不同的治疗。如体质虚弱的就不宜单用发汗解表，因为汗出后，虽风邪能以汗而解，但因汗出，更易伤及正气，不仅正气无以支持，且亦无力鼓邪外出，故此时应固本解表兼顾。伤风实证所致外邪束表，肺气不宣，津液不布，蕴湿蕴痰或化热或体内素有内热或肺有伏火，复感风邪，则可出现夹痰夹热，应根据临床的不同情况辨证加减。

①参苏饮　人参　苏叶　干葛　前胡　半夏姜汁炒　茯苓各七钱半　陈皮去皮　甘草　枳壳麸炒　桔梗　木香各二钱

每用五钱，加姜、枣煎服。外感多的去枣加葱白，肺中有火去人参加杏仁、桑白皮，泄泻加白术、扁豆、莲肉。

方中苏叶辛温，功擅发散表邪，又能宣肺止咳用为君药。葛根解肌发汗，人参益气健脾，又扶正托邪，二药共为臣药。半夏、前胡、桔梗止咳化痰，宣肺降气；木香、枳壳理气宽胸、醒脾畅中；茯苓健脾渗湿，俱为佐药。甘草调和诸药为使，煎服时少加姜枣协苏葛解表合参苓草益脾，诸配伍共奏益气解表，理气化痰之功。

本方出自《太平惠民和剂局方》，其具有益气解表，理气化痰之功效。主治虚人外感，内有痰湿之证，现代临床常用本方治疗普通感冒、上呼吸道感染等属气虚外感风寒夹有痰湿者。

②川芎茶调散　薄荷八钱　川芎　荆芥各四钱　羌活　白

芷　甘草炙，各一钱　细辛　防风各一钱

每次服三钱，用茶调服。

方中白芷、川芎、羌活疏风止痛，共为君药，其中川芎用量较重，辛香走窜，上达头目长于祛风止痛，善治少阳厥阴两经头痛，白芷气温力厚通窍行表，善治阳明经头痛，羌活祛风止痛善治太阳经头痛。细辛、薄荷、荆芥、防风俱为臣药，以加强君药疏风止痛之效，服时用清茶调下，取其苦寒清降之性，既可上清头目，以除昏眩，又能监制风药过于温燥升散之性，使温中有清，升中有降为佐药。炙甘草益气和中，调和诸药为使药，诸药合用，使风邪去，经气利头痛诸症自愈。

本方出自《太平惠民和剂局方》，具有疏风止痛的作用，主治外感风邪头痛证，现代临床常用于治疗血管神经性头痛，以及慢性鼻炎，鼻窦炎，感冒，脑外伤后遗症引起的头痛，辨证属于外感风邪者。

病案举例：

某男，75岁，1946年初秋来寓就诊，自诉三月前患风寒感冒后即感头痛，忽左忽右，经常发作，至今为止，前医曾作火炎于上而投过清凉之剂，疼痛反增，不分昼夜，时轻时重，坐卧不宁，病急则杂药乱投，总难奏效，切其脉，左右俱浮，两寸兼紧，舌苔薄黄知为风寒为郁之证，盖头为人身诸阳之会，患者初感风寒之际，未能及时汗解，更进以凉遏之品，致风邪之邪愈加，冰伏难除，阻于经络，郁遏诸阳之气不得宣扬反化为火上冲而成此症，脉浮兼紧，风寒之邪外束也，法当疏散风寒，宣解郁热，但病程已久，惟恐单用外治其力不支，乃采用内外合治之法，内服方川芎2钱，吴白芷2钱，生姜2片，薄荷2钱，羌活1钱，菊花2钱，防风1钱，炒黄芩1钱，陈茶2钱，外用方，蚕砂二两，清水煎煮，俟药汁将干，将蚕沙并汁摊开于新布上，包扎痛处，每日换药一次，经外治

半月，服药十剂后病即痊愈。(《李继昌医案》)

【原文】 苍耳散[1]治鼻渊病　　风热入脑瞑[1]头痛
　　　　　涕流不止鼻塞热　　苍耳辛夷芷薄葱

【提要】 阐述鼻渊的治疗。

【注释】 ［1］瞑：míng，音明，指闭目；眼花。

【白话解】 苍耳散用于治疗鼻渊。由于鼻渊由风热入脑所致，故症状可见头痛，脑胀，涕流不止，鼻塞，鼻孔灼热感。苍耳散的方药组成为苍耳子、辛夷、白芷、薄荷、葱。

【按语】 中医之鼻渊即西医学所称的鼻窦炎，分慢性和急性两种。主要表现为局部头痛，鼻塞，流涕不止，嗅觉障碍等，鼻腔检查可见鼻腔黏膜充血肿胀，鼻腔积潴性鼻涕等。其最多续发于外感风热之后，因为外感风热之邪，侵袭肺经，鼻为肺窍，循经而作发为鼻渊，故治疗多以散风清热，通窍祛邪为主。

①**苍耳散**　苍耳子炒去刺，研破，一两　辛夷三钱　白芷薄荷各一钱　葱三茎　为末

每服二钱，用茶汤调送。

方用白芷散风通窍，苍耳子利窍疏风除湿，辛夷散风热通九窍，薄荷清利头目，葱白升阳通气，茶叶能清头风。

本方出自《济生方》卷五，主治鼻渊鼻流浊不止，现代临床多用于治疗鼻窦炎。

病案举例：

某女，35岁，1965年5月11日来诊，患病年余，症见鼻阻，不闻香臭，涕臭，头痛甚，心悸，手足汗出，肢末不温，月经方净，平素经前带多，脉细弱，舌淡红，苔薄白，证属血不养心，更兼风热夹湿上扰清空，肺窍不宣，宜先治其标，方

用苍耳子 5 钱，辛夷 3 钱，吴白芷 3 钱，藿香 3 钱，荆芥 2 钱，川芎 3 钱，枳壳 2 钱，细辛 1 钱，蔓荆子 3 钱，炒黄芩 2 钱，5 月 13 日二诊，服上方二剂后，鼻阻好转，头痛渐轻，余症如前，守上方加生芪二两，连服二剂，头痛止，鼻息畅通，能闻香臭，遂转方调治心悸，汗出。（《李继昌医案》）

【原文】 鼻渊初病施苍耳　　黄连防风[1]久病方

孔痛胆调冰硼散[2]　　鼻血犀角地黄汤[3]

【提要】 阐述鼻渊久病的治疗。

【白话解】 鼻渊初起用苍耳散治疗，如鼻渊久病不愈的则用黄连防风通圣散，出现鼻孔疮疡疼痛可用猪胆汁加上冰硼散调敷患处，鼻衄不止者则用犀角地黄汤（现为清热地黄汤）治疗。

【按语】 鼻渊初起大都为风热之邪所致，故可用通窍散风的方法，使热清风散以后，就会逐渐而愈，如果鼻渊迁延日久，风热之邪深入，此时就必须用重剂清热散风才能奏效。风热之邪深入郁而化火，甚者出现鼻窍红肿，溃烂，而疼痛，或热迫血妄行导致鼻腔流血，此时治疗必须加用外用药或凉血止血之剂。

①黄连防风通圣散　防风　荆芥　连翘　麻黄　薄荷　川芎　当归　白芍炒　白术　山栀炒黑　大黄酒蒸　芒硝各五钱　黄芩　石膏　桔梗各一两　甘草二两　滑石三两　川连一两

加生姜、葱白煎服。自利去硝黄，自汗去麻黄加桂枝，涎嗽加姜半夏。

方中用防风、荆芥、薄荷、麻黄解表散风，使风热之邪从汗发散；连翘、栀子、滑石、黄连清热降火，肺主皮毛，风热之邪从皮毛而入，肺先受邪，故用桔梗、石膏、黄芩宣肺清上焦热；大黄、芒硝泻内郁之火；川芎、当归、白芍活血和营；白术健脾，甘草和中。本方重在清热散风，表里同治，如大便溏泻可除去大黄，芒硝二味。

本方出自本书，即防风通圣散加黄连组成，主治鼻渊，久病热郁甚者。

②**冰硼散**　硼砂　元明粉各五钱　朱砂六分　冰片五分研细

药用硼砂、冰片解毒去腐；元明粉、朱砂清热解毒软坚散结。

本方出自《外科正宗》卷二，功用清热解毒，消肿止痛，主治咽喉口齿新久肿痛及久嗽咽哑作痛，舌肿胀，重舌，木舌。现代主要用于治疗咽喉肿痛，牙痛，口舌生疮等证。

③**犀角地黄汤**　生地黄一两半　白芍一两　丹皮五钱　犀角尖二钱半

犀角清火凉血为君药；生地甘苦性寒，清热凉血，养阴生津为臣药；芍药苦酸微寒，收阴气而泄邪气，养血敛阴且助生地凉血和营泄热，丹皮清热凉血止血，兼能活血散瘀，两味俱为佐药，四药合用共奏清热解毒，凉血散瘀之功。

本方出自《外台秘要》，具有清热解毒，凉血散瘀之功效，主治热入血分证，热伤血络证。现代本方犀角用水牛角代替，方名为清热凉血汤。临床常用于治疗重症肝炎、肝昏迷、弥散性血管内凝血、尿毒症、过敏性紫癜、急性白血病、败血症等属血分热盛者。

病案举例：

张某，男，35岁，1993年5月23日初诊，壮热口渴，体温40℃，神志不清，胸腹有瘀血斑点，鼻衄不止，舌红苔黄，脉弦数。西医治疗不效而就诊。证属血热妄行，治宜清热解毒，凉血止血，方用犀角地黄汤加味：犀角10克（水牛角代，冲服），生地50克，丹皮20克，赤芍15克，生石膏50克，石菖蒲 15 克，藕节 5 个，三七粉 5 克（冲服），鲜白茅根 50 克。水煎服，二剂热轻血少，大便秘结，加大黄 10 克（后下），三剂热退血止，大便调，神志正常。[河北中医，1995，(17)：24～26]

痉 病 总 括

【原文】 痉病项强背反张　有汗为柔无汗刚
　　　　生产血多过汗后　溃疮犬咬破风伤

【提要】 阐述痉病的病因病机。

【白话解】 痉病的主证是颈项部强直，甚至角弓反张。有汗为柔痉，无汗为刚痉。妇人新产后，出血过多或伤寒解表而发汗过多为内在致病病因；溃疡、破伤、狗咬、刀枪等外证，导致创口不收，外风侵入太阳经则是致病外因。

【按语】 痉病是由于风寒湿痰瘀等阻滞经络，或心肝胃肠热邪炽盛或阴虚血少，元气亏损，筋脉失常，拘急挛缩，甚或邪扰神明引起的以颈项强急，四肢抽搐，口噤戴眼，角弓反张为主要临床表现的急危重病。

本病在《内经》中已有论述，并提出了其致病原因为风和湿。如《素问·至真要大论》说"诸痉强直，皆属于湿"、"诸暴强直，皆属于风"。《金匮要略》则认为不但风寒湿可致痉，津液耗伤，筋脉失于濡养，更是发病的关键。朱丹溪强调内伤致痉的重要性，他在《丹溪心法·痉》中说"切不可作风治，兼用风药"。张景岳明确提出内伤致痉的理论，他在《景岳全书·杂证谟·痉病》中说"其病在筋脉，筋脉拘急，所以反张。其病在血液，血液枯燥，所以筋挛"。叶天士《临证指南医案·痉厥》中指出了其病机是"津液受劫，肝风内鼓"。薛生白阐述了"湿热侵入经络脉隧中"的致病病机。风寒湿邪相兼为犯，阻滞经络，气血失于运行敷布，筋脉失养而致痉病。

感受湿热疫疠之邪，邪热入里或燔灼肝经，引起肝风相煽而致痉；或邪热弥漫阳明气分，进而热结其腑，胃津被劫，筋脉拘紧而致痉，若邪热内甚，深入心营，逆乱神明闭塞经脉亦可致痉。妇人新产后或外伤失血过多，疮家血随脓出，或劳倦脾伤，久病体衰，劳欲过度，致肾精亏损，饮食劳倦，化源不足致气血两虚，五志七情失度气血暗耗，过用误用汗出下法，损及气血津液，均可使筋脉失养而致痉。

本病主要涉及西医学的中枢神经疾病，如流行性脑脊髓炎，流行性乙性脑炎，破伤风及各种病因引起的脑膜炎，中毒性脑病，脑脓肿，脑肿瘤，脑寄生虫病等。痉病属于急证范畴，治疗应遵循急则治其标，缓则治其本的原则，当痉证病势严重时应立即采用针灸，药物等措施以止痉，待痉证缓解，当分证论治。

痉 病 死 证

【原文】 痉证脉散多应死　反张离席一掌亡
眼小目瞪昏不语　额汗如珠命必伤

【提要】 阐述痉病的危证。

【白话解】 痉病出现散脉，就更加难以治疗，再有项背强直，如同反弓一样，若离开床面能够伸入一个手掌的亦为难治。眼皮紧小，不能闭合，瞳孔散大以及两眼直瞪，不能转动，神识昏迷，出现头额汗出如珠子一粒一粒似的，这些都是极凶险的征象。

【按语】 散脉是属于肾气衰败，阴阳将要耗亡，病情已非常严重，亦反映了体内阴液将要枯竭。"反张离席一掌"则说明筋脉拘急的程度，眼小目瞪昏不识人，汗出如油，瞳孔散大均是元气虚脱的表现。

痉病患者的预后取决于其发作的轻重，频率，持续时间的长短及原发病的轻重等因素，发作程度轻，次数少，持续时间短，痉后神清者病多轻，预后良好。反之发作时症状重，频频而作且持续不止，痉后神昏不醒者病多重，预后差，热甚发痉者经正确治疗，多预后较好。气血两虚者多预后亦好，但须长期调理以巩固疗效，真阴耗伤证的患者经调治预后亦可，部分患者可出现危重症候，预后较差。

【附方】 刚痉葛根汤①发汗 柔痉桂枝加葛良②
若兼杂因小续命③ 过汗桂枝加附汤④
伤血桂枝合补血⑤ 里实瘀血承气⑥方
溃疡十全⑦加风药 破伤狗咬另参详

【提要】 阐述痉病的分类和辨证治疗。

【白话解】 刚痉用葛根汤发汗解表，柔痉则用桂枝汤加葛根，如兼杂风寒湿，壅滞在经脉，可用小续命汤，由于过于发汗而引起的痉证用桂枝加附子汤，出血过多又受外风而致痉的用桂枝汤合补血汤，如因阳明实热，伤阴所致体质不虚的用大承气汤，恶露（指胎儿生出之后，子宫内遗留的余血或浆水）不净又受外风而致痉的用桃仁承气汤，外伤或脓血血流较多，外风从创口中而入侵袭筋脉而成痉者，治疗用十全大补汤加祛风药，至于破伤风，狗咬伤的证治可参看下列两条。

【按语】 痉病是由于风寒湿痰等阻滞经络或阴虚血少元气亏损，筋脉失濡，拘急挛缩甚或邪扰神明所致。病因大多为感受外邪或内伤气血或外感与内伤两种因素兼夹而犯导致发病。

外邪致痉有刚痉和柔痉之分。刚痉属于太阳表实之证，症状表现为恶寒无汗，项背强直，牙关紧闭，治疗可用发汗解表的方法。柔痉则属太阳表虚证，症见发热，汗出，项强口噤，此时因已汗出，故此时治疗不可再强发其汗，恐伤阴致病情加重。另外，感受疫疠之邪，邪热入里或燔灼肝经引起肝风或邪热弥漫阳明气分进而热结其腑，胃津被劫或热邪内甚深入心营，逆乱神明均可致痉。

内伤致痉多由于久病体衰，劳欲过度致肾精亏损，饮食劳倦化源不足致气血两虚，五志七情过度而气血暗耗或产后或外伤，疮家血随脓出等。过用或误用汗吐下之法，均可耗伤气血致气血亏虚，不能濡养筋而成痉。

①葛根汤 葛根 麻黄 桂枝 白芍 甘草 姜 枣

方用葛根解肌退热生津；麻黄、桂枝同用以解表发汗，祛太阳寒邪；白芍和营养血；甘草生津；姜枣调和营卫。

本方出自《伤寒论》，主治外寒表实，项背强，无汗恶风或自下利或血衄，痉病，气上冲胸，口噤不语，无汗，小便少或卒然僵仆。

②桂枝汤加葛根 桂枝 白芍 甘草 葛根 生姜 大枣

方用桂枝温卫阳,白芍味酸和营养血,甘草味甘与白芍同用酸甘并用,能够生化阴液;姜枣和中健脾,加葛根清热生津。

本方出自《伤寒论》，主治表虚，颈项强，汗出恶风。

③小续命汤 方见“中风死候”。

④桂枝加附子汤 桂枝 白芍 甘草 生姜 大枣 附子

方用桂枝汤调和营卫，加附子以挽救阳气并有敛阴止汗的作用。

本方出自《伤寒论》，功用祛风温经，助阳化湿，温散风湿，从表而解主治恶寒发热，四肢掣痛，难以屈伸，厥或心下悸；或伤寒八九日，风湿相搏，身体疼烦，不能自转侧，不呕不渴，脉浮虚而涩者。

⑤补血汤 黄芪 当归

方用黄芪功擅补气固表，本方重用为君，配以少量当归养血和营，补虚治本为臣，得黄芪生血之助，使阴血渐充。

本方出自《内外伤辨惑论》。主治大出血后，妇女崩漏，产后及疮疡溃后脓血过多等各种血虚证。

⑥**桃仁承气汤** 桃仁 大黄 芒硝 甘草 桂枝

本方为调胃承气汤减芒硝量再加桃仁，桂枝而成。方用桃仁行瘀润燥，大黄下瘀泻热，共为君药。桂枝通行气血，助桃仁破血祛瘀，芒硝咸寒软坚，助大黄下瘀泻热为臣药。炙甘草益气和中，并缓诸药峻烈之性，使祛瘀而不伤正，为佐使药。

本方出自《伤寒论》，具有破血下瘀之功效，主治下焦蓄血证，现代临床用本方治疗的疾病涉及各科各系统有数十种之多，如精神分裂症、反应性精神病、癔病、跌打损伤、各种外伤肿痛、脑震荡后遗症、坐骨神经痛、高血压、脑动脉硬化、前列腺肥大、便秘、雀斑、湿疹、附件炎、更年期综合征等。

⑦**十全大补汤** 人参 白术 白芍 茯苓 黄芪 川芎 地黄 当归 肉桂 甘草

本方乃四君子汤合四物汤加黄芪、肉桂而成。四君子汤和四物汤分别为补气、补血之要方，二方配伍共奏气血双补之功；黄芪甘温为补气要药与四君子相伍则补气之力益著；肉桂辛甘大热，补火助阳，温通血脉，与诸益气养血之品同用，可温通阳气，鼓舞气血生长，诸药配伍补气之中有升阳之功，养血中有温通之功，共收大补气血之效。

本方出自《传信适用方》卷二，功用温补气血。主治气血两虚证。现代用于治疗各种贫血，痿证，神经衰弱，妇女月经不调，疮疡溃后久不愈合等辨证属气血大虚者。

破 伤 风

【原文】 破伤亡血筋失养　微伤风入火之端
　　　　　　燥起白痂疮不肿　湿流污水紧牙关

【提要】 阐述破伤风的病因病机和主证。

【白话解】 外受创伤，流血过多，筋脉失养，风邪乘虚而入，亦或平素体内阴虚火旺之人，虽受轻微创伤，流血较少，但风与内火结合，耗伤气血，均可致本病，疮口周围干燥起一层白痂，而疮口处一般不红肿，经常流出黑色的污水，牙关微紧，这些均是破伤风的先兆。

【按语】 本病是由于先有破伤，而后风邪由伤口入侵而致，发病急骤，以痉为主，表现为角弓反张，牙关紧闭，四肢抽搐等症。破伤风之名首见于《太平圣惠方》"身体强直，口噤不能开，四肢颤掉，骨体疼痛，面目歪斜，此皆损伤之处中于风邪，故名破伤风"。《诸病源候论》金创得风简要地说明了发病必须具有创伤和外感两个方面的因素。刘完素曰："热甚风搏，并于经络，风火相煽，郁热不解，耗伤气血，更易促成本病的发生。

西医学认为破伤风是由于破伤风杆菌自伤口处侵入，在体内无氧环境下繁殖，分泌外毒素，引起的一种以肌肉强直性痉挛和阵发性抽搐为特征的疾病。其发病有一定的潜伏期，一般为1～2周。发病前常有前驱症状如乏力，头痛，头晕，烦躁不安，反射亢进，肌肉牵拉感或酸痛。发作时引起特征性的全身横纹肌的紧张性收缩或阵发性痉挛。发生次序常自上而下。最初感到下颌紧张，张口不便等面肌痉挛，使病人出现特征的"苦笑"面容。以后因背、颈肌痉挛呈"角弓反张"状。病程一般为3～4周。伤口处可干陷无脓，周围皮色暗红，创中疼痛，并有紧张牵拉感。

【附方】 火盛通圣加蝎尾　风盛全蝎①左龙丸②
　　　　　外因烧酒火罐法　犬风斑大③酒同煎
【提要】 阐述破伤风的治疗。
【白话解】 破伤风如表现为火盛者，用黄连防风通圣散加蝎尾治疗；如表现为风盛者，则用左龙丸治疗。治疗过程中可配合外治，用烧酒火罐法。因犬咬伤，创口受风可用斑蝥，大黄（斑蝥大黄方）并加黄酒同煎。

【按语】《诸病源候论》"金创得风"简要地说明了发病必须具有创伤和外感风邪两个因素。创伤后由于失于调治，流血过多，营卫空虚，抵抗力下降的情况下，风邪从创口侵袭人体，由外达里而发为本病。对于破伤风的治疗首先应鉴别风邪在表还是在里，在表者病情轻，表现为头痛，下颌牙关紧闭，面呈苦笑表情等；在里者多为表邪入里化热，热郁脏腑，表现为角弓反张，或腹部强硬如板，大便秘结，小便不通，痰涎壅盛等。目前认为，本病是可以预防的。最重要的预防措施是在人群中普遍开展破伤风类毒素注射，以获得有效主动免疫以及尽早对伤口彻底清创。治疗上一般采用抗生素，如甲硝唑等，但疗效不十分理想。

①**全蝎散**　蝎尾七个

研末，热酒送服。

本方出自《医学入门》卷八，主治破伤风具有开关定搐作用。

②**左龙丸**　左蟠龙五钱（炒）　白僵蚕五钱（炒）　江鳔五钱（炒）　雄黄一钱

上为末，饭丸如梧桐子大，每服十五丸，温酒下，如果证不已，当于左龙丸末一半内，入巴豆霜半钱，饭丸如梧桐子大，每服一丸，渐加至以利为度。以后续服左龙丸，致病愈为止。

本方出自《保命集》，主治破伤风。

③**斑蝥大黄方**　斑蝥七枚　大黄一钱

斑蝥以糯米拌炒，等糯米炒黄，将斑蝥研末，再与大黄末和匀，加黄酒一盏煎，煎到半盏，空腹温服；体质虚弱的，减半服用。

本方出自本书，主治犬咬风毒入腹成痉风者。目前临床少见报道。

痹 病 总 括

【原文】 三痹[1]之因风寒湿　　五痹[2]筋骨脉肌皮

风胜行痹寒痹痛　　　湿胜着痹重难支

皮麻肌木脉色变　　　筋挛骨重遇邪时

复感于邪入脏腑　　　周同脉痹不相移

【提要】 阐述痹病的病因病机和主证。

【注释】 [1]三痹：指风痹、寒痹、湿痹。

[2]五痹：皮痹、肌痹、脉痹、筋痹、骨痹的总称。

【白话解】　风、寒、湿三气杂合而成为痹，以其各有偏重分为三痹。以风寒湿邪侵犯某脏的不同亦可分为筋痹、骨痹、肌痹、皮痹、脉痹五痹。三痹中以风邪偏重的，疼痛游走不定者为行痹；寒邪偏重而疼痛较甚者为痛痹；湿邪偏胜，疼痛酸重者为着痹。五脏痹中风寒湿邪气遇秋时侵犯人体易成皮痹，以麻为主，但尚感痹痒。遇长夏易成肌痹，肌肤麻木不仁遇夏时易成脉痹，多见血行迟滞，患部变紫。遇春时易成筋痹，筋脉拘挛，关节不能屈伸。遇冬时易成骨痹，症见骨重疼痛，不能举动。痹病日久若重复感受风寒湿邪，邪气由肌表而深入脏腑而成为肺痹、脾痹、心痹、肝痹、肾痹。周痹亦病在血脉，而同脉痹，但周痹痛的部位比较固定，不同于脉痹左右移动。

【按语】　痹病是由于感受风寒湿热邪，经络痹阻，气血运行不畅，导致以肌肉，筋骨关节酸痛，麻木，重着或关节肿胀变形，活动障碍，甚者内舍于五脏为主要表现的病疾。《内经》云："风寒湿三气杂至合而为痹也，其风气胜者为行痹；寒气胜者为痛痹；湿气胜者为着痹。"秋天燥气当令，易伤肺气，肺主皮毛，故秋天感受风寒湿邪之后就易成皮痹。夏天暑热伤心，心主脉故感邪易成脉痹。长夏湿气伤脾，脾主肌肉，所以长夏受邪易成肌痹。春天是风气当令，风伤肝，肝主筋，因而春天感邪易成筋痹。冬天寒气伤肾，肾主骨所以冬天感受邪气易成骨痹。《内经》云：“五脏皆有合，病久而不去者，内舍于其合也。故骨痹不已，复感于邪，内舍于肾。筋痹不已，复感于邪，内舍于肝，脉痹不已，复感于邪，内舍于心，肌痹不已，复感于邪，内舍于脾，皮痹不已，复感于邪，同舍于肺。”

关于周痹见下节。

西医学的风湿病，风湿性关节炎、类风湿性关节炎、骨性关节炎等疾病，与痹病多有相似之处，临床可互参。

周　痹

【原文】　周痹[1]患定无歇止　左右不移上下行
似风偏废只足手　口眼无斜有痛疼

【提要】　阐述周痹的主证及与中风和脉痹的鉴别点。

【注释】　[1] 周痹：出自《灵枢·周痹》包括两种含义：①指发生在人体一侧血脉分肉之间，真气不能周行全身之痹病，如《灵枢·周痹》所说“周痹者，在于血脉之中，随脉以上，随脉以下，不能左右，各当其所。……此内不在脏，而外未发于皮，独居分肉之间，真气不能周，故命曰周痹。”西医学之系统性红斑狼疮，游走性血栓性静脉炎等相当于周痹。②泛指疼痛及遍及周身之痹，如《杂病源流犀烛》：“更有周痹，由犯三气遍及于身，故周身俱痹也。”本文所指为前者。

【白话解】　周痹表现为患处疼痛相对固定，持续而无间歇，部位左右不移，局限于一侧肢体上下转移。病严重时可出现类似中风的半身偏废，不能活动，但本病病变只局限于手足，而无口眼㖞斜并且伴有疼痛可与中风鉴别。

【按语】　周痹病在血脉，所出现疼痛情况和其他痹证不同。其他痹证一般都是有时痛，有时不痛，是有间歇的；而周痹是长痛不停，痛势亦比较严重。周痹痛的部位，有的从上手臂痛到下手臂，有的从下手臂痛到上手臂，上下流动，但只限于一只手，或一只足，或是两手，或是两足，而不转移到其他肢体上去的，不像脉痹一会儿痛在左手，一会儿痛在右手，移动不定，这是周痹与脉痹的区别。周痹发展到严重的时候，可以出现麻木不仁，甚至完全失去活动能力。但是周痹是以疼痛为主，不会出现口眼㖞斜的症状，这又是它与中风的主要鉴别点。

痹病生死证

【原文】　痹在筋骨痛难已　　留连皮脉易为功
　　　　　　痹久入脏中虚死　　脏实不受复还生

【提要】　阐述痹病的危重证候。

【白话解】　痹病邪入筋骨，因受邪部位较深而疼痛较重；如果痹在皮肤、脉络病位在肌表，治疗比较容易。痹病日久，外邪由表深入到五脏，易于成为虚中，治疗起来就比较困难，假使患者五脏气血充沛，不受外邪所害，还可以用药物治疗。

【按语】　在治疗上凡是疾病由外而传里的难治，在里而向外透达的易治，本元虚者难治，本元实的较易治，痹病亦是如此。痹病初起多为实证，久治不愈可转化为虚实夹杂之证。另外，初起病变多较表浅，以侵犯肌肉关节为主，日久则可深入脉络及五脏，病情趋重。本病的预后与受邪的轻重，患者的体质和强弱以及治疗病后的调养均有密切关系，一般来说，痹病初起，正气尚未大虚，病邪轻浅，如此时能采用及时有效的治疗措施，乃可痊愈，但若初起感邪深重，反复发作，患者素体阴阳偏胜，偏衰或失治，误治等往往可使病邪深入，由肌肤渐至筋骨，脉络，甚至损及内脏，则病情缠绵难愈，预后较差。

痹入脏腑证

【原文】　肺痹烦满喘咳嗽　　　　肾胀尻[1]踵[2]脊代头[3]

脾呕痞硬肢懒堕　　　心烦悸噫恐时休

数饮卧惊肝太息　　　饮秘胀泻在肠究[4]

胞秘[5]沃痛鼻清涕　　　三焦胃附胆无忧

【提要】 阐述痹证深入脏腑的主证。

【注释】 [1] 尻：kāo，指屁股。

[2] 踵：zhǒng 音种，指脚跟。尻以代踵是形容下肢拘急，不能站直，行动时尾椎骨着地代替了脚跟的意思。

[3] 脊代头：是肾痹的主证之一。肾主骨，肾痹病，颈椎骨不能伸直，背弯，头部低倒；脊代头是形容头低倒的程度比较严重，看似脊椎骨比头高的意思。

[4] 肠究：指肠痹。出《素问·痹论》。①指大小肠的气机痹阻，导致多饮而小便不利，大便飧泄的病证。②指痹病影响大小肠所致的一种病证，症见渴饮而小便不利，腹胀腹泻。

[5] 胞秘：指胞痹。出《素问·痹论》。曰："胞痹者，少腹膀胱按之内痛，若沃以汤，涩于小便，上为清涕。"胞是指膀胱，胞痹是指膀胱痹阻致小腹疼痛，小便涩滞的病证，多因风寒湿邪久客膀胱使膀胱虚寒，气化失常所致，症见膀胱内有痛感或小腹急痛，疼痛急按，小便艰涩不利，鼻流清涕。

【白话解】 肺痹表现为烦躁，胸部胀满，气喘，咳嗽；肾痹为腹胀，背弯，颈椎骨不直，抬不起头，下肢拘急，不能站直，甚至尾骨着地；肌（脾）痹呕吐涎沫，心窝部感到痞硬，精神倦怠，四肢无力；心痹则心烦心慌，嗳气，咽喉发干，有恐惧感；肝痹口干欲饮，小便频数，夜间睡眠有时惊喊，叹息；如口渴喜饮，小便不通，大便泻腹不胀，不泻则胀的为风寒湿邪传于大小肠之肠痹；风寒湿邪传于膀胱为胞痹，表现为小便不通，少腹部疼胀，按之腹内好像有水在动的感觉，鼻流清涕。三焦是水道，下通膀胱，所以三焦痹病与胞痹合在一起，胃与大小肠相连，因而胃痹与肠痹合在一起，胆是中清之腑，不受痹邪所侵犯，所以说是"胆无忧"。

【按语】肺痹多指皮痹不已，复感于邪，内舍于肺致肺气宣降失司，出现皮痹与肺经症状共见为特征的一种痹病。皮为肺之外合，皮痹日久，肺气亏损，复感于邪，肺气宣降失司，气机郁闷，呼吸不利则可见胸闷喘满，咳逆上气，卧则喘急等。肾痹多指骨痹不已，复感外邪，内舍于肾，出现骨痹与肾经症状共见为特征的一种痹病。邪气内舍于肾，元阳虚衰，不能温煦筋骨，肾阴亏少，筋骨失于濡养，加上寒湿之邪内侵，留滞筋骨，气血痹阻故可见关节疼痛，四肢拘挛，骨重不举，腰背酸痛，偻曲不伸，坐卧难支，步履艰难，甚则有"脊以代头，尻以代踵"等症状。脾痹多指肌痹不已，复感外邪，内舍于脾，出现肌痹与脾经症状共见为特征的一种痹病。脾主肌肉，肌痹不已，损伤脾气，复感外邪，内舍于脾，脾失健运，可见脘腹胀满，食则欲呕，饮食乏味，时自下利，脾气虚弱，气血之源，不养四肢，可见四肢怠惰，肌肉萎缩，甚则邪留肌肤，出现肌肉发热等。心痹多指脉痹不已，复感于邪，内舍于心致血脉瘀闭不通，出现以脉痹与心经症状共见为特征的一种痹病。脉痹不已或心气亏虚，心阴暗耗，复感于邪，闭阻血脉，内舍于心，血流受阻，气机逆乱故可见心下鼓痛，气短喘促，胸中烦闷，嗌干，善噫，及心悸惊恐失眠等症。肝痹多指筋痹不已，复感于邪，内舍于肝，出现筋痹与肝经症状共见为特征的一种痹病，肝主筋，筋痹日久，损伤肝体，复感外邪，内舍于肝或因恼怒伤肝，致肝脉闭阻，疏泄不利，气血运行不畅而出现胸胁满胀，邪恶留肝则卧而多惊，寒滞肝脉则见阴囊缩小等。

久痹不愈再因感风、寒、湿邪，如果五脏气血充沛，邪气不能伤害，则可传入六腑，形成肠痹、胞痹、三焦痹、胃痹等。

【附方】 痹虚加减小续命①　痹实增味五痹汤②
　　　　麻桂红花芷葛附　　虎羊芪草二防羌

【提要】 阐述痹证虚证和实证的治疗。

【白话解】 痹病虚证根据临床不同的症状和体征用小续命汤加减，而患痹证体质不虚者则用增味五痹汤，方药为麻黄、桂枝、红花、白芷、葛根、附子、虎骨（现用豹骨代）、羚羊角、黄芪、甘草、防风、防己、羌活。

【按语】 治疗痹证不论是行痹，痛痹，着痹，首先应辨明体质的虚和实。痹病初起，风寒湿入侵以邪实为主，若反复发作或渐进发展，由于经络长期为邪气瘀阻，营卫不行，湿聚为痰，痰瘀互结多为正虚邪实，病久入深，气血亏耗，肝肾亏损，筋骨失养，遂为正虚邪恋之证，此时治疗上应以扶正祛邪为主。另外在痹证的治疗上还应根据所患的痹证特点，临床表现的不同症状辨证用药，假使风胜的行痹就应该重用祛风药，可加倍防风的用量；寒盛痛痹应重用散寒药，可加重附子的用量；湿盛的着痹，重用利湿药可加倍防己的用量；皮痹可加用黄芪以补气或加生桂枝用量以通阳调和营卫；脉痹可加用红花活血通络或加用姜黄祛风行血；肌痹可加白芷散风或加葛根生津润养肌肉，散风除湿。

①**小续命汤**　方见"中风死候"。

②**增味五痹汤**　麻黄　桂枝　红花　白芷　葛根　附子虎骨　羚羊角　黄芪　甘草　防风　防己　羌活

方用羌活、防风祛风散表；麻黄、附子助阳散寒；防己利湿；红花活血；桂枝、黄芪益气温中；虎骨（现豹骨代）补肾健筋骨；白芷散肌肤之风；葛根生津解肌；羚羊角清肝热而养筋；甘草和中。

本方出自本书，具有祛风散寒利湿活血补气益肾，健筋骨养肝解肌的作用。主治气血实之人所患痹实证。

【原文】 三痹木通①长流水　湿加防己风羌防

寒痹附麻分汗入　　胞肠五苓附子②苍③

【提要】 阐述三痹证的治疗。

【白话解】 行痹、痛痹、着痹这三种痹病均可用木通汤治疗，如湿重加防己，风重加羌活、防风，寒痹则根据有汗无汗加用附子或麻黄，如为胞痹治宜五苓散加附子，肠痹则宜用五苓散加苍术。

【按语】 痹病病邪有风寒湿之异，各有偏重，故临床治疗用药应根据其特点辨证用药。木通汤具有除湿行气，祛风通利血脉的作用，行痹、痛痹、湿痹均可应用。以风胜表现疼痛游走不定者，加用祛风药；以寒痹表现为疼痛为主者，加温阳或散寒药；如痛势固定不移，肢体酸重表现为湿痹者加用防己利湿之药。

①木通汤　木通二两

以长流水二碗，煎一碗，热服取汗，不愈再服。

木通味苦性寒，有祛湿行气，散风通利血脉的作用。

本方出自《济阴纲目》卷七十八，主治因感风湿而得白虎历节风，遍身抽掣疼痛，足不能履地或行痹、痛痹、着痹以此方加味。现代临床多不单用此药，用复方较多，多用于治疗风湿、类风湿性关节炎等病。

②附子五苓散　桂枝　茯苓　猪苓　泽泻　白术　附子

方用茯苓、猪苓淡味渗水；泽泻利水；白术健脾祛湿；桂枝通阳，化膀胱之气而行水；附子温运下焦阳气，使入里之邪从小便而解。

③苍术五苓散　桂枝　茯苓　猪苓　泽泻　白术　苍术

为五苓散加苍术而成，方用五苓散通阳行水，苍术健脾利湿。

附子五苓散、苍术五苓散，二方均是由五苓散加减而成。

附子五苓散出自《朱氏集验方》卷四，主治翻胃吐食；苍术五苓散出自本书，主治风寒湿侵入大小肠之肠痹。现代临床多根据临床症状辨证用五苓散加减，兼阳虚者加附子，湿重者则加苍术，常用于治疗慢性肾小球肾炎、风湿性疾病、肝硬化所引起的水肿以及肠炎、尿潴留、脑积水、胸腔积液、传染性肝炎等。

【原文】 三痹①方十全无白术 牛秦续杜细独防
独活②加桑除芪续 入脏乘虚久痹方

【提要】 阐述痹病日久气血亏损的治疗。

【白话解】 三痹方为十全大补汤除去白术加牛膝、秦艽、续断、杜仲、细辛、独活、防风。独活寄生汤为三痹汤去黄芪，续断加桑寄生。以上两方适用于痹病日久伤及气血而成脏痹者。

【按语】 行痹、痛痹、着痹患病日久，外邪入于筋脉肌肤，久而不已，则入五脏，导致肝肾不足，气血亏虚，筋骨失养，肢节屈伸不利，故治疗应标本兼顾，扶正祛邪。

①三痹汤 人参 黄芪 茯苓 甘草 当归 川芎 白术
生地黄 杜仲姜汁炒断丝 川牛膝 续断 桂心 细辛 秦艽
川独活 防风上药各等分

加姜、枣煎服。

方用参、芪、甘草、生地、芍、归、芎补血；杜仲、牛膝、续断健骨；加防风、独活、秦艽除风，茯苓祛湿，肉桂、细辛散寒，共奏养血、补气、固本和除湿、散寒的作用。

本方出自《妇人大全良方》，具有补益肝肾，益气和血，祛风除湿之功效，主治肝肾气血不足，手足拘挛，风痹，气痹等疾。

②**独活寄生汤** 独活 桑寄生 秦艽 防风 细辛 当归
酒洗 芍药酒炒 川芎酒洗 熟地黄 杜仲姜汁炒断丝 人参
茯苓 甘草 桂心等分

每服四钱。

独活"气缓善搜，入足少阴气分以理伏风，细辛散阴经风寒，搜筋骨风湿，通经络止痛二者共为君药。防风祛风以胜湿，秦艽除风湿，舒筋，肉桂心温里祛寒，通利血脉，以上三味为臣药。佐以桑寄生、牛膝、杜仲补肝肾，壮筋骨，祛风湿，当归、川芎、地黄、芍药养血活血即所谓"治风先治血，血行风自灭"。人参，茯苓，甘草补气健脾，扶助正气，甘草调和诸药为使药，诸药配伍，祛邪扶正，标本兼顾，使气血足而风湿除，肝肾强，痹痛愈。

本方出自《备急千金要方》，具有祛风湿，止痹痛，益肝肾，补气血之功效，主治痹证日久，肝肾两虚，气血不足之证。

以上两方现代临床常用于治疗风湿、类风湿性关节炎，坐骨神经痛，颈腰椎骨质增生，肩周炎，椎间盘突出症，颈椎病及小儿麻痹等辨证属于湿痹日久，正气不足者。

【原文】 黄芪益气①虚皮痹 皮麻不知痒与疼
补中益气加红柏 味秋芩夏桂加冬

【提要】 阐述黄芪益气治疗气虚皮痹。

【白话解】 黄芪益气汤治疗皮痹体质虚弱者，症见皮肤麻木，不知痛痒，方药组成为补中益气汤加红花、黄柏。秋季是燥气犯肺加五味子以敛肺阴；夏季炎热则加黄芩清热；冬季寒冷加桂枝助阳散寒。

【按语】 皮痹是感受外邪，风寒湿邪闭阴于皮腠，皮肤麻木不仁，如有虫行或皮肤生瘾疹风疮，搔之不痛为特征的一类疾病。《素问·刺法》曰："正气存内，邪不可干"，《素问·百病始生》曰："风雨寒热不得虚，邪不能独伤人，卒然逢疾风暴雨而不病者，盖无虚，故邪不能独伤人，此必因虚邪恶之风，与其身形，两虚相得，乃客其形"。可见正气虚衰是疾病发生的先决条件。脾胃为后天之本，五脏六腑有赖于脾胃所化生的水谷精气，以维持正常的生理活动，脾胃之气充盛，其他脏腑之气亦就随之充盛，有利于增强抵抗力，驱邪外出。因皮痹为风寒湿之邪阻于体表，病邪较浅，故治以补虚为主，酌加燥湿之黄柏，和活血（血行风自灭）之红花以祛邪。

①**黄芪益气汤** 黄芪 人参 甘草 白术 陈皮 当归升麻 柴胡 姜 枣 红花 黄柏

煎服。

方中黄芪、人参、甘草补脾益气；白术健脾利湿；当归、红花养血活血；升麻、柴胡开发阳气；陈皮合黄柏得气祛湿，姜枣调和营卫。共奏补中益气兼祛风除湿的之功。

本方出自本书，用于治疗皮痹体虚，不知痛痒者。现代临床很少使用。

【原文】 蠲[1]痹①冷痹身寒厥　附归芪草桂羌防
　　　　　　肌热如火名热痹　　羚犀升阳散火汤②

【提要】 阐述冷热痹的治疗和方剂。

【注释】 [1] 蠲：juān，音娟；指除去。

【白话解】 蠲痹汤治疗冷痹，症见身寒，四肢厥冷，腰酸身重等，方药组成为附子、当归、黄芪、甘草、肉桂、羌活、防风。如见肌肤发热，骨节疼痛则为热痹，治疗用升阳散火汤加羚羊角、犀角（现水牛角代）。

【按语】 平素阳虚内寒，以受风寒湿邪特别是寒邪侵入就容易成为冷痹。如风寒湿邪蕴郁在肌肤脉络之间，久郁而化热，或先有郁热在内又受风寒湿而郁蒸化热成为热痹。现代中医临床与冷热痹相对应的辨证分别为寒湿痹阻型和湿热痹阻型，前者多表现为肢体关节冷痛，重着，痛有定处，日轻夜重，遇寒痛增，得热则减或痛处肿胀，皮色不红，触之不热或屈伸不利。后者多表现为肌肤或关节红肿热痛，有沉重感，伴有发热，口渴不欲饮，烦闷不安，小便赤黄，关节屈伸不利舌质红苔黄腻，脉濡数或滑数。

①蠲痹汤 附子 肉桂 黄芪 当归 甘草 羌活 防风

方中羌活、防风为君祛风胜湿，通痹止痛；黄芪益气实卫，当归、芍药养血和营，使营卫喝而邪祛共为臣药；肉桂为佐，活血行气；甘草益气调和诸药为使药。

本方出自本书，与《杨氏家藏方》之蠲痹汤（当归、羌活、姜黄、白芍药、防风、甘草）类似，主治风湿相搏，身体烦疼，项臂痛重，举动艰难，以及手足冷痹，腰腿沉重筋脉无力。本方现代临床治疗痹证亦较为常用，多用于治疗肩周炎、类风湿性关节炎等辨证为属于营卫两虚，风寒湿三气乘袭以风气偏盛者。

②加味升阳散火汤 柴胡 升麻 葛根 羌活 独活 防风 人参 甘草 芍药 犀角 羚羊

方中柴胡、升麻、葛根、羌活、独活、防风祛风散邪，风邪疏散之后，郁火亦随之而消散；人参、甘草补脾泻热；芍药养阴泻火；羚羊角清肝热，息肝风；犀角（现水牛角代）清心热，凉血解毒，诸药合用共奏其清热凉血，祛风散火之功效。

本方出自本书，即升阳散火汤加羚羊角，犀角（现水牛角代），主治热痹，肌热如火者。现代临床多用《温病条辨》中的宣痹汤加减治之。

痿 病 总 括

【原文】　五痿皆因肺热生　　阳明无病不能成

　　　　　　肺热叶焦皮毛瘁　　发为痿躄不能行

　　　　　　心热脉痿胫节纵　　肾骨腰脊不能兴

　　　　　　肝筋拘挛失所养　　脾肉不仁燥渴频

【提要】　阐述痿病的病因病机和主证。

【白话解】　五痿的主要病机是肺热叶焦，但阳明胃经功能正常者则虽有肺热亦有不能成为痿病。由于肺叶枯焦，肺失去输布的功能以致皮毛失荣枯焦，肌肉麻木不仁，四肢痿软，不能活动。肺热兼心热称之为脉痿，脚筋痿软不能行走。肺热兼肾气热为骨痿，则腰背弯曲，不能伸直。兼肝气热者为筋痿，则四肢筋脉拘挛，手不能握物，足不能行走。兼有脾热的称为肉痿，则口渴肌肉麻木不仁。

【按语】　关于痿病病名的起源目前已无从考证，有关痿病的最早记载见于《内经》。《内经》的很多篇章中对痿病的病因，病机诊断以及治疗原则都有明确的论述。如《素问·生气通天论》"湿热不攘，大筋绠短，小筋弛长，绠短为拘，弛长为痿"论述了湿热致痿。《素问·痿论》是完整论述痿病病因病机、症状及治疗的专篇，根据病因病机与发病脏腑不同，把痿病分属于五脏，提出"五脏使人痿"的论点。东汉·张仲景在《伤寒论》中论述了伤寒吐下后，以复发汗而致气血阴阳俱虚，筋脉失养而成痿，对痿病的病因有所发明。隋·巢元方变为其病因是外受风邪，内由脾胃亏虚所致。宋·陈言认为痿病的病机主要是五脏虚损，提出了"痿病属内脏气血不足之所为也"的基本病机。治疗方面提出了"诸痿治法，当取阳明与冲脉"发展了《内经》"治痿独取阳明"的理论，金·张从正强调火热，李东垣则认为痿病是湿热乘肝也。张景岳认为痿证的病机主要是由于"元气败伤"反对"概从火论"。王清任认为痿证是由于气虚不能周流上下，"突然上半身归并于上半身，不能行于下，则病两脚瘫痿"主张以"补阳还五汤益气活血，化瘀通络"来治疗。清代叶天士指出本病为肝、肾、脾、胃四经之病。唐宗海认为痿病"总系阴虚热灼"，"筋骨不用所致"清末民国初张锡纯认为痿病"实由胸中大气虚损"所致，并创造了治痿病的专方—振颓汤。

痿病是以肢体筋脉弛软，手足无力，不能随意活动而致肌肉萎缩为特点的一种病证。痿病的病因主要有：①肺热津伤，或感受湿温之邪，高热不退或病后余热燔灼，伤津耗气皆令肺热叶焦，不能输布津液以润泽五脏，遂致四肢筋脉失养。久处湿地，感冒雨露，湿淫经脉，营卫运行受阻，郁遏生热，湿热阻滞，久则气血运行不利，血脉肌肉失去濡养而弛纵不收。②脏腑内伤，饮食不节，过食肥甘，嗜酒成癖，多食辛辣，损伤脾胃，内生湿热，阻碍运化，导致脾运不输，筋脉肌肉失养，发生痿病。或脾胃虚或久病致虚，中气不足，则产生运化功能失常，气血津液，生化之源不足，无以濡养筋脉而产后肢体痿软不用。③七情内伤或劳役太过或房室过度或久病耗损或先天禀赋不足，致肝肾精血虚耗，筋脉失养亦可发为痿病。

中医的痿病主要涉及西医学的神经系统疾病，如多发性神经炎、急性脊髓炎、重症肌无力、周期性瘫痪、进行性肌营养不良、癔病性瘫痪、肌萎缩侧索硬化，以及中枢神经系统感染并发软瘫的后遗症等。

痿痹辨似

【原文】 痿病足兮痹病身　　仍在不疼痛里分
　　　　　但观治痿无风药　　始晓虚实别有因

【提要】 阐述痿病与痹病的辨别要点。

【白话解】 痿病病变多表现为双下肢痿软，而痹证以全身肢体关节酸痛，痿病患肢多不疼痛亦可与痹证不同，在治疗中痿病不像痹证多用祛风之药，亦可以看出二者虚实亦各有差别。

【按语】 痿病是由于气血亏虚，阴津枯竭以致筋脉、肌肉失于润养，出现两足或四肢痿软不能活动，而无疼痛的感觉。本病多是由体虚所引起。痹病是因外感风、寒、湿邪闭阻筋络，以致气血不能畅行，出现肢体骨节疼痛，酸重、红肿等症状，所以痹病是因邪实所引起。痿病的治疗，多以培补气血、调和胃气为主。痹病是以祛风、化湿、散寒为主，立法各有不同，临床应加以鉴别。

痿 病 治 法

【原文】　痿燥因何治湿热　　遵经独取治阳明

　　　　　　阳明无故惟病肺　　胃壮能食审证攻

　　　　　　控涎①小胃②湿痰热　　阳明积热法三承③④⑤

　　　　　　胃弱食少先养胃　　久虚按证始收功

【提要】 阐述痿病的治疗原则。

【白话解】 痿病多是由于肺热叶焦，不能输布津液所致，为何要用清热化湿之法呢？这是由于《内经》曰："治痿独取阳明"，阳明有病则不能运化水湿，蕴而化热；阳明无病，即使肺热亦不能成为痿病。在治疗上如果病人胃纳尚正常，此时就应该审别证候采用攻邪的方法。控涎丹、小胃丹用于治疗痰、湿、热证的痿病，三承气汤用于治疗表现为阳明积热的痿病，如病人胃气虚弱，纳食差，此时应先养胃气进行调理，痿病日久，气血亏虚，应按照证候进行补虚以收全功。

【按语】《素问·痿论》说："治痿者独取阳明"。阳明是指足阳明胃经。说明胃气虚弱，不能生化气血津液，津液枯燥，筋骨失润养而成痿病。或因湿热壅滞于胃阻碍消化，以致饮食水谷不能化为气血，而为痿病。因此，如果胃气正常，虽然肺热亦不至于成为痿病，必然是肺胃同病才能形成。治疗胃虚津液枯燥而成痿的，应以益气补虚为主；对湿热壅滞于胃的当以清热化湿为主，临床须根据证候的不同而进行治疗。因痰湿壅阻于胃的，治疗可用控涎丹驱逐痰湿。因湿热郁滞于胃的，用小胃丹清热化湿逐痰。胃有实热，胸满，腹部坚硬，大便燥结的用大承气汤治之。胸不满而大便燥结的，小承气汤治之。胃气虚而大便燥结的，调胃承气汤治之。在用控涎丹、小胃丹、三承气汤等攻下之剂，肠胃积滞清除以后，仍然要用益气补虚之剂进行调理，以收全功。对胃气虚弱的，以补益脾胃为主，可用补中益气汤治之。

①**控涎丹**　甘遂去心　大戟去皮　白芥子各等分

三药研末为丸。

方中甘遂、大戟逐水利湿；白芥子通络利湿化痰，三药合用祛除痰饮之功速捷。

本方出自《三因极一病证方论》，功用祛除痰饮，主治痰饮伏在膈下，忽然胸背，颈项，股胯隐痛不可忍，筋骨牵引钓痛，走易不定，手足冷痹，或令头痛不可忍，或神志昏倦多睡，或饮食无味，痰唾稠粘，夜间喉中痰鸣，多流涎唾等。现代临床用于治疗颈淋巴结结核、淋巴腺炎、胸腔积液、腹水、精神病、关节痛及慢性支气管炎、哮喘等。

②**小胃丹**　芫花　甘遂　大戟各五钱　大黄一两五钱　黄柏三两　白术

煎膏为丸，如萝卜子大，每服一钱。

方中芫花、甘遂、大戟逐水利湿之峻药，配大黄、黄柏以清热燥湿，白术燥湿健脾。

本方出自《医统》卷四十引《三因》，功用　①上可去胸膈之痰，下可利肠胃之痰（《医统》引《三因》）。②泻积利水通便（《中国医学百科全书》）主治水饮痰热互结之肩膊，胸腹疼痛，食积，哮喘，咳嗽，心悸头眩等证。

③**大承气汤**　大黄　厚朴　枳实　芒硝

方中大黄、芒硝峻下热结；枳实、厚朴行气除满。

本方出自《伤寒论》，功用峻下热结。主治：阳明腑实证；热结旁流证；里热实证之热厥，痉病或发狂。现代临床治疗急性单纯性肠梗阻、粘连性肠梗阻、急性胆囊炎、急性胰腺炎、急性阑尾炎等便秘苔黄脉实者，以及某些热病过程中出现的高热，神昏谵语，惊厥，发狂等。

④**小承气汤**　大黄　厚朴　枳实

方中大黄清热泄下，枳实，厚朴行气除满。

本方出自《伤寒论》，功用轻下热结。主治阳明腑实轻证。

⑤**调胃承气汤**　大黄　甘草　芒硝

大黄合芒硝峻下热结，配甘草清热兼缓和大黄、芒硝之药性。

本方出自《伤寒论》，功用缓下热结。主治阳明腑实大便秘结，蒸蒸发热濈然汗出，口渴，心烦，脘腹胀满，舌苔正黄，脉滑数。

【附方】　加味二妙①湿热痿　两足痿软热难当

　　　　　防己当归川萆薢　　黄柏龟板膝秦苍

【提要】　阐述湿热痿病的证治。

【白话解】　加味二妙汤治疗湿热所致的痿病，症见双足痿软，不能行走，两腿部有灼热感等。药物组成为：防己、当归、川萆、黄柏、龟甲、牛膝、秦艽、苍术。

【按语】 痿病兼有湿热者，多肢体逐渐出现痿软无力，以下肢常见，或兼见微肿，手足麻木，扪之微热，喜凉恶热或有身重面黄，胸痞脘闷，小便短赤，涩痛，舌红苔黄腻，脉滑数，湿热浸淫经脉，气血阻滞，筋脉失养，故可见出现肢体痿软无力，湿性重浊，下先受之，故以双足为常见，湿热浸淫肌肤，故见肢体困重，扪之微热，喜冷恶热，湿热不攘，气血运行不畅，则见手足麻木，湿热阻滞气机，则胸痞脘闷，湿热下注则小便短赤涩痛，舌红苔黄腻，脉滑数均为湿热内蕴之证。

①**加味二妙汤** 防己 苍术 萆薢 当归 牛膝 黄柏 龟板 秦艽

方中防己、萆薢利湿；苍术健脾燥湿；黄柏清下焦湿热；当归养血活血；龟甲滋阴；秦艽活血祛风；牛膝引药下行，使药力下达于双足，共奏清热燥湿，滋阴养血的作用。

本方出自本书，主治湿热痿病，双足痿软，局部发热难当，现代临床治疗湿热痿病多用加味二妙散（黄柏，苍术，薏苡仁，萆薢，汉防己，木瓜，木通，蚕砂，牛膝，甘草）或二妙散加木瓜，怀牛膝，萆薢。

病案举例：

某男：17岁，自觉四肢酸胀重着，双手不能上举，而下肢不能活动，无发冷发热头痛，咳嗽等证，大便稀短，日1～2次，无粘液样脓血便，尿黄无灼痛，4个月前间患类似病证，以西药治疗7天而愈，诊见血压138/80mmHg，神清，表情痛苦，被动体位，两侧提睾反射减弱，两侧膝跟腱反射消失，肱二头肌，肱三头肌反射消失，四肢张力差，舌质红，苔微黄而腻，脉滑数乃湿热痿证，治宜清热化湿通络，投四妙散加减：苍术10克，黄柏15克，薏苡仁15克，牛膝12克，银花藤30克，鸡血藤20克，威灵仙10克，一剂后身觉四肢微热和麻木感，逐渐活动，可自行翻身，共进3剂而愈。〔广西中

医药，1984，(1)：23]

【原文】 时令湿热清燥①效　　阴虚湿热虎潜灵②
久虚痿软全③金④主　　萆瓜牛菟杜苁蓉

【提要】 阐述痿证的辨证治疗。

【白话解】 长夏时期，湿热所致痿病，用清燥汤治疗有效。如阴虚夹有湿热者则用虎潜丸治疗，久痿气血双亏，用十全大补汤，补肺益所气，因肝肾不足而筋骨痿软致痿的用加味金刚丸治疗。加味金刚丸由萆薢、木瓜、牛膝、菟丝子、杜仲、肉苁蓉组成。

【按语】 长夏时期，气候多湿，湿邪初起侵犯人体，入郁化热，流于四肢可致四肢痿软，湿热伤脾，脾主肌肉四肢，故此时治疗应以清热化湿，益气健脾为主。痿证日久必耗损气血，损及肝肾，致筋脉失养筋骨软弱无力，此时治法应补气血，滋补肝肾为主。

①**清燥汤**　白术　泽泻　苍术　茯苓　猪苓　人参　黄芪黄连　黄柏　神曲　升麻　柴胡　陈皮　当归　生地　麦冬五味子　甘草

方中白术、泽泻、苍术、茯苓、猪苓健脾利湿；参芪益气固表；黄连、黄柏清热泻火；神曲化食消积；升麻、柴胡解肌清热；陈皮理气解郁；当归、生地和血养血；甘草和中；麦冬、五味子敛阴生津。

本方出自《玉案》卷二，主治六七日之间，肺受湿热之邪，肾亏腰下痿软，瘫软不能举动，行走不正，现代临床少见本方报道。

②**虎潜丸**　黄柏　知母　熟地　龟板　虎胫骨　琐阳　当归　牛膝　白芍　陈皮　羯羊肉

方中黄柏苦寒入肾，擅清下焦虚火；龟甲甘咸而寒为血肉有情之品，可滋阴潜阳，益髓填精；白芍养血柔肝，与龟甲滋阴相得益彰；知母苦寒质润，滋阴清热与黄柏相合清热之力益著；虎骨（现豹骨代）为强筋健骨；锁阳甘温而质润滋阴补阳；羚羊角补益精血；陈皮温中暖脾，理气和胃，不仅防黄柏、知母败胃之虞，而且可使诸阴柔之品滋而不腻，补而不滞，配以牛膝引药下行且有强筋健骨活血之功效，诸药合用，肝肾同补，补泻兼施，精血充而筋骨肌肉得以濡养，虚火降而精血津液无由以耗，筋骨渐强步履健而诸症乃愈。

本方出自本书，具有培补气血，养血潜阳，强筋健骨的功效。文献中同名方剂较多，本方是由《丹溪心法》之虎潜丸加减而来。

病案举例：

某男：50岁，患者4年前患脑震荡，颅内血肿形成，急施开颅术行血肿清除，术后常出现眩晕耳鸣，头重如蒙，闷胀而痛，自觉头重脚轻，两腿软弱无力，站力不稳，如坐舟船，严重时须持杖扶物，经原手术医院复查，诊断为血肿清除后遗症，给予钙剂，维生素及滋补中成药多种，长期服用均无显效，又多方求医每以外伤血瘀术后湿瘀论治，遍服活血化瘀之剂及中成药均未收效，舌质淡紫，苔薄白。舌体运动自如，脉沉细弦，治宜虎潜丸加减：知母20克，陈皮10克，龟甲30克，黄柏10克，熟地30克，当归15克，菊花15克，牛膝20克，锁阳10克，白芍30克，薄荷10克，砂仁10克，全虫10克（另包研细吞服），生姜6克，水煎。每日一剂，另嘱以猪脊髓一条炖服，药服10剂后头晕，耳鸣显著减轻，行走已不摇晃，但两腿仍痿弱无力，再加全虫10克（盐炙），续服，两月后诸证基本消失，仅劳累后感腿无力，易于疲劳，又以原方续服，并嘱慎勿过劳，共服药8剂后，临床症状完全消失，履

健如常，胜任正常工作，随访至今无复发。[实用中医内科杂志，1990，(2)：32]

③**十全大补汤** 方见"痉病死证"。

④**加味金刚丸** 萆薢 木瓜 牛膝 菟丝子 杜仲 肉苁蓉

方中菟丝子、杜仲、肉苁蓉益肾填补精髓；萆薢、木瓜化湿通络，加牛膝能引药下行，兼有强筋活血的作用。

本方出自《不知医必要》卷一，主治痿病，筋骨软弱，现代临床少见报道。

脚 气 总 括

【原文】 脚气风寒湿热病　　往来寒热状伤寒
　　　　　　腿脚痛肿热为火　　不肿不热是寒干

【提要】 阐述脚气的病因病机和主证。

【白话解】 脚气是由于内有湿热，外感风寒，相合而病，其表现为寒热往来，类似伤寒，如腿脚出现红肿热痛，为湿火内郁，若不肿不热则是寒气内郁。

【按语】 脚气的病因是由于平素津血不足，脾胃虚弱之人，长期居住在潮湿的地方，湿邪侵入人体下肢，日久湿邪蕴郁而化热，又复感受风寒外邪，风寒之邪与湿热互蕴，使气血壅滞不通而成本病。《外科正宗》："妇人脚丫痒，乃三阴风湿下注，凝结不散故先痒后湿，又或足底弯曲之处痒湿皆然。"脚气日久，腿脚处可出现白斑作烂，先痒后痛，甚则脚面俱肿，恶寒发热。

西医学认为脚湿气为足部的浅层真菌病即足癣，因其脚趾间或足底部生小水疱脱皮糜烂流汁而有特殊气味，故名脚湿气。夏日加重，冬季较轻，无论男女老少均可患病，其特征为足部出现水疱、脱皮、皲裂、糜烂。

脚 气 死 证

【原文】 脚气脉急少腹顽　不三五日入心间
呕吐喘满目额黑　恍惚呓语命难全

【提要】 阐述脚湿气的危重证候。

【白话解】 脚气病如出现脉象急数，少腹部麻木，不知痛痒，不过三、五天的时间就会邪气冲心而症见胸闷气急，呕吐，甚则头额两眼发黑，神识不清，言语错乱，预后往往不良。

【按语】 外感湿邪蕴而化热或体内素有积热，故可脉象急数，湿热之邪流窜经络阻滞气血运行故可见少腹部麻木，不知痛痒甚者可出现湿热邪气循经冲心的上述危重症状。这里是指脚湿气合并严重感染的情况，脚湿气在临床上大致可分为糜烂型、水疱型、脱屑型。其中糜烂型、水疱型以皮肤组织损害为主，且以常可继发感染，如小腿丹毒、急性淋巴管炎或足趾化脓，肿连足底足背，致使腹股沟淋巴结肿痛，并可出现恶寒身热，头痛骨楚等全身症状，甚则可引起败血症，感染性休克等危重证候，现随着西医学抗生素的应用，感染一般能较快得到控制，少见感染较重者。

【附方】 脚气表解攒[1]风散①　麻桂杏草萆乌良
里解导滞羌独活②　防己当归枳大黄
湿盛重肿胜湿饼③　二丑荞面遂成方
寒湿五积④加附子　寒虚独活寄生汤⑤

【提要】 阐述脚气病的主要证候和治疗。

【注释】 ［1］攒：zàn，音赞，指集中，积聚。

【白话解】 脚气病初起，内有湿郁，外受风寒，表实无汗，可用攒风散治疗，方药为麻黄、桂枝、杏仁、甘草、萆薢、川乌。若是里实热重，小便短少，大便不通的用羌活导滞汤治疗，方由羌活、独活、防己、当归、枳实、大黄组成。如表现为湿重而下肢重滞而肿，可以用胜湿饼子治疗，方由黑、白丑，甘遂加荞麦粉组成。寒湿并重则用五积散加附子治疗；寒重而体质虚弱者用独活寄生汤。

【按语】 脚湿气多为脾胃湿热下注而成，常因久居湿地或被水浆浸渍或脚汗淋漓或胶鞋闷气，湿邪外侵，湿热生虫或疫行感染所致。临床根据病邪的性质不同可大致分为风湿证和湿热证及寒湿证三型，后期可表现为阴血不足的症状，出现血燥之证，主要表现为干枯皲裂，足底心及边缘处肥厚脱屑及皲裂，少痒多痛，秋冬时节加重，舌燥少津。

攒风散为麻黄汤加川乌，萆薢，具有祛风散寒内清湿热的功能，主治风湿表证无汗。羌活导滞汤具有清热泻下，祛风除湿的作用，主治脚气之湿热下注之证。胜湿饼子具有逐水，祛湿，消肿的作用，主治脚气湿重者，但因方子有黑白二丑、甘遂均为峻下之剂，应慎用，如不止即停服。五积散具有发表温里，对脚气寒湿并重兼风邪的用之有效。独活寄生汤治疗脚气伴有虚证者，其不仅能祛风湿，而且具有补肝肾，益气血的功用，使邪去而正气不受损伤。

①攒风散 麻黄 桂枝 杏仁 甘草 萆薢 川乌 水煎服。

方中麻黄、桂枝解表，发散风寒；杏仁降气散郁；甘草和中；萆薢清热化湿；川乌散寒祛风通络。

本方出自《医方大成》，具有发散寒湿之功效，主治寒湿脚气。

②羌活导滞汤 羌活 独活 防己 当归 枳实 大黄

方中羌活、独活祛风通络；当归活血养血；防己化湿而利小便；枳实、大黄降气而通大便，使湿热之邪从二便而解。

本方出自《医学发明》卷八，主治脚气初发，一身尽痛或肢节肿痛，便溺阻隔及痹厥。

③**胜湿饼子** 黑丑 白丑 甘遂各五钱 加荞麦粉一两五钱 加水和作饼，煮熟，早晨空腹用茶水送服。

方中黑白二丑、甘遂峻下攻逐水湿，加荞麦粉作饼早晨服用茶水送服，以防峻泻。

本方出自《医学正传》卷四，主治远年脚气，足胫肿如瓜瓠者。

④**五积散** 白芷 陈皮 厚朴 当归 川芎 芍药 茯苓 桔梗 苍术 枳壳 半夏 麻黄 干姜 肉桂 甘草 姜葱

方中麻黄解表散寒；白芍养阴止痛；苍术、厚朴、甘草健脾祛湿；陈皮、半夏行气化湿；川芎、当归、干姜、白芷入血分而除寒湿；枳壳、桔梗宽中理气；茯苓利水加肉桂温散寒邪。

本方出自《仙授理伤续断秘方》，具有发表温里，顺气化痰，活血消积的功效。现代临床用于治疗坐骨神经痛、腰痛、喘咳、胃痛、痛经等辨证属寒邪为患者，对妇女寒湿带下以及风寒湿所致的鹤膝风、流注等亦有一定疗效。

⑤**独活寄生汤** 方见"痹入脏腑证"。

【原文】 当归拈[1]痛① 虚湿热　茵陈四苓与羌防
　　　　 人参当归升苓草　　苦参知母葛根苍

【提要】 阐述当归拈痛汤用于治疗体虚湿热脚气。

【注释】 [1] 拈：niān，音蔫；指夹取，捏。

【白话解】 当归拈痛汤治疗伴有体虚的湿热脚气，方药组成为茵陈、四苓（茯苓、猪苓、白术、泽泻）、人参、当归、升麻、黄芩、甘草、苦参、知母、葛根、苍术。

【按语】 湿热脚气主要表现为足部红肿而痛，有灼热感，糜烂多汁。此型夏日在南方潮湿地区尤为多见，趾见湿润，糜烂浸润，瘙痒臭秽，红烂蜕皮，赤肿不退，有时可伴有胯下淋巴结肿大，重者可致丹毒，体质虚者，当用当归拈痛汤。本方一方面宣通壅滞，清热利湿，一方面培补正气，消补两顾，另外，本方亦适用于其他体虚湿热病患者。

①**当归拈痛汤** 茵陈 羌活 防风 升麻 葛根 苍术 白术 甘草 黄芩 苦参 知母 当归 猪苓 茯苓 泽泻 人参

方中羌活、防风祛风湿，并能通得关节；升麻、葛根发散风热；白术、苍术、猪苓、茯苓、泽泻健脾燥湿；茵陈、苦参、黄芩、知母等苦寒之药，清泄内热；人参、甘草培补正气；血壅不通所以用当归活血养血。

本方出自《医学启源》，主治湿热为病，肢节烦痛，肩背沉重，胸膈不利，遍身疼，下注于胫，肿痛不可忍。本方现代治疗脚湿气，多合荆芥散、脚气粉或用六一散加枯矾或五倍子、海螵蛸研细末外用。

【原文】 加味苍柏①实湿热　二活二术生地黄
　　　　　知柏归牛膝草　　　木通防己木瓜槟

【提要】 阐述加味苍柏汤治疗体不虚之湿热脚气。

【白话解】 加味苍柏散治疗湿热脚气而体质不虚者，方药组成为羌活、独活、白术、苍术、生地黄、知母、黄柏、当归、牛膝、甘草、木通、防己、木瓜、槟榔。

【按语】 本方具有清热化湿，活血通络的作用，治疗湿热脚气而体质不虚者，对于脚气初起，湿热并重的用本方治疗效果亦较为显著。

①**加味苍柏散**　羌活　独活　白术　苍术　当归　生地黄
知母　黄柏　芍药　牛膝　甘草　木通　防己　木瓜　槟榔

方中羌活、独活祛风通络；苍术、白术健脾利湿；当归活血养血；赤芍、生地清热养血；黄柏、知母泻下焦之湿火；甘草清热解毒；槟榔行气化湿；防己、木通行水祛湿；木瓜利湿而治脚气；牛膝逐瘀利水湿，通经络利关节。

本方出自《医学入门》卷七，主治湿热脚气，现代临床少用。

【原文】　两膝肿大而疼痛　　髀胫枯细鹤膝风
　　　　　大防风①附羌牛杜　十全大补减茯苓

【提要】　阐述鹤膝风的主证和治疗。

【白话解】　鹤膝风表现为两膝部肿大疼痛，大腿、小腿骨肌肉萎缩，治疗用大防风汤，药物组成为十全大补汤减去茯苓加附子、羌活、牛膝、杜仲。

【按语】　本条是叙述鹤膝风的证治。鹤膝风多是由于平素肝肾不足，或者是气血俱亏，外邪乘虚而入，流注于两足膝关节部位所致。因邪气闭阻，气血不能畅行，两腿肌肉，经络得不到气血的濡养，肌肉逐渐消瘦，形成膝部肿大而髀（大腿骨）胫（小腿骨）部的肌肉消失，好像鹤的脚膝一样，故称之为鹤膝风。其治疗用大防风汤，一方面培补气血，一方面祛风散寒以补中带消，另外，本方亦可用于患痢疾病，日久不愈以致气血双亏，又受外邪而成鹤膝风者（风痢）。

鹤膝风一病现代中医称之为鹤膝流痰，即西医学的膝关节结核，其发病率仅次于脊柱病，居六大关节病首位，占下肢结核的 37%，本病多为儿童、青壮年发病，常有结核病史或接触史，侧膝部肿胀，下肢淋巴结肿大，关节下肌肉萎缩，关节功能伸膝受限，行走跛行，不能用患侧行走，需用足尖着地或依仗拐棍，脓肿常见于腘窝，膝关节两侧，小腿周围等处，脓肿溃破后，由窦道流出米汤样脓汁，败絮样物质或死骨碎片，疮口经久不愈，瘢痕累累，四周色暗褐薄脆，长期屈膝不伸，可致患侧髋部及患侧跟腱发生挛缩。

①**大防风汤** 防风 白术 羌活 人参各二钱 川芎一钱五分 白芍酒炒 附子泡制 牛膝酒炒，各一钱 肉桂去皮 黄芪炒 杜仲去皮，姜制 熟地黄制 甘草炙，各五分

加生姜三片，清水煎，食前服。一方无肉桂，有当归一钱。

本方为十全大补汤加减而成，方用十全大补汤培补气血，防风、羌活祛风通络，附子散寒，牛膝、杜仲补肝肾强筋骨，并能引药下行。

本方出自《保婴撮要》卷十三，主治鹤膝风肿痛不消，或溃而不敛；足三阴经亏损，外邪乘虚，患鹤膝风或附骨疽，肿痛或肿而不痛，不问已溃，未溃。

现代中医临床根据流痰的三个阶段即初期、成脓、溃后来进行不同的治疗。初期治宜益肝肾，补益气血，温通经络，方用阳和汤；成脓宜温补托毒，以促速溃，方用神功内托散加减；溃后以培补气血为主以促收口，方用人参养荣汤或十全大补汤加减。西医学治疗以抗结核杆菌，抗感染为主，疗效确切。

医宗金鉴

杂病心法要诀 （原书卷次四十）

内 伤 总 括

【原文】 内伤劳役伤脾气　饮食伤胃伤其形
　　　　伤形失节温凉过　气湿热暑火寒中

【提要】 阐述内伤的病因。

【白话解】 疲劳过度会损伤人的元气，也就是脾气。饮食不节会损伤人的胃腑。伤气宜补，但有热中、湿热、暑热、火邪、寒中等情况的不同。饮食所伤即伤形，宜消，但有饮食失节制、过于温凉的不同。

【按语】 疲劳过度所造成的内伤，就会损伤人的元气，而脾胃则是决定元气虚实的根本。元气被伤，在治疗上应该用补法。但是疲劳过度、元气被伤，在病情上，又有热中、湿热、暑热、火邪、寒中等的不同，所以在用补法的时候，要有所区别。

饮食不节，是有形的食物直接损伤了胃腑。在治法上，伤食应当用消法，以消除胃肠中的积滞。但伤食的病因，有饮食过饱和过食辛热寒凉等的不同，因此在用消法的时候，也必须有所区别。

内伤外感辨似

【原文】 内伤脉大见气口　外感脉大见人迎
　　　　头疼时痛与常痛　恶寒温解烈火仍

热在肌肉从内泛　热在皮肤扪内轻
自汗气乏声怯弱　虽汗气壮语高声
手心热兮手背热　鼻息气短鼻促鸣
不食恶食内外辨　初渴后渴少多明

【提要】　阐述内伤与外感的鉴别诊断要点。

【白话解】　内伤的大脉是出现于右手寸口，而大于人迎；外感的大脉是出现于人迎，而大于左手寸口。内伤的头痛，有时痛，有时不痛；外感的头痛是常痛不止。内伤的怕冷，只要稍微加件衣服，就不怕冷；而外感的怕冷，虽然靠近炉火，但仍旧是怕冷。内伤的发热是热在肌肉，以手去扪，可以感觉到它的热是从内部蒸发出来；外感的发热是热在皮肤。内伤的自汗，并见患者呼吸微弱而短，语声低微；而外感的汗出，往往可见到呼吸气粗而壮，声音高大响亮。内伤、外感，从手部的热也可区别：内伤的热，热在手心；外感的热，热在手背。内伤的鼻息，呼吸都短促气喘；外感虽然气也短促，但有鼻鸣声。内伤的胃口不开，口中是无味的；外感的胃口不开，是嗅到食物的气味就要恶心。内伤是病开始就口渴，并饮水不多；外感是热甚时才口渴，而且饮水也较多。

【按语】　内伤、外感的区别，主要是从脉象和临床症状两方面来辨别。

内伤发热是指以内伤的病因，以气血阴精亏虚、脏腑功能失调为基本病机所导致的发热，临床多表现为低热，少数表现为高热，或自觉发热而体温正常。本病首见于《内经》，《素问·调经论》说："阴虚则内热。"明代秦景明最先明确提出"内伤发热"一这病证名称。《症因脉治》首立专篇，对其分类、治疗进行了详细论述。历代医家对本病的治疗多有独特见解，从不同侧面完善了本病的治疗，至今对临床仍有指导意义。《素问·至真要大论》指出"诸寒之而热者取之阴"。《金匮要略·血痹虚劳病脉证并治》以小建中汤治疗"手足烦热"，首创甘温除热法。《医林改错》则提出活血化瘀法治疗内伤发热。现代医学的功能性低热、肿瘤、血液病、结缔组织疾病、结核病、内分泌疾病所引起的发热多属本病范畴。

【附方】 补中益气①升阳清[1]　　热伤气陷大虚洪

　　　　　 头痛表热自汗出　　　　心烦口渴畏寒风

　　　　　 困倦懒言无气动　　　　动则气高喘促声

　　　　　 保元②甘温除大热　　　　血归气术补脾经

　　　　　 佐橘降浊散滞气　　　　升柴从胃引阳升

　　　　　 阴火肾躁加地拍　　　　阳热心烦安神宁

【提要】 阐述补中益气汤和保元汤的治疗主证及加减应用。

【注释】 ［1］阳清：即清阳。这里是指脾脏的清气。它上输于头，则头脑清醒，耳目聪明；如果脾虚清阳不升，则头脑不清爽；严重的可以出现时止时痛的头痛，以及耳鸣目眩等。

【白话解】 补中益气汤提升清阳之气。清阳下陷的主要症状是虚热，中气下陷，虚大而洪的脉象。它的症状是：时痛时止的头痛，表热，经常自汗，心里烦躁，口渴，怕风畏寒，容易疲劳，无力活动，懒于言语；稍有活动，就会气喘。保元汤有甘温除虚热的作用。再加当归调和脾血，白术补益脾气，佐橘皮降浊气散胸中滞气，升麻、柴胡升提胃中的清阳，如果肾阴又虚，肾火又升，出现烦躁不安，唇红舌赤的虚火现象，治疗时就应该加黄柏、生地补肾滋阴。如果阴虚导致阳亢而热，烦躁不安，可配合朱砂安神丸，以泻火安神。

【按语】 补中益气汤是治疗内伤病的基本方，它适应的病情是清阳下陷。凡见有脾胃虚弱，清阳不升，或中气下陷，或长期发热的任何一个症状或体征，并伴体倦乏力，面色萎黄，舌淡脉弱等脾胃气虚征象者，即可使用本方。本方作者李杲是金元四大家之一，世称"补土派"鼻祖。他认为脾胃是人体元气之本，精气升降运动的枢纽，因而提出了"内伤脾胃，百病由生"的著名论点。在脾胃气机升降方面，李氏特别强调生长和升发的方面，认为只有谷气上升，脾气升发，元气充沛，生机才能蓬勃旺盛，否则必致疾病。他认为一旦脾胃虚衰，元气不足，清阳下陷即会产生内热－阴火，进而针对脾胃气虚，清阳下陷，阴火上冲这三个脾胃内伤病理的主要环节创立了补中升阳泻火的用药法度，其中尤以补中升阳为基本大法。补中益气汤集中体现了李氏的学术思想。全方围绕补气升阳这一中心而设，意在使脾胃健旺，清阳上升，元气充足，则阴火自然下潜而热退。这种治法被后世称之为"甘温除热法"。

①**补中益气汤**　方见"类中风总括"。

补中益气汤以黄芪、人参、白术、甘草等补气药，升麻、柴胡升阳举陷之品的组方结构，对于后世补气升阳法的运用产生了巨大的影响。大凡治疗气虚清阳不升证之方，多宗补中益气汤立意，或由该方加减衍化而成。

补中益气汤现代常用于治疗肌弛缓性疾病，如子宫脱垂，胃、肝、脾、肾等内脏下垂，胃黏膜脱垂，脱肛，疝气，重症肌无力，肠蠕动弛缓引起的虚性便秘等；以及内伤发热，泄泻，慢性肝炎，原发性低血压，心律不齐，失眠，头痛，健忘，老年性痴呆，耳鸣，汗证，崩漏，带下，滑胎等辨证属于中气不足，清阳不升的多种疾病。

综观目前有关本方的实验研究，主要围绕探讨本方所治中虚气陷证候的机制而展开。已初步阐明了本方主治内脏下垂的机制与其增强内脏平滑肌的张力有关；主治脾失健运的机制与其调节胃肠运动、增强消化吸收功能以及加强胃黏膜屏障作用有关；同时还从提高免疫功能、抗疲劳、抗缺氧、强心等方面揭示了本方主治气虚证候的药效学基础；并发现了本方在抗突变和抗肿瘤等方面的特殊作用。上述研究成果对于进一步认识补中益气汤的功用，阐明补气升阳法的实质，以及拓宽临床处方用药的思路均具有重要的参考价值。

②保元汤　方见"虚劳治法"。

【原文】　调中①弦洪缓沉涩　　湿热体倦骨痠疼
　　　　　　气少心烦忽肥瘦　　口沫食出耳鸣聋
　　　　　　胸膈不快食无味　　二便失调飧[1]血脓
　　　　　　保元升柴苍橘柏　　去柏加木亦同名

【提要】　阐述调中益气汤的治疗主证和组方原理。

【注释】　[1] 飧：sūn 音孙，指食物不消化的泄泻，是由于脾虚不能运化水湿所致。

【白话解】　调中益气汤主治的脉象为弦脉、洪脉、缓脉、沉脉、涩脉。主要的症状表现是身体和四肢感觉疲倦，骨和关节痠楚疼痛；呼吸少气乏力，心中烦躁不安，面部有时好像很肥盛，有时又很瘦弱；有时口吐白沫，食入即吐，耳鸣耳聋，胸膈之间感觉窒闷不畅快，饮食没有味道；大、小便不正常，大便时泻时止，有时有脓血便，小便时利时不利。治疗方药为保元汤加升麻、柴胡、苍术、橘皮、黄柏。如去黄柏加木香，也叫做调中益气汤。

【按语】　调中益气汤也是治疗内伤病的。它适应的病情是清阳下陷，浊阴上升，清浊混乱，并且夹有湿热郁滞。本方与补中益气汤虽然具有类似之处，但概括地说明了热中与温热的区别，但是辨证的重点，则仍在于症状和脉象。这是必须严格区分的。

凡是内伤疾病，脾胃元气一定先伤，那么，心、肝、肺、肾四脏，就会失掉它们之间的相互联系，所以，五脏的脉象就会混乱，出现不正常的现象。如弦为肝脉，洪为心脉，缓为脾脉，不应该出现于浮部，今反而同时出现于浮部；涩为肺脉，不应该出现于沉部，今反出现于沉部，其原因就是脾胃一虚，五脏就会失掉相互滋生和相互制约的关系，而发生了混乱的现象。

至于症状的表现，身体和四肢都感觉重坠倦怠，这是元气不能周流全身；骨节酸楚疼痛，这是血虚不能劳养骨节；呼吸少气乏力，这是中气虚的缘故；心中烦躁不安，这是心血不足现象。面部有时好像很肥盛，有时又很瘦弱，这是虚火的邪气；侵犯于脾胃，乘阳气上行的机会，迫血上行，就会出现面部红赤像肥盛；如果乘阴气下行的机会，血也同时随之下行，以致上部空虚，就出现面部青白瘦弱，像虚劳病人一样，上午面部青白瘦弱而怕冷，到下午则面部红赤肥盛而发热了。脾虚不能散布津液，则从口出而为白沫；胃虚不能纳食，则食入即吐；耳鸣耳聋，是阴火上冲，蒙蔽耳窍；胸膈之间感觉窒闷不畅快，是湿浊之气阻滞于上焦；饮食没有味道，这是胃气损伤的缘故；大、小便不正常，大便时泻时止，小便时利时不利，都是脾受湿困，不能分利清浊。所谓血脓，是在解大便时带有脓或者带有血，是脾蕴湿不化，郁久化热，损伤了血脉所致。

①调中益气汤　人参　黄芪　炙甘草　升麻　柴胡　苍术　橘皮　黄柏

水煎服。

保元汤就是人参、黄芪、炙甘草，再加升麻、柴胡、苍术、橘皮、黄柏，那就是调中益气汤了。它的作用，除了保元汤补益元气外，加升麻、柴胡是协助保元汤升提胃中的清阳；升、柴虽然是升发的药，配在保元汤中，反能削弱它的升散作用，以达到升举清阳的目的。再加苍术、橘皮降浊祛湿，使胸膈开畅，清浊分利，并且能够防止保元汤的参、芪和升麻、柴胡升提浊气，显示出分清降浊的作用。再加黄柏清阴火而坚固肾阴，阳火得清，脾胃得安，耳窍得清。若阴火不盛，身热也微，但是胃气不和，则可去黄柏加木香，也叫做调中益气汤。

调中益气汤的成方用于临床，古今文献报道甚少。

【原文】　内伤升阳益胃汤①　　湿多热少抑清阳
　　　　　倦怠懒食身重痛　　　口苦舌干便不常
　　　　　洒洒恶寒属肺病　　　惨惨不乐乃阳伤
　　　　　六君白芍连泽泻　　　羌独黄芪柴与防

【提要】　阐述升阳益胃汤的主治证和药物组成。

【白话解】　升阳益胃汤可以治疗气虚、湿多、热少的内伤病。它的症状表现是身体倦怠，懒食，全身感到沉重、疼痛，口苦，舌干燥，大小便不正常；并且怕冷、恶寒。其原因是由于肺气虚弱或忧愁不乐，阳气被伤。本方由六君子汤加白芍、黄连、泽泻、羌活、独活、黄芪、防风、柴胡组成。

【按语】　升阳益胃汤是治疗气虚、湿多、热少的内伤病。这种病，由于气虚人体的抵抗力不强，再加湿气郁遏，以致脾胃生发的功能被阻碍，所以发生上述症状。其中怕冷好像冷水洒在皮肤上一样，其原因是由于肺气虚弱；因肺主皮毛，而卫外之气不固，故出现怕冷的现象。在情志方面，往往忧愁不乐，面色苍白，这是由于阳气被伤，郁而不得升发的缘故。

①升阳益胃汤　羌活　独活　防风　柴胡　人参　白术茯苓　炙甘草　黄芪　白芍　半夏　黄连　泽泻　陈皮

水煎服。

本方由六君子汤加味而来，六君子汤（人参、白术、茯苓、炙甘草、半夏、陈皮）有补中益气、健运脾胃的作用。再加羌活、独活、防风、柴胡升举清气，与参、芪配合就没有发散元气的害处，而且有升补元气的好处；黄连功能清湿热，协助陈皮平胃气降浊气；白芍酸收，能和荣气，并能制约羌活、柴胡的辛散，以缓和其辛散之力；用泽泻帮助白术、半夏的渗湿；黄芪助人参、甘草以补中气，兼能补益肺气。这样，脾胃得补，清阳得升，所以名叫升阳益胃汤。

本方亦为李杲补气升阳的著名方剂，其立意与补中益气汤相类似，反映了李氏论治脾胃注重阳气升发的学术思想。升阳益胃汤集中体现了李氏以补气升阳泻火之法治疗脾胃内伤证候的学术思想，成为后世治疗脾胃虚弱，清阳不升，湿热中阻证候的代表方剂。

本方现代常用于治疗慢性结肠炎、萎缩性胃炎、慢性胆囊炎、慢性盆腔炎以及原因不明的低热、慢性牙周炎、荨麻疹等辨证属脾胃虚弱，湿热内蕴之证者。

【原文】　补中升阳泻阴火[1]①　　火多湿少困脾阳
　　　　　　虽同升阳益胃证　　然无泻数肺阳伤
　　　　　　补脾胃气参芪草　　升阳柴胡升与羌
　　　　　　石膏芩连泻阴火　　长夏湿令故加苍

【提要】　阐述补脾胃泻阴火升阳汤的主治病证和药物配伍原理。

【注释】　[1]阴火：这里是指脾胃损伤，清阳不得上升，浊阴不能下降，夹火上升，称为阴火。

【白话解】　补脾胃泻阴火升阳汤的主治证是热多湿少，

困阻脾阳。虽然主治证和升阳益胃汤相同，但没有大便不调，小便频数，洒洒恶寒，惨惨不乐肺阳伤等症状。用人参、黄芪、甘草补益脾胃，羌活、升麻、柴胡升提阳气；用石膏、黄芩、黄连泻阴火，用于长夏，因时令之邪为湿邪，所以要加苍术。

【按语】 凡是内伤疾病，元气都是下陷不升的，阴火就乘机困扰脾胃，就会出现脾胃清阳不得上升的症状，与升阳益胃汤的清阳被遏出现脾胃证是一样的。不过升阳益胃汤的主治证是湿多热少，而本汤的主治证是热多湿少。而它的热多，乃是元气损伤，阴火上升所致。所以就没有大便不调，小便频数，洒洒恶寒，惨惨不乐等症状；只有倦怠懒食，身重而痛，口苦舌干，肌肉消瘦等。所以就以气淡味薄的风药，以升发阳气；以味苦性寒的药品，以泻阴火。方中的人参、黄芪、甘草补益脾胃，羌活、升麻、柴胡升提阳气；由于热是从阴火产生的，所以用石膏、黄芩、黄连，则阴火被清，清阳上升，各种症状自然消失了。如果本病发生于长夏季节，那就要照顾到时令，防止感受时令的湿邪，所以要加苍术，以渗湿健脾。

①**补脾胃泻阴火升阳汤** 黄芪 炙甘草 羌活各一两 升麻八钱 柴胡一两半 黄连五钱 酒炒 黄芩炒 人参各七钱 石膏少许，长夏微用，过时去之 苍术一两，长夏加入，过时去之

每服五钱，姜枣煎服。

本方成方应用于临床，古今文献鲜有报道。但根据本方的药物组成，治疗该病证，应有疗效。

内伤补中、调中、益胃等汤加减法：

【原文】 冬加姜桂草蔻益 秋芍白蔻缩槟榔

夏月气冲芩连拍　　春加风药鼓清阳

长夏沉困精神少　　人参麦味泽苓苍

肺热咳嗽减参去　　春加金沸款冬芳

夏加麦冬五味子　　秋冬连根节麻黄

头痛蔓荆甚芎入　　巅脑藁本苦细尝

沉重懒倦或呕逆　　痰厥头疼半夏姜

口干嗌干或表热　　加葛生津清胃阳

大便燥涩元明粉　　血燥归桃熟大黄

痞胀香砂连枳朴　　寒减黄连加炒姜

胃痛草蔻寒益智　　气滞青皮白蔻香

腹痛芍草苓桂审　　脐下痛桂熟地黄

内外烦疼归和血　　胁下痛急草柴良

身重脚软已苍柏　　身疼发热藁防羌

【提要】　阐述补中益气汤、调中益气汤、升阳益胃汤的加减应用方法。

【白话解】　冬季是阳气潜藏的季节，就应加入干姜、官桂、草蔻、益智仁等以助体内阳气。秋季是收藏的季节，就应加入白芍、白豆蔻、砂仁、槟榔等以助阳气收敛。夏季是生长的季节，就要加入黄连、黄芩、黄柏以防止阴火的上升而损害生长；如果阴火已经上升，出现了腹中气上冲逆的症状，那么虽然不在夏天，也应加入这三味药。春季是风木季节，应当防止风病的发生，所以要加入羌活、独活、防风、藁本一类的祛风药，并且又能帮助参、芪等药鼓舞春生之气上升，以充盈生长之气；若在夏季暑热最盛的时候，暑热易伤人津液，常出现沉困、少精神现象，可加入人参、麦冬、五味子，以预防津液的损耗。

由于症状不同，用药加减也有所不同。如脾湿重的，出现了头重，四肢痠疼，食欲不佳，大便不调，小便短少等症状，就要加入健脾利湿的泽泻、茯苓、苍术等。如果肺中有热而有咳嗽的，则将方中的人参减去，以免助肺热而加重咳嗽；如果咳嗽在春天的可加金沸草、款冬花，以降气化痰；在夏天的可加麦冬、五味子以保护肺气；在冬天的可加连根节、麻黄，以疏散其肺中寒邪。

如头痛加蔓荆子，以引入太阳经；如头痛严重的，为求本方药效迅速上行至头，可加川芎；如巅顶痛、脑痛，可加藁本引药力进入督脉，发挥疗效；如经常头痛，可加细辛，以进入少阴经，散其阴火。

如因痰阻清阳而发生昏厥，头痛，身体沉重，精神懒散疲倦，或者出现呕吐痰涎。则加半夏、生姜以豁痰降逆。或者口干、咽喉干燥而发热。是津液受伤而表有邪，可加葛根生津解肌。如大便干燥不通，则加元明粉以润燥通便。如因血虚而燥的，则加当归；血滞而燥的，则加桃仁。以通血滞。如胃肠有热而燥的，则加大黄。

因气不化而痞胀的，加木香，因食积而痞胀的，加砂仁。如胸腔部因热而痞塞的，则加黄连。因胸中气结聚痞塞不通的，加枳实。如因胃气壅塞的，加厚朴。如因寒凉而致胃气壅塞，或者在冬天的时候，则减去黄连加炒干姜。如有胃痛的，则加草豆蔻，胃病兼吐涎水白沫的，则加益智仁，气滞胃脘部不畅快的，加白豆蔻、青皮；如腹痛则加白芍、甘草，以疏缓肝气，调和阴气；如有热则加黄芩，有寒加官桂；如痛在脐下，则加官桂、熟地黄，以调和下焦的阴阳；如腹中兼肌表都觉刺痛，这是因血虚夹瘀而不通，可加当归以养血活血；如胁下疼痛，或者拘急牵引不舒畅，则加甘草、柴胡疏肝气；如因内有湿热，以致身体沉重，脚疲软无力，则加防己、苍术、黄柏以清湿热；如身体疼痛发热，这是风邪在表，应加藁本、防风、羌活，以疏散风邪。

【按语】 内伤，主要是元气被伤。元气被伤，可以出现清阳下陷；或者清阳下陷而浊气上升；或者感受湿热，抑遏脾胃清阳等不同的病情，所以就有补中益气汤、调中益气汤以及升阳益胃汤等方剂。因此，应用这些方剂即应随着时令、症状、病机、引经的不同而加减，以提高疗效。

【原文】 长夏湿暑交相病　　暑多清暑益气①功
　　　　　　汗热烦渴倦少气　　恶食尿涩便溏行
　　　　　　补中去柴加柏泽　　麦味苍曲甘葛青
　　　　　　湿多痿厥清燥②地　　猪茯柴连减葛青

【提要】 阐述清暑益气汤和清燥汤主治病证的区别。

【白话解】 长夏感受了暑湿之邪，如果是暑多湿少，其症状是：自汗，身热，心烦，口渴，疲倦，少气乏力，食欲不振，小便短小，大便稀薄等，可用清暑益气汤治疗。本方是补中益气汤去柴胡，加黄柏、泽泻、麦冬、五味子、苍术、神曲、干葛、青皮组成。如果湿邪重而暑邪轻的，就成为痿厥；可用清燥汤治疗。本方是清暑益气汤加猪苓、茯苓、柴胡、黄连、生地，减葛根、青皮而成。

【按语】 六月长夏的季节，是暑热与潮湿最严重的时候，人们若不慎在这段时期感受了暑湿之邪，就要患暑热病（即前所说的暑热）。但是，必须区别暑邪重还是湿邪重，治疗才有所依据。如果是暑多湿少，可用清暑益气汤治疗。如果湿邪重而暑邪轻的，就成为痿厥；痿厥，就是腰部以下痿软无力，转动困难，两脚行走也斜躄不正，这主要是湿邪过盛，化热伤肺；肺被伤，会影响肾；肾主骨，肾亏骨就弱，这样就出现了痿厥。治疗时要清肺燥，并泻热利湿，可用清燥汤。

①**清暑益气汤** 黄芪酒炒，一作蜜炙 苍术泔浸去皮，麻油炒（一作一钱，一作五分）各一钱五分 升麻一钱，醋洗（一作七分，一作五分） 人参去芦（一作六分） 白术姜炒 陈皮炒 神曲炒 泽泻（一作二分，一作三分）各五分 甘草炙 黄柏盐酒浸，炒 干葛酒煨（一作二分） 青皮去瓤，麸炒（一作二分） 当归身酒炒 麦门冬去心，各三分 五味子杵，九粒

加生姜三片，大枣二枚（去核），清水二大盏，煎至一盏，去滓，食远稍热服。

本方是补中益气汤去柴胡，加黄柏、泽泻、麦冬、五味子、苍术、神曲、干葛、青皮。因为暑邪是一种火热之气，往往伤人元气，所以去柴胡的升散，以补益元气；再以黄柏清其火热之气，配泽泻以滋润生化之源，麦冬、五味子补肺清肺；津液被暑热灼伤，故用当归、干葛生其胃液而止口渴；升麻升清气；青皮、陈皮降浊气；再用苍术以利长夏之湿，这样元气得补，暑邪得清，所以叫做清暑益气汤。

②**清燥汤** 方见"痿病治法"。

本方是清暑益气汤加减而成。由于本病没有暑邪外侵伤津的表现，所以去葛根、青皮，加猪苓、茯苓去其湿，加黄连、生地泻其热，并能协同黄柏清阴火，这样中气得补，湿热被清，阴火自息，而肺金亦清肃下行，水源充足，则肾燥得到滋润，湿热痿厥的病证，自然就痊愈了。但是本方的药味，性偏于渗利，因此在冬、春季节，或者痿厥由于骨髓枯竭而形成的，为防止劫伤津液，要慎重应用。

上述两方均出于《脾胃论》。清暑益气汤目前主要用于暑湿之邪伤气为主者，或用于元气本虚，复伤于暑湿，症见身热烦渴，体重倦怠，胸闷气短，食少便溏，自汗，脉洪缓的气虚发热。清燥汤仍用于治疗肺热津伤的痿证，如果是由于病毒引起者还可加用板蓝根、大青叶等。

【原文】 血虚胃弱过食凉　　阳郁于脾散火汤①
　　　　　肌肤筋骨肢困热　　扪之烙手热非常
　　　　　羌独芍防升柴葛　　人参二草枣生姜
　　　　　火郁②加葱减参独　　恶寒沉数发之方

【提要】 阐述升阳散火汤和火郁汤的主治病证、药物组成。

【白话解】 平素血虚胃弱的人，一旦吃了过量寒凉的食物，脾胃的阳气就会遏郁不能升发，郁而化火，出现四肢困顿，肌肤筋骨间发热很高，有烙手感觉，可用升阳散火汤。本方由升麻、柴胡、羌活、独活、防风、葛根、白芍、人参、炙甘草、生甘草组成。如果出现身体有烙手样的高热，并兼有恶寒现象，脉来沉而数，这是火郁于肌肤，去人参、独活，加葱白，名为火郁汤。

【按语】 脾胃虚弱并过食寒冷的食物，清阳被遏，不得升发，导致郁而化火，治疗应该升脾胃的阳气，散遏郁的阴火。如以脾胃虚弱为主，火郁较轻，用升阳散火汤治疗。若脾胃不很虚弱，而火郁较重，则要用火郁汤。

①**升阳散火汤** 升麻　柴胡　独活　羌活　白芍　人参　葛根各五钱　炙甘草三钱　防风二钱　生甘草二钱

锉碎如麻豆大，每服五钱，水二盏，煎一盏，去滓，大温服，无时。忌寒凉之物。

方中升麻、柴胡、羌活、独活、防风、葛根，都是辛温升发之品，用其鼓动清气上升，清气既能够上升，则浊气自然从下窍而去；白芍、炙甘草酸甘能敛肝气，阻止克伐脾土；人参能补中气，生甘草能泻郁火，则清阳升而独阴降，脾胃健而中土和，自然四肢轻健，肌肤筋骨间的热度就退了。

②**火郁汤** 上方去人参、独活，加葱白。

如火郁于肌肤，脾胃不十分虚弱，可在本方中去人参，以免补气助火；去独活，以免干扰血分；加葱白以通中发散。则为火郁汤。

【原文】 内伤水来侮土病　　寒湿白术附子汤①
　　　　　涎涕腹胀时多溺　　足软无力痛为殃
　　　　　腰背胛眼脊背痛　　丸冷阴阴痛不常
　　　　　苍附五苓陈半朴　　虚宜理中②附苓苍

【提要】 阐述内伤寒中的主证、主方及兼证的加减。

【白话解】 内伤中有一种属于水反侮土的病，名叫寒中，是由于寒湿侵害了脾土而成的。可用白术附子汤治疗，其临床症状是腹部胀满不畅，小便增多，回涎唾涕也增多，甚至不时外流，两足软弱无力，肩胛骨、脊柱骨、腰部、睾丸都感觉寒冷疼痛。白术附子汤由五苓散加附子、苍术、陈皮、厚朴、半夏组成。如中气虚的，宜用加味理中汤，即理中汤加附子、茯苓、苍术组成。

【按语】 对于内伤寒中的治疗，首先要辨别气虚与不虚，如中气不虚，用白术附子汤，补火助阳，散寒止痛为主；如中气虚，则宜用加味理中汤，温中祛寒，益气健脾为主。

①**白术附子汤**　白术　附子　苍术　陈皮　厚朴　半夏　茯苓　猪苓各五钱　泽泻　肉桂各四钱

上锉如麻豆大，每服半两，水三盏，姜三片，同煎至一盏，去滓，食前温服，量虚实加减多少。

方中以五苓散为主，以通利下焦的水邪；再配苍术、厚朴、半夏、陈皮以化湿醒脾理气；附子鼓舞阳气，以助驱逐寒湿之力，则湿去脾健，血脉流通，寒中之病自然痊愈。

②**加味理中汤**　人参　白术　甘草　干姜　附子　茯苓　苍术。

方中以理中汤建立中焦脾胃之气，再配附子、茯苓、苍术以去其寒湿。

【原文】 资生①脾胃俱虚病 不寒不热平补方
食少难消倒饱胀 面黄肌瘦倦难当

【提要】 阐述人参资生丸的主治病证及药物组成。

【白话解】 资生丸药性不寒不热，是治疗脾胃虚弱平补方药。适应证是：食欲不振，食物不能按时消化，脘部经常饱胀气闷，由于脾胃消化力弱，生化资源不足，气血亏虚以致面色萎黄，全身肌肉消瘦，体力亦逐渐衰弱，经常感觉疲倦。

【按语】 本方既能达到补元气的作用，又能调和气机，使补不碍滞，则脾胃运化自如，后天之气不断增强，所以名为人参资生丸。

①**人参资生丸** 人参三两 茯苓二两 云术三两 山药二两 薏苡仁两半 莲肉二两 芡实两半 甘草一两 陈皮三两 麦芽二两 神曲二两 白豆蔻八钱 桔梗一两 川黄连、泽泻各四钱 白扁豆两半 山楂两半 藿香一两

上十八味，为细末，炼蜜丸，弹子大。每服二丸，米饮下。（一方无泽泻，有砂仁）

方中人参、白术、茯苓、甘草、莲肉、芡实、山药、扁豆、薏苡仁甘平，以补脾胃的元气；用陈皮、神曲、麦芽、山楂、蔻仁、藿香、桔梗的辛香，以调和胃气；用黄连、泽泻的苦寒，以清湿热。

【原文】 清胃理脾①治湿热 伤食平胃酌三黄
大便粘秽小便赤 饮食爱冷口舌疮

【提要】 阐述脾胃湿热证的主证、主方。

【白话解】 清胃理脾汤治疗脾胃湿热证，它是由平胃散酌情加黄芩、黄连、大黄三味药组成。湿热证的症状表现是大便粘腻臭秽，小便短少而赤，喜欢吃冷的食物，口舌上生疮。

【按语】 清胃理脾汤，就是平胃散加黄芩、黄连、大黄三味。所谓酌三黄，就是在用清胃理脾汤的时候，对于黄芩、黄连、大黄三味药，得斟酌具体情况而加减使用。如胃中有热滞而没有食积的实邪，就不可加入大黄。所谓伤食，就是食物停滞不消化，可出现脘腹部痞塞胀满，呃逆，或者呕吐，胃口不开，或者吞酸恶心，嗳气频频等症。有了伤食证更兼有大便粘腻臭秽，小便短少而赤，喜欢吃冷的食物，口舌上生疮，那就是湿热郁滞于脾胃的征兆，所以要清胃热、利脾湿。平胃散虽是一张扶脾祛湿的效方，但如有大便粘臭，小便短赤，口舌又生疮，且厌恶热食而喜欢冷食等症，是湿已化热，所以要用平胃散加三黄的清胃理脾汤以清其热。

①清胃理脾汤　苍术　陈皮　厚朴　甘草　黄芩　黄连大黄　水煎服。

方中苍术、陈皮、厚朴理气燥湿健脾；黄芩、黄连清热燥湿；大黄有清热泻下的作用，甘草调和诸药。

【原文】 理中①治虚寒湿伤　　食少喜热面青黄
　　　　　 腹痛肠鸣吐冷沫　　大便腥秽似鸭溏

【提要】 阐述理中汤的主治病证。

【白话解】 理中汤治疗寒湿损伤中焦脾胃的虚证。它的适应证是：食欲不振，如想吃也喜欢吃热的食物，面部气色青黄有晦色，腹痛肠鸣，呕吐冷的涎沫，大便腥秽，好像鸭粪。

【按语】 理中汤与白术附子汤的治疗对比：白术附子汤是治疗寒湿郁滞脾胃，饮食停滞不消的实证；而理中汤是治疗中阳不振，脾胃阳衰，寒湿不化的虚证。理中汤温补阳气，使中焦升清降浊的功能恢复正常，这样满、痛、吐、利都能平复。本方药性温燥，阴虚内热者忌用。

①**理中汤** 人参 干姜 炙甘草 白术各三两

上四味锉碎，以水八升，煮取三升，去滓，温服一升，日三服。

方中以大辛大热的干姜补脾阳，散胃寒；白术培补脾胃之阳，人参补益中宫之气；炙甘草温补，并调和诸药，而且干姜配白术能除腹满而止吐；人参得甘草，能除腹痛而止利，是一张调理中焦的主方。因本方以治理中焦虚寒为主要功能，故以"理中"命名。

理中丸是张仲景为治疗"霍乱，头痛发热，身疼痛，寒多不用水者"，以及"大病瘥后，喜唾，久不了了，胸上有寒"之证而设。由于本方立法温中补虚，健脾助运，体现了治疗中焦虚寒证候的基本原则，故被后世医家加减用于多种脾胃虚寒证候的治疗，不仅大大拓展了本方的使用范围，而且由此衍化出众多温中祛寒类方。本方是治疗中焦虚寒的代表方，凡中焦虚寒所致诸症，并见肢体不温，舌淡苔白，脉沉细无力者，均可以本方加减治疗，故应用范围十分广泛。

本方现代常用于胃及十二指肠溃疡、浅表性胃炎、胃窦炎、胃下垂、胃扩张、慢性结肠炎、痢疾、泄泻、肾下垂、慢性肾炎、病毒性肝炎、崩漏、便血、吐血、鼻衄、过敏性紫癜、小儿慢惊风、小儿肠痉挛、慢性口腔溃疡、慢性支气管炎、胆道蛔虫症、胸痹等辨证属于中焦虚寒的多种疾病。

病案举例：

某男，34 岁。腹痛里急，下痢赤白，每日 3～4 次。小便清利，形寒肢冷，脉象细弱，舌苔薄白。此为太阴寒痢，以理中汤加枳实温中导滞。3 剂后腹痛下痢已止，大便复常，饮食好转，但手足未温，脉仍沉细，再以附桂理中汤 3 剂调治而愈。[江西医药杂志，1965，(9)：10]

【原文】 胃强脾弱脾胃病　　能食不化用消食①
平胃炒盐胡椒共　　麦糵[1]查曲白蒺藜

【提要】 阐述消食健脾丸的主治病证和药物组成。

【注释】 [1] 糵：niè，音聂，指麦芽。

【白话解】 胃强脾弱造成的脾胃疾病，通常能食但不能消化，用消食健脾丸治疗。平胃散加炒盐、白蒺藜、胡椒、山楂、麦芽、神曲组成。

【按语】 中焦脾胃是纳食腐熟和运化食物精微的脏器。但具体来说，纳食腐熟是由胃主持的，运化精微是由脾主持的，所以在脾胃疾病中，就有一种胃强脾弱能食而不能运化精微的疾病。其症状是：脘腹痞胀不舒，四肢疲倦懒动，吞酸嗳气频频，虽然能食而不知味道，大便气闭不畅。宜用消食健脾丸治疗，以帮助消化。

在用本方治疗的同时，尤应嘱咐患者注意饮食，不能过饱过饥以及吃难于消化的食物，这样自然脾胃调和而能消化食物了。

①**消食健脾丸**　苍术　厚朴　甘草　陈皮　炒盐　白蒺藜　胡椒　山楂　麦芽　神曲

研末，白蜜为丸。

本方是平胃散加炒盐、白蒺藜，一寒一温，以通泄食滞的积气，而通顺大便；胡椒燥湿消食，以除胀满；山楂、麦糵

（即麦芽）、神曲以健脾消食；再用白蜜糊成为丸，以补中润燥，兼以调和诸药，以达到消积不致于克伐元气，温燥不致于酿成郁火。

【原文】　开胃进食①治不食　少食难化胃脾虚
　　　　　丁木藿香莲子朴　　六君砂麦与神曲

【提要】　阐述开胃进食汤的治疗主证和组成。

【白话解】　开胃进食汤治疗不想饮食，即使吃一点东西也觉得饱胀和难以消化的脾胃两虚证。本方是以六君子汤加莲子、丁香、木香、藿香、厚朴、砂仁、麦芽、神曲组成。

【按语】　本方中含有多种辛温香燥之药，易耗气伤阴，故气阴不足者应慎用。

①开胃进食汤　人参　白术　茯苓　炙甘草　半夏　陈皮　丁香　木香　藿香　厚朴　砂仁　麦芽　神曲　莲子

本方是以六君子汤（人参、白术、茯苓、炙甘草、陈皮、半夏）加莲子双补脾胃，加丁香、木香、藿香、厚朴、砂仁、麦芽、神曲芳香开胃，帮助消化。

【原文】　一切伤食脾胃病　痞胀哕呕不能食
　　　　　吞酸恶心并噫气　平胃①苍朴草陈皮
　　　　　快膈枳术痰苓半　伤谷二芽缩神曲
　　　　　肉滞山查面莱菔　滞热芩连柏大宜

【提要】　阐述伤食的主证、主方和兼证的加减治疗。

【白话解】　一切伤食所致的脾胃病症状是：胃脘部痞塞饱胀，干呕，胃口不开不能食，吞吐酸水，恶心，噫气频作，可用平胃散治疗。本方由苍术、厚朴、陈皮、甘草组成。如胸膈痞塞不通畅，可加枳实、白术；有痰嗽可加半夏、茯苓；因吃米饭伤食的，可加麦芽、谷芽、缩砂仁、神曲；因吃肉类伤食的，可加山楂；因吃面食伤食的，可加莱菔子。如兼有身体发热，可按照具体情况，酌情分别加入黄芩、黄连、黄柏、大黄。

【按语】　本方为化痰温消积滞的芳香健胃剂，有燥湿健脾、消胀宽胸、理气化痰、调和脾胃的作用。平胃散的配伍特点有二：①燥湿与行气之品并用，以燥湿为主；②诸药皆入脾经，因而本方重在治脾湿，兼和胃气。

①**平胃散**　苍术五斤，米泔浸七日　陈皮去白　厚朴各三斤，姜汁炒　甘草三十两，炙

上为末，每服三钱。姜汤下，日三服，或水煎，每服五钱。

方中重用苍术为君药，取其苦温燥烈之性，燥湿运脾；厚朴为臣药，取其苦辛而温，行气化湿，消除胀满；陈皮为佐药，辛香微温，理气和胃，燥湿健脾；生姜、大枣益胃和中，甘草调和药性，均为使药，诸药配伍，燥湿而行气，共奏燥湿运脾，行气和胃之功效。

本方为燥湿运脾，行气和胃，治疗湿浊阻滞中焦的基本方。以脘腹胀满，不思饮食，口腻无味，常多自利，苔白厚腻，脉缓，为辨证要点。

本方随证加减可治疗多种病证。近年来，常用本方加减治疗传染性肝炎、慢性胃炎、胃及十二指肠溃疡、慢性肠炎、胃神经官能症、胃下垂、肠梗阻、蛔虫性食管梗阻、闭经、经前期紧张综合征、子宫颈炎、百日咳、小儿厌食症、婴幼儿腹泻、急性湿疹、男性性功能低下、口腔黏膜腺癌等中医辨证属湿滞脾胃者。

本方辛苦温燥，易伤正耗阴，故阴虚气滞、脾胃虚弱者以

及孕妇不宜使用。

据资料介绍，本方有调整胃肠功能的作用，对胃弛缓性消化不良、胃痉挛、肠蠕动亢进、神经性腹泻等，有可靠疗效。可供参考。

【原文】 葛花解酲[1]① 发酒汗　懒食热倦呕头疼
　　　　　　参葛四苓白蔻缩　　神曲干姜陈木青

【提要】 阐述葛花解酲汤的主治病证和药物组成。

【注释】 [1]酲：chéng，音成，就是酒病的意思。

【白话解】 葛花解酲汤治疗饮酒过度，其症状是：不思饮食，身热，干呕，恶心，头痛，四肢疲软无力。本方由葛花、青皮、木香、橘皮、茯苓、人参、猪苓、神曲、泽泻、干姜、白术、白蔻仁、砂仁组成。

【按语】 饮酒过度，能够损伤元气和形体，所以大醉以后，往往会出现头痛，身热，不想饮食，恶心等症状；从现象上看好像是感冒，但实际是酒病，可用葛花解酲汤来治疗。

①**葛花解酲汤**　葛花五钱　青皮三钱　木香五分　橘皮去白　茯苓　人参　猪苓各一钱五分　神曲　泽泻　干姜　白术各二钱　白蔻仁　砂仁各五钱

上为细末，和匀，每服三钱，白汤调下，取微汗。

本方是以葛花解酒病为君药；佐辛香药如白豆蔻仁、砂仁，以加强解酒的力量；用神曲消积，佐理气药如木香、青皮、橘皮以促进消积的作用；用茯苓、泽泻利酒湿，辅助甘温药如干姜、白术以防渗湿过度而伤脾。服药时要用滚开水，是利用其热，以取微汗，使酒湿上下分消。再用人参以扶正气，使酒积去而正气不伤，则自然康复了。

本方成方应用于临床，古今文献鲜有报道。现代常用葛花泡茶用于解酒，有一定的疗效。

【原文】　秘方化滞①寒热滞　一切气积痛攻方
　　　　　巴豆醋制棱莪术　青陈连半木丁香

【提要】　阐述秘方化滞丸的主治病证和药物组成。

【白话解】　秘方化滞丸是治疗凡属一切因气滞而造成腹中有积块疼痛，不论寒热属于实证而需要攻下的方剂。本方由巴豆、三棱、莪术、青皮、陈皮、黄连、半夏、木香、丁香组成。

【按语】　秘方化滞丸是治疗实证腹痛方。临床应用时，只要依据年龄的老少以及身体的强弱，灵活增减服用量，并按照病情，酌情加入引药，久服自然能够获得疗效。

①**秘方化滞丸**　巴豆　三棱　莪术　青皮　陈皮　黄连
半夏　木香　丁香

方中巴豆、三棱、莪术行血，能破腹中的积块；青皮、陈皮能疏肝气；半夏祛痰；丁香、木香通降逆气；黄连清郁火。

虚 劳 总 括

【原文】　虚损成劳因复感　阳虚外寒损肺经
　　　　　阴虚内热从肾损　饮食劳倦自脾成
　　　　　肺损皮毛洒寒嗽　心损血少月经凝
　　　　　脾损食少肌消泻　肝损胁痛懒于行
　　　　　肾损骨痿难久立　午热夜汗骨蒸蒸
　　　　　从下皮聚毛落死　从上骨痿不起终
　　　　　恐惧不解则伤精　怵惕[1]思虑则伤神
　　　　　喜乐无极则伤魄　悲哀动中则伤魂
　　　　　忧愁不已则伤意　盛怒不止则伤志

劳倦过度则伤气　气血骨肉筋精极

【提要】　阐述虚劳的病因、症状。

【注释】　[1] 怵惕：恐惧惊惕的样子。

【白话解】　长期虚损，未能得到恢复，逐渐造成劳病；阳虚的人，容易感受外寒而损伤肺。阴虚的人，容易发生内热，而损伤肾。饮食不节，疲劳过度，易损伤脾。肺痨的症状表现为皮肤枯燥皱聚，毛发脱落，经常怕冷，咳嗽。心劳的症状为血脉虚弱，在女子则月经不通。脾劳的症状为饮食减少，肌肉消瘦，大便溏薄。肝劳的症状为两胁肋牵引到胸部隐隐疼痛，四肢筋脉弛缓，两脚不能行走。肾劳的症状为骨骼痿软不能久立，下午则发热，好像从骨髓里面蒸发出来一样的热，晚上则汗出。肾劳发展到肺，出现皮肤皱聚，毛发脱落，则将接近死亡。肺痨发展到肾，出现骨痿弱，常卧床不起，也即将死亡。恐惧不消除则伤精；恐惧和思虑太过，则损伤心神；过度的喜乐，则伤魄；悲伤过度，则伤魂；经常忧愁不已则伤意；常盛怒不止则伤志；劳倦过度则伤气。长期虚损将会导致气、血、骨、肉、筋、精（几即六极）的极度衰弱。

【按语】　虚劳又称虚损、五劳，是以脏腑元气亏损，阴阳精血不足为主要病机的多种慢性衰弱证候的总称。早在《内经》中就有"五劳所伤"、"五虚死"的病因和预后的论述。《素问·通评虚实论》所说的"精气夺则虚"可视为虚证的提纲。《金匮要略》首先提出虚劳之病名，并立专篇论述。

虚劳是病名，它的涵义有虚、损、劳三个方面。所谓虚，就是人体的阴阳、气血、荣卫、精神、骨髓、津液等不足。所谓损，则有内外的区分；在外的如皮、脉、肉、筋、骨的损伤，在内的有肺、心、脾、肝、肾的损伤。所谓劳，是由于长期虚损，未能得到恢复，逐渐造成劳病；劳病的原因，古代医家有五劳、七伤、六极的说法。

由于虚有阴阳、气血、荣卫、精神、骨髓、津液等的不同，在阳虚的人，则卫外的力量薄弱，容易感受外寒，因为外寒是从皮毛而入的，肺主皮毛，所以损及内脏的首先是肺。如是阴虚的人，容易发生内热，内热则损耗骨髓，肾主骨髓，所以阳虚内热，损伤内脏的首先是肾。如由饮食不节，疲劳过度引起的则损伤肌肉，由于脾主肌肉，损伤内脏的首先是脾。这就是虚损造成劳病的原因。至于劳病表现的症状，由于有五劳、七伤、六极的区别，因之症状也就不同。五劳有五脏之劳，它们分别有自己的症状特点（症状见白话解），但这些症状是有变化和发展的。古人根据其发展趋势，来预测其预后情况。这种发展的趋势，可以从上到下；如肺到心、到脾、到肝、到肾；也可以从下到上，如肾到肝、到脾、到心、到肺。

其次，七伤的症状也有不同。

（1）恐惧不解则伤精：由于恐惧能够伤肾，肾是藏五脏之精的，肾伤则精不能收藏。精是骨髓的源泉，精外流而不能滋养骨髓，以致骨髓枯燥，骨骼枯痿，不能站立。所以肾不可伤，一旦受了损伤，精即外流，精是人体基本物质，物质属阴；物质已经损伤，功能也相应受到损害，功能属阳，阴阳两伤，预后所以不好。

（2）怵惕思虑则伤神：由于怵惕和思虑太过，损伤了心神；心神被伤，心无主而经常恐惧，出现肌肉消瘦，毛发也枯燥，面色黯滞，这类病到了冬天是会发生危险的。

（3）喜乐无极则伤魄：由于过度的喜乐，能够涣散人的意志，肺藏魄，症状可出现皮肤毛发枯燥脱落，气色晦黯不明，这类疾病，往往到了夏天，就会严重起来的。

（4）悲哀动中则伤魂：悲伤过度，则意志消沉，精神恍惚不定，模模糊糊，由于肝藏魂，症状可以出现阴囊收缩，四肢筋脉挛急，两胁肋骨低陷，毛发枯燥，面色㿠白，这类疾病，到了秋季，更要加重的。

（5）忧愁不已则伤意：经常忧愁不止，则认识事物呆钝，意识混乱，由于脾主意，症状可出现四肢怠惰，懒于活动，毛发也枯燥，面色也萎黄，这类疾病，往往到了春天，是会加重的。

（6）盛怒不止则伤志：志伤则记忆力衰退，腰部和脊柱骨都感觉疼痛，不能前俯后仰，转动困难，毛发也枯燥，面色多黑黯，这类疾病，往往多死于夏天。

（7）劳倦过度则伤气：元气损伤，则虚火反而壮盛起来；因为虚火壮盛，势必损害元气，患者感觉无力，懒于行动，动则气喘，疲乏多汗出，出现了内外都损的现象，如此气虚生火，火盛又伤气，日子一久，元气耗尽则死。

虚损出现六极的症状：筋极是四肢筋脉经常拘挛疼痛，十指指甲疼痛；骨极是牙齿松动，手足骨节疼痛，不能久立；血极是面色㿠白，没有血色，头发脱落；肉极是全身上下瘙痒，好似老鼠在皮肤上行走的感觉，肌肉消瘦，皮肤颜色，枯燥焦黑；精极是少气乏力，全身皮肤缺乏滑润光泽，肌肉极瘦，精神极度萎靡不振，两眼呆钝无光，站立则摇摆不定，全身瘙痒；气极是胸胁部气满不舒畅，经常容易发怒，呼吸气短乏力，甚至无力讲话。

以上是根据《内经》整理的。后世医家，对于七伤的见解各有不同，在这里不一一说明了。

虚 劳 死 证

【原文】　阴劳细数形尽死　阳劳微革气脱终

　　　　　枯白颧红一侧卧　嗽哑咽痛咯星红

　　　　　五藏无胃为真藏　形肉虽存不久停

　　　　　一息二至名曰损　一息一至行尸名

大骨枯槁大肉陷　动作益衰精髓空
真藏未见一岁死　若见真藏克期凶
喘满动形六月死　一月内痛引肩胸
身热破䐃肉尽脱　十日之内不能生
真藏脉见目眶陷　目不见人顷刻倾
若能见人神犹持　至所不胜日时终

【提要】 阐述虚劳死证的辨证要点。

【白话解】 阴虚患者，如脉象出现细而数，全身肌肉十分消瘦，甚至明显露出骨骼，这是将要死亡的征兆。阳虚患者，如脉象出现微弱无力，浮部反现弦硬，面包枯萎晄白，两颧红赤，睡眠常靠一面侧卧，咳嗽声哑，咽喉疼痛，咯出的痰带点点鲜血，这种阳虚患者将死亡的征兆。五脏的脉象没有胃气，是真脏脉，如出现这种脉，即使形体肌肉没有消瘦，预后总是不良的。一呼一吸，脉搏跳动二至，可以确定是虚损病；如一呼一吸，跳动一至，这是阴阳气血都竭，形体虽然还是活着，其实已经死亡了。大骨，就是指颧骨、肩胛骨、股骨。大肉，就是指头部、颈项、四肢的大肉。大骨枯搞，即是骨痿弱不能支持全身，大肉陷下，即是肌肉消瘦陷下。如果大骨枯槁，大肉尽脱，身体的动作和精神，都表现出逐渐衰退和呆钝的样子，但真脏脉还没有出现，这时尚可抢救；若不及时治疗，听其自然发展，最多也活不过一年。如果真脏脉已经出现，其死亡的日期，可以按照脏腑相互制约和相互滋生的关系来推算。如肺病出现肺的真脏脉，肺金受制于心火，一遇夏天火令的时候，肺金难以忍受火令的制克，就会死亡的，其余四脏可照此类推。如没有出现真脏脉，而大骨已枯槁，大肉也尽脱，再加有气喘，胸满，呼吸时身体随着呼吸而动摇不定，那么，也不过活六个月的时间，就会死亡。如大骨枯槁，大肉尽脱，五脏都已虚损，并出现肩胛骨和胸部疼痛的，不会超出一个月，就要死亡的。如大骨枯槁，大肉尽脱，在大肉陷下的边缘表现枯燥，并有皮破肉裂的现象，医学上叫"破䐃"，加之身体发热，这就超不出十天就要死亡了。如真脏脉出现，加之眼眶都凹陷，并且视力完全消失，甚至连人也看不见，这就马上会死亡的；如还能够看见人形，说明神还没有完全消失，他的死亡日期，与上面所讲的一样，碰到受克制的时候就要死亡的。

【按语】　虚劳病虽然有阴阳、气血、荣卫、精神、骨髓、津液等虚损的不同；但是人体的生长发育，是有先天和后天的分别。肾为先天，它是阴阳的根本；脾为后天，它是气血生化的源泉，所以阴阳调和、气血不虚，则荣卫、精神、骨髓、津液都是充盈饱满的，一旦阴阳气血虚损，就会随着致病因素的不同，而出现荣卫、精神、骨髓、津液虚损的各种不同现象。因此，虚劳病的辨证方法，是以阴阳气血为纲领的；更何况要预测生死，犹当以阴阳为主。

在辨别五脏虚损的情况，首先从脉象来说，缺乏柔软中和的脉象，就是没有胃气（胃为后天之本）；所谓真脏脉，就是没有胃气的脉。如果出现这种真脏脉，即使形体肌肉没有消瘦，预后总是不良的，这是从脉象上预测虚劳病的一个关键问题。

虚 劳 治 法

【原文】　后天之治本血气　先天之治法阴阳
　　　　　肾肝心肺治在后　脾损之法同内伤

【提要】　阐述虚劳的治法。

【白话解】　后天是脾胃，它是荣卫二气的源泉，所以治疗劳病由于后天虚损的，应该以气血着手。先天是肾脏，它是精气生化的根本，治疗劳病由于先天虚损的，应该从阴阳着手。至于五脏虚损的治法，都在后面有关的章节中分别说明，而脾虚损的治法，已经在前面论内伤篇中详细讨论过。

【按语】《金匮要略》首先提出虚劳之病名，并立专篇论述。在治疗上，着重温补，但根据实际情形还提出了扶正祛邪、祛瘀生新等治法，指出了新的治疗途径。《诸病源候论》比较详细地论述了虚劳的原因及各类症状，对"五劳"、"六极"、"七伤"的具体内容作了说明。金元以后，对本病的临床治疗有较大发展，如李东垣《脾胃论》重视脾胃，长于甘温补中；朱丹溪《丹溪心法》重视肝肾，善用滋阴降火；张景岳《景岳全书》以阴阳互根理论在治疗肾阴虚、肾阳虚及方药方面有新的发展。

西医学的多种慢性或消耗性疾病，如免疫功能低下或失调、造血功能障碍、代谢紊乱、营养缺乏、内分泌腺功能紊乱、植物神经功能紊乱及其他器官系统功能衰退性疾病，均可参照虚劳治疗。

【附方】　阴虚火动用拯阴①　皮寒骨蒸咳嗽侵
　　　　　　食少痰多烦少气　　生脉归芍地板贞
　　　　　　薏苡橘丹莲合草　　汗多不寐加枣仁
　　　　　　燥痰桑贝湿苓半　　阿胶咳血骨热深

【提要】　阐述阴虚型虚劳的主证、主方及兼证的加减。

【白话解】　阴虚火动用拯阴理劳汤，症状是：皮肤怕冷而内部反觉得发热，咳嗽痰多，饮食减少，心烦，少气乏力，行动容易疲倦。本方是生脉散加当归、白芍、生地、龟甲、丹皮、女贞子、莲子、薏苡、橘皮、百合、炙甘草组成。如兼有汗多或者失眠，可加酸枣仁；如兼有咳嗽痰粘，不容易咯出，可加桑皮、贝母；如咳嗽吐出的是白沫湿痰，加茯苓、半夏；如咳嗽咯血，可加阿胶；如兼有内部热盛的，则加地骨皮。

【按语】　虚劳病虽然有五劳、七伤、六极的分别，但是在病理变化中，不外乎阴阳气血虚损。由于阴阳气血是相互关联的，因此，阴虚的往往会导致火动，从而出现皮肤怕冷而内部反觉得发热，心烦等阴虚内热症状，可用拯阴理劳汤治疗。

①**拯阴理劳汤** 人参六分 麦冬一钱 五味子三分 当归一钱 白芍七分 女贞子一钱 莲子三钱 橘皮一钱 百合二钱 炙甘草四分 生地二钱 龟板三钱 丹皮一钱 薏苡仁三钱

水二钟，枣一枚，煎一钟，分二次服。

本方是以生脉散生津液以养阴；当归、白芍以养血；生地、龟甲、丹皮以清火；女贞子、莲子协助生脉散养阴；橘皮、百合止嗽化痰；炙甘草补脾胃，这样，阴得补而火自然下降，火得清而阴自然恢复了。

如汗多或者失眠，可加酸枣仁补肝阴、敛心神以止汗安眠；咳嗽痰粘，不容易咯出，可加桑皮、贝母以润肺化痰；如咳嗽吐出的是白沫湿痰，加茯苓、半夏以祛湿化痰；如咳嗽咯血，可加阿胶以养肺止血；内部热盛的，可加地骨皮以清劳热。

【原文】 阳虚气弱用拯阳① 倦怠恶烦劳则张
表热自汗身痠痛 减去升柴补中方
更添桂味寒加附 泻入升柴诃蔻香
夏咳减桂加麦味 冬咳不减味干姜

【提要】 阐述肾阳虚型虚劳的主证、主方及兼证的加减。

【白话解】 肾阳虚和肾气虚用拯阳理劳汤治疗。症状表现是：疲倦怠惰，懒于言语；活动则症状加重，感觉发热，常自汗，身体感觉痠痛。本方是补中益气汤减去升麻、柴胡，加入肉桂、五味子组成。如兼有怕冷而脉沉迟，则加附子；如兼有大便泄泻，仍将升麻、柴胡加入，并且还加入诃子、肉豆蔻、木香；如在夏季兼有咳嗽，减去肉桂，加入麦冬、五味子；在冬季如兼咳嗽，则肉桂不必减去，再加五味子、干姜。

【按语】 阳虚则元气也虚，因而表现出疲倦怠惰，懒于言语。如果稍微一活动，则气急更加疲倦，皮肤感觉发热，经常可以自汗出，全身也感觉酸痛，对这种病的治疗，可用拯阳理劳汤。

①**拯阳理劳汤** 人参二钱 黄芪二钱 甘草炙五分 肉桂七分 当归一钱半 白术一钱 陈皮一钱 五味子四分

水二钟，姜三片，枣肉二枚，煎一钟服。

本方是补中益气汤减去升麻、柴胡，加入肉桂、五味子组成。补中益气汤具有补中益气，升阳举陷的作用。减去升麻、柴胡，加入肉桂、五味子是因不需要升阳举陷，而要加强扶阳、敛阳的作用。若寒证较重，则加附子以补火助阳；若兼有脾阳虚弱，仍将升麻、柴胡加入，以升清阳，并加入诃子、肉豆蔻、木香以温气固脱；如在夏季兼有咳嗽，则须减掉肉桂的辛温，加入麦冬、五味子以保肺阴；在冬季如兼咳嗽，则肉桂不必减去，更要加五味子、干姜以收敛肺气，温暖脾胃。

【原文】 肾虚午热形消瘦　　水泛为痰津液伤
　　　　 咳嗽盗汗失精血　　消渴淋浊口咽疮
　　　　 熟地药萸丹苓泽①　加味劳嗽都气汤②
　　　　 引火归元加肉桂③　火妄刑金生脉良④
　　　　 桂附⑤益火消阴翳　知柏⑥壮水制阳光
　　　　 车牛桂附名肾气⑦　阳虚水肿淋浊方

【提要】 阐述肾阴虚型虚劳的主证、主方及兼证的加减。

【白话解】 肾阴虚的症状表现是：午后低热，形体消瘦，水泛为痰，津液减少，咳嗽，盗汗，遗精，口渴饮水不能止渴。小便淋漓不断，不能畅快排出，口咽生疮。可以用六味地黄丸治疗。本方由熟地、山萸、白茯苓、山药、牡丹皮、泽泻组成。如兼有咳嗽，则可加五味子，名叫七味都气汤；如有盗汗或者口咽生疮，则可用引火归原法，加入肉桂，叫做七味地黄汤；如虚火上升，克伐肺金，可加生脉散以保肺，名叫生脉地黄场；如肾阳虚，可加肉桂、附子以补阳，就是桂附地黄汤；肾阴虚，火又盛，发生消渴或者遗精，可加知母、黄柏以壮水制火，叫做知柏地黄汤，本方加车前子、牛膝、肉桂、附子，名叫桂附知柏肾气汤，是治疗阳虚水肿或者淋浊病的。

【按语】 午热，就是午后发热。水泛为痰，是因为肾气虚不能运化水液，以致上泛为痰。盗汗，是入睡的时候，汗就自出，醒后就汗止。失精，是指遗精。消渴，是口渴引饮，虽然饮了水还不能够止渴。淋，是小便淋漓不断，不能畅快排出。

浊，是小便淋漓不畅，溺的前后有白色的粘液。口咽生疮，是虚火上炎。以上这些症状的发生，都是肾精虚损的缘故，治疗时应该补养肾精。

六味地黄丸的配伍特点有二：一是三补三泻，以补为主；二是肝脾肾三阴并补，以补肾阴为主。本方由六味药物组成，以熟地黄为君药，故名"六味地黄丸"。本方是治疗肾阴虚证的基本方。临床以腰膝酸软，头晕目眩，口燥咽干，舌红少苔，脉沉细数为证治要点。

本方虽有山药、茯苓之补脾助运，但毕竟熟地味厚滋腻，有碍运化，故脾虚食少以及便溏者当慎用。外感表证未解者，不可用之。

①**六味地黄汤** 熟地四钱　山萸二钱　白茯苓一钱半　干山药二钱　牡丹皮一钱半　泽泻一钱半

水三钟，煎一钟服。

　　方中重用熟地，滋阴补血、填精益髓，大补真阴，为君药；山茱萸补肝肾、山药入肺脾肾经，健脾补肺，固肾益精，取其土旺生金，金盛生水之义，为臣药；上三药以补为主，即古人所说的"三补"。泽泻利水渗湿泄热，祛肾中之邪水，丹皮清热凉血，和血消瘀，泻阴中之伏火，茯苓淡渗利湿，补益心脾，并助山药健脾，助泽泻利水，三味共为佐使药，即古人所说的"三泻"。"三补"、"三泻"合成一方，具有滋补而不留邪，降泄而不伤正，以补为主，泻中寓补，可谓配伍精当。《医方论》赞此方"非但治肝肾不足，实三阴并治之剂，有熟地之腻补肾水，即有泽泻宣泄肾浊以济之；有萸肉之温涩肝经，即有丹皮之消肝火以佐之；有山药之收摄脾经，即有茯苓之淡渗脾湿以和之，即有泽泻宣泄肾浊以济之；有萸肉之温涩肝经，即有丹皮之消肝火以佐之；有山药之收摄脾经，即有茯苓之淡渗脾湿以和之，药只六味，而大开大合，三阴并治"诚不为过。

　　六味地黄丸即《金匮要略》肾气丸去桂，附而成。为滋补肾阴的基本方。临床凡遇肾阴不足的病证，均可用本方加减治疗。本方现代常用于治疗慢性肾炎、高血压病、糖尿病、尿崩症、脑积水、神经衰弱、肺结核、甲状腺功能亢进、中心性视网膜炎以及无排卵功能性子宫出血、更年期综合征等，中医辨证属肾阴亏损者，均取得可靠疗效。

　　实验提示六味地黄丸对动脉粥样硬化和糖尿病有预防作用，对预防老化和早衰亦有一定作用。具有一定的抗肿瘤和提高免疫力作用。

　　②**七味都气汤**　六味地黄汤加五味子七分。

　　方中六味地黄汤滋阴补血、填精益髓；五味子敛肺滋肾以止咳。

　　③**七味地黄汤**　六味地黄汤加肉桂一钱。

　　方中六味地黄汤滋阴补血、填精益髓；肉桂引火归原。

④**生脉地黄汤** 六味地黄汤加人参一钱 麦冬一钱 五味子七分。

方中六味地黄汤滋阴补血、填精益髓；人参、麦冬、五味子合为生脉散以保肺。

⑤**桂附地黄汤**（金匮肾气汤） 六味地黄汤加肉桂一钱 附子一钱。

方中六味地黄汤滋阴补血、填精益髓；肉桂、附子以补阳。

⑥**知柏地黄汤** 六味地黄汤加知母二钱 黄柏一钱。

方中六味滋补肾阴；黄柏直入下焦肾经，苦寒坚阴，清热泻火；知母苦寒质润，滋阴泻火，与黄柏相伍，相得益彰，滋阴降火之力更著。本方适用于阴虚证而偏于火旺者。

⑦**桂附知柏肾气汤** 知柏地黄汤加肉桂、附子、车前、牛膝。

知柏地黄汤可滋阴泻火，肉桂、附子温阳；车前利水消肿；牛膝补肾引药下行。

【原文】 大补阴丸①制壮火 滋阴降火②救伤金
　　　　龟板知柏地髓剂 二冬归芍草砂仁
　　　　咳加百味汗地骨 血痰金贝虚芪参
　　　　虚热无汗宜散火 有汗骨蒸亦补阴

【提要】 阐述阴虚火旺的主方及其兼证的加减。

【白话解】 大补阴丸制约火旺，滋阴降火汤可以急救肺灼伤。大补阴丸由黄柏、知母、熟地、龟甲、猪脊髓组成。滋阴降火汤由大补阴丸加麦冬、天冬、当归、白芍、炙甘草、砂仁组成。如兼有咳嗽，则加百合、五味子。如有盗汗，则加地骨皮。咯血加郁金，痰多加川贝母，气虚加人参、黄芪；如发热却没有汗，应该用升阳散火汤，如有汗，则是骨蒸潮热，应用补阴法治疗。

【按语】 阴虚水不足，从而火就失掉了制约而偏旺起来。症状表现：下午潮热，睡眠盗汗，骨蒸发热，咳嗽咯血或者吐血，心中烦躁怕热，易于饥饿，两脚疼痛而热，治疗可用大补阴丸以滋阴降火。方用黄柏的苦寒以制伏肾火而坚肾；用知母清凉肺金以保肺；用熟地、龟甲大补其阴，以培养水的源头。阴虚火旺，用大补阴丸治疗。如果火虽然旺盛但不能透发于外而遏郁于里的，发热如火烫，手心没有汗，这就是火郁，应该用升阳散火汤。假如有汗。那是属于骨蒸劳热，可用大补阴丸或滋阴六黄汤。

大补阴丸与六味地黄丸均可滋阴降火，但后者三阴并补而重在补肾阴，清热之力不足，常用于肾阴虚而内热不著之证；前者大补真阴，且滋阴与降火之效均较后者为胜，故对阴虚而火旺甚者，选用该方为宜。

如火盛上炎，已经灼伤肺金，以致肺枯萎，发生咳嗽，则宜急救肺金，可用滋阴降火汤，即大补阴丸加麦冬、天冬、当归、白芍、炙甘草、砂仁。如咳嗽严重，可加百合、五味子。如有盗汗，则加地骨皮。咯血加郁金，痰多加川贝母，气虚加人参。

①**大补阴丸** 黄柏炒 知母酒浸炒，各四两 熟地酒蒸 龟板酥炙，各六两

为末，猪脊髓蒸熟，和蜜丸如桐子大，每服七十丸，空心盐白汤下。如用汤剂，用水煎服。

方中黄柏苦寒，清泻相火而坚阴；知母苦寒，滋阴降火，清金润肺，两者相须为用，清降相火而保肾阴，有金水相生之妙。熟地补肾养阴，填精益髓；龟甲滋阴潜阳，亦为补肾阴之要药，猪脊髓为血肉有情之品，以髓补髓，能滋肾阴而

降虚火。使相火得平，真阴得充而病愈。根本清，源头足，火自然下降了。大补阴丸为降火滋阴的代表方。作者朱丹溪为刘完素的再传弟子，他受完素火热论的启示，并结合自己的实践经验，提出了"阳有余而阴不足"的著名论点。朱氏认为人体肾所藏的阴精难成易亏，而肝肾之相火又易于妄动，相火妄动则阴精益伤，因而在治疗上应当重视抑制相火，保护阴精，据此而创制了以本方为代表的许多滋阴降火之剂。本方原名"大补丸"，《医学正传》卷3据其重在滋阴保精而更名为"大补阴丸"，并沿用至今。丹溪此法对于后世滋阴降火法的运用影响极大，大凡治疗肾阴虚火旺之证，无不师从本方配伍："滋阴每以熟之类，泻火必用知、柏之属"。故陈念祖称本方为"治阴虚发热之恒法也。……较之六味地黄丸之力更优"。

本方现代常用于治疗高血压、肺结核，糖尿病、神经衰弱，骨结核、肾结核、甲状腺功能亢进等，辨证属肾阴虚、相火旺之证。

病案举例：

某男，49岁。阴部多汗2年余，夜间阴中汗出尤甚，阳强易举，腰膝酸软，五心烦热，手足心出汗，舌红，少苔，脉细略数。诊为阴汗病。证属阴虚火旺，遣方大补阴丸加味。服药23剂，阴汗减少，余症基本消失，上方加生牡蛎30克，继服10剂获愈。[山东中医杂志，1992，(6)：54]

②**滋阴降火汤** 黄柏三钱 知母酒浸炒，二钱 熟地酒蒸，三钱 炙酥龟板二钱 麦冬三钱 天冬三钱 当归一钱 白芍三钱 炙甘草一钱 砂仁八分

水煎服。

方中大补阴丸（黄柏、知母、熟地、龟甲）滋阴降火；麦冬、天冬润肺止咳；当归、白芍养血滋阴；砂仁燥湿健脾；甘

草调和药性。

【原文】 一切气虚保元汤① 芪外参内草中央

加桂能生命门气 痘疮灰陷与清浆

【提要】 阐述气虚证的主方及兼证的加减。

【白话解】 一切气虚证，都可用保元汤治疗。其药物组成为人参、黄芪、炙甘草。人参能大补元气，黄芪能固卫表之气，炙甘草能够补中宫的元气。本方加肉桂能够生发命门元气，可以用来治疗因命门元阳虚弱，缺乏鼓毒外出的力量，天花呈现灰白色，或者不灌浓浆的病证。

【按语】 保元汤取四君子汤之人参、甘草，再加黄芪以助人参补气之力，若再配以少量肉桂温暖下元，鼓舞气血生长，是方纯补无泻，温补阳气之功颇著，适用于虚损劳怯、元气不足诸证。

①**保元汤** 人参 黄芪 炙甘草

水煎服。

方中黄芪能够补气生阳，益卫固表；人参能大补元气；炙甘草益气补中，调和药性，本方药物虽少，仅三味，但配伍却相得益彰，故能治疗一切虚证。

【原文】 脾胃气虚四君子① 脉软形衰面白黄

倦怠懒言食少气 参苓术草枣姜强

气滞加陈异功散② 有痰橘半六君汤③

肌热泻渴藿木葛④ 虚疟六君果梅姜⑤

【提要】 阐述脾胃气虚证的症状、主方及兼证的加减。

【白话解】 四君子汤是补益脾胃气虚的主方。其症状表现

— 121 —

为：脉象软弱无力，肌肉瘦弱，面色萎黄，精神倦怠，萎靡不振，懒于说话，胃口不好，少气乏力。本方由人参、白术、茯苓、甘草组成。煎用时加生姜、大枣。如兼有气滞，则加陈皮，名为五味异功散；如因气虚生痰的，可加橘红、半夏，名为六君子汤；如因气虚而发生肌肤发热，口渴，大便泄泻的，则加藿香、木香、葛根，名为七味白术散；如因气虚而患疟疾，而且长期不愈，六君子汤加草果、乌梅、生姜，名为四兽饮。

【按语】　四君子汤与理中丸的药物组成中均有人参、白术、炙甘草三味，皆可益气补中，治疗脾虚之证。但四君子汤中三药与茯苓相伍，且人参为君药，故其功用重在益气健脾，主治脾胃气虚证；理中丸用三药与干姜相配，并以干姜为君药，故其功用重在温中祛寒，适宜于中焦虚寒证。

六君子汤由四君子汤加味而成，均有益气健脾之功。二方比较，四君子汤为益气健脾，主治脾胃气虚证的基本方，本方在其基础上重用白术，并加半夏、陈皮二药，又增燥湿化痰和胃之功，适宜于脾胃气虚兼痰湿内阻、肺胃气逆之证。

七味白术散与参苓白术散比较，二方均含四君子汤益气健脾和胃，为治脾胃气虚证候的常用方，不同的是参苓白术散因有山药、扁豆、莲子、薏苡仁等，故补脾渗湿之力强，并可增土生金而能益肺；本方补脾渗湿之力稍逊，且因以葛根易桔梗而专于治脾，且藿香、葛根兼可解表，故对脾虚久泻兼外感者亦宜。

①四君子汤　人参　白术　茯苓　甘草各二钱
加姜、枣，水煎服。

方中以人参为君，大补元气，温健脾胃；白术为臣药，因脾脏喜燥恶湿，取其健脾燥湿，并助人参益气；茯苓淡渗利湿，助参、术益气健脾，为佐药；正如张秉成所述："渗肺脾之湿浊下行，然后参、术之功益彰其效"；炙甘草益气和中为使药。共奏益气健脾之功。因四药皆平和之品，具冲和之义，故命名为"四君子"。

四君子汤是治疗脾胃气虚证的常用方，亦是补气的基本方。本方现代常用于治疗慢性胃炎、胃及十二指肠球部溃疡等消化系统疾病属脾胃气虚证者；以及乙型肝炎、冠心病、慢性肾炎氮质血症、妊娠胎动不安、小儿感染后脾虚综合征、小儿低热、小儿鼻衄等辨证属脾胃气虚的多种疾患。

实验提示四君子汤能够抑制动物离体和在体胃肠道的运动，从而有利于食物的化学消化和营养吸收过程，并发现四君子汤益气健脾作用与其调整胃肠激素失衡有关，此项研究在一定程度上提示了本方健脾助运的药理基础。研究也表明四君子汤对"气虚"模型小鼠胸腺组织结构形态学指标的恢复有明显促进作用，增强动物的细胞免疫功能，这与四君子汤能够通过益气补中以实卫固表的功能也是一致的。此外，还发现四君子汤具有一定的抗衰老作用，从而进一步证实了中医脾为后天之本，补后天可养先天的理论。

②**五味异功散**　四君子汤加陈皮。

四君子汤补脾益气；陈皮理气健脾。

③**六君子汤**　四君子汤加橘红、半夏。

六君子汤由四君子汤加半夏、陈皮而成。方中用四君子益气补虚，健脾助运以复脾虚之本，且重用白术，较之原方四药等量则健脾助运，燥湿化痰之力益胜。半夏辛温而燥，为化湿痰之要药，并善降逆以和胃止呕；陈皮亦辛温苦燥之品，既可调理气机以除胸脘之痞，又能和胃止呕以降胃气之逆，还能燥湿化痰以消湿聚之痰，其行气之功亦有助于化痰，煎煮时少加生姜、大枣，协四君可助益脾，伍夏、陈而能和胃。

六君子汤为治疗脾胃气虚兼痰湿证的常用方剂。本方现代常用于治疗胃及十二指肠球部溃疡，以及慢性肠胃炎、妊娠呕吐等辨证属脾胃气虚夹痰湿证者。因而尽管后世运用本方所治甚广，但其证候应均不出脾胃气虚，兼有痰湿内蕴的基本病理。

④**七味白术散**　四君子汤加藿香、木香、葛根。

本方中以参、苓、术、草益气健脾；藿香芳香化湿，和胃止呕；木香调气畅中；葛根升阳止泻，生津止渴，诸药配伍，共成健脾止泻之剂。

⑤**四兽饮**　六君子汤加草果、乌梅、生姜。

本方草果，温中燥湿，用于治疗疟疾。乌梅、生姜，生津涩肠和胃。与六君子汤合用可治疗气虚夹痰湿之疟疾。

【原文】　一切血病芎归汤①　产后胎前必用方

　　　　　气虚难产参倍入　交骨难开龟发良②

【提要】　阐述血病的主方及兼证的加减运用。

【白话解】　不论何类血病，都可以用芎归汤作为基本方治疗，而且也是妇女胎前产后的必用方剂。如妇女气虚难产，则人参加倍加入，如妇女初次胎产，耻骨联合不开，则本方加完整龟甲一具体和乱发一团（即开骨散），效果较好。

【按语】　不论何类血病，都可以用芎归汤为基本方，随证加减；特别是妇人胎前产后，尤为必用的方剂。如妇女气虚难产，或者临盆时间过久，以致用力过度伤气，可以本方加人参，使气得补则血自行，胎儿自然能够顺利娩出；如气血不足，或者初次胎产，交骨（即耻骨联合）不开，也可以本方加完整龟甲一具，本人梳下的乱发一团（或他人梳下的乱发也可），煎汤服下，交骨就开，所以名叫开骨散。

①**芎归汤**（又名佛手散）　川芎三钱　当归五钱

水煎服。

方中川芎为妇科调经要药，具有活血止痛作用；当归具有补血、活血、调经、止痛作用。

②**开骨散**　芎归汤加龟板一具　乱发一团

水煎服。

芎归汤补血益气；龟甲具有滋阴潜阳、益肾健骨、固经止血的作用。

以上两方按照书中方法运用于临床，文献未见报道。但川芎、当归为血证要药，常配伍应用治疗血病。

【原文】　调肝养血宜四物①　归芎芍地酌相应

气虚血少参芪补②　气燥血热知柏③清

寒热柴丹炒栀子④　但热无寒丹骨平⑤

热甚芩连寒桂附　止血茅蒲破桃红

【提要】　阐述四物汤的加减运用。

【白话解】　调肝养血用四物汤，由川芎、当归、芍药、地黄组成。如兼有气虚血少症状，则加人参、黄芪，以补气血。如兼有气燥血热症状，则加知母、黄柏以清热养阴。如兼有寒热往来，则加柴胡、丹皮、栀子。如仅有发热，而没有怕冷的现象，则加地骨皮、牡丹皮。如发热较重，则加黄芩、黄连。如寒证明显，则加肉桂、附子。如有血瘀，则加桃仁、红花破血化瘀。如有出血，则加茅根、蒲黄炭以止血。

【按语】　四物汤是调肝养血的基本方。临床应用时，可参酌具体情况，相应地予以加减：如补血用白芍、熟地，破血则用赤芍，凉血则用生地；如气血亏弱，可加人参、黄芪，名叫圣愈汤；气燥不滋润，血热不清，表现嘴唇黏膜干燥，口渴但不欲饮，小便短少不清，手足心发热，则可加知母、黄柏以清热养阴，名叫六物汤；如因血虚发生寒热往来，则以本方加柴胡、丹皮、栀子名为加味四物汤；如果血虚发热，没有怕冷的

— 125 —

现象，则以本方加地骨皮、牡丹皮，名叫地骨皮饮。假如血虚生热，而热度又高，则以本方加黄芩、黄连以清热；如血虚生寒则加肉桂、附子以温化；如血瘀须要破血的，可加桃仁、红花；如出血不止，须要止血的，则加茅根、蒲黄炭。

①**四物汤**　川芎　当归　芍药　地黄各等分

水煎服。

方中重用熟地为君，滋阴补血；当归补血养肝，和血调经，为臣药；白芍养血柔肝，和营止痛，为佐药；川芎活血行气，并缓解地、芍阴柔之品腻滞之性；共奏补血和血调经之功效。本方补中有散，散中有收，为治理血分疾病的基本方药。

四物汤为补血剂之代表方。本方可治疗"一切血虚"之证，从而使本方的临床运用范围不断扩大。现代临床则更加广为运用，不论内、外、妇、儿、皮肤、五官、眼目诸疾，凡属血虚兼有血滞之证者予本方加减，均获良效。总而言之，本方为补血的基本方，随其用药比例及炮制的不同，血虚能补，血滞能行，血热能清，可加减用于多种血分病证。

本方现代常用于治疗妇科月经不调、胎产疾病，以及荨麻疹、扁平疣等慢性皮肤病，骨伤科疾病、过敏性紫癜、神经性头痛等辨证属营血虚滞者。

若大失血者，重在补气以固脱，故本方不宜用之。方中熟地滋腻，当归滑润，故湿盛中满，大便溏泄者忌用。

实验研究表明本方可增强造血细胞的功能，并能抑制体外血栓形成，改善血液的高粘状态，为说明本方补血调血的作用提供了客观依据。研究发现本方还具有抗缺氧、免疫调节和抗自由基损伤等作用，这与四物汤通过补血而内养脏腑，外充形体的功用亦颇为一致。

②**圣愈汤**　四物汤加人参、黄芪。

本方乃四物汤加人参、黄芪大补元气而成，故既有气血双补之功，又有补气摄血之力，为治疗气血两虚证及气虚血失统摄而致出血证的常用方剂。

③**六物汤**（知柏四物汤） 四物汤加知母、黄柏。

四物汤补血调血；加知母、黄柏清热养阴。

④**加味四物汤** 四物汤加柴胡、丹皮、栀子。

四物汤养血补血；柴胡、丹皮、栀子清热表里之热。

⑤**地骨皮饮** 四物汤加地骨皮、牡丹皮。

四物汤补血养血；地骨皮、牡丹皮清虚热。

【原文】 一切气血两虚证 八珍①四物与四君

气乏色枯毛发落 自汗盗汗悸忘臻

发热咳嗽吐衄血 食少肌瘦泄泻频

十全大补②加芪桂 荣③去芎加远味陈

【提要】 阐述气血两虚证的主方及兼证的加减。

【白话解】 一切气血两虚证，都可以用由四君子汤和四物汤组成的八珍汤治疗。如气血两虚，症见：少气乏力，面色枯槁不润泽，头发脱落，自汗或盗汗，心悸健忘，发热咳嗽，吐血或鼻血，胃口不开，肌肉日渐消瘦，大便泄泻等阳虚证，则应该用十全大补汤疗；如症见：呼吸少气，容易惊吓心跳，咽喉嘴唇干燥，则十全大补汤减去川芎加入远志、五味子、陈皮、姜、枣煎服，名叫人参养荣汤。

【按语】 十全大补汤与八珍汤均为四君子汤与四物汤合方，但前者又多黄芪、肉桂，由于黄芪擅补后天之气，肉桂可鼓舞气血生长，故补益气血之力优于八珍汤；而且黄芪甘温纯阳，肉桂大辛大热，因此十全大补汤偏于温补气血。八珍汤为治气血两虚证的基本方，十全大补汤则为治疗气血两虚之重证的代表方，对于兼有畏寒、四肢不温等虚寒之证者尤为适宜。

人参养荣汤与十全大补汤组成相似，均用于气血两虚证候的治疗。但前者重用白芍，故药性偏寒，且无行气动血之川芎而多养心安神之五味子、远志，较之十全大补养血之力尤著，并增宁心清补之功，故宜于气血大虚而偏热，兼有心神失宁之证者；而十全大补汤中诸药用量相等，故药性偏温，宜于气血大虚而偏寒之证。

①**八珍汤**　人参　白术　茯苓　甘草各二钱　川芎　当归芍药　地黄各等分。

本方由四君子汤和四物汤两方相合而成。方中参、术、苓、草益气；地、归、芍、芎补血，姜、枣调和营卫，共奏气血双补之功。

后世因八珍汤乃四君子汤与四物汤合方，兼具补气与补血作用，为气血双补的代表方，故用于治疗各种慢性虚弱性疾病属气血不足证候者，且一直沿用至今不衰。不论内、外、妇、儿各种疾病，只要辨证属气血两虚者，均可以本方加减治疗，为治疗气血两虚证候最为常用的方剂。

临床各科多种病证，如病后虚弱、贫血、慢性胃肠炎、迁延性肝炎、神经衰弱等各种慢性病，以及妇女月经不调、崩漏、习惯性流产，外证出血过多，溃疡久不愈合等，中医辨证属气血两虚者，均可以八珍汤加减治疗。

对八珍汤与四物汤药理研究发现，两方均能促进急性贫血的血细胞再生，其主要表现在网状红细胞的转变成熟过程，尤以八珍汤作用较显著。

②**十全大补汤**　方见"痉病死证"。

本方乃四君子汤合四物汤再加黄芪、肉桂而成。四君子汤和四物汤分别为补气与补血之要方，二方相伍，共奏气血双补之功。黄芪归脾肺经，大补后天之气，又兼具升阳、固表、托疮等多方面作用，与四君子相伍，则本方补气之力益著；肉桂辛甘大热，补火助阳，温通血脉，与诸益气养血之品同用，可温通阳气，鼓舞气血生长，从而增强本方补益虚损之功。诸药配伍，补气之中有升阳之力，养血之中有温通之能，共收大补气血之效。本方由十味药组成，功能大补气血，故以"十全大补"名之。

十全大补汤为大补气血的代表方，用于治疗多种慢性虚弱之证。本方现代常用于各种贫血、痿证、神经衰弱、慢性荨麻疹、妇女月经不调、疮疡溃后久之不愈合等辨证属气血大虚者，以及外科手术后，肿瘤等慢性消耗性疾病见上述证候者。

实验研究表明，十全大补汤可增强机体的非特异性免疫功能，并能提高机体的应激能力，与本方补虚培本的功能颇为一致，特别是本方在抗肿瘤方面所显示的作用值得引起重视。今后可就此进行深入研究，为恶性肿瘤的防治提供方法。

③**人参养荣汤** 人参二钱 白术二钱 茯苓二钱 炙甘草一钱 当归三钱 芍药三钱 地黄三钱 远志一钱 五味子一钱 陈皮一钱

姜三片，枣三枚，水煎服。

方中重用酸寒之白芍，以养血补虚，敛阴止汗，兼清虚热；人参大补元气，为养心益肺补脾之要药，二者合用，益气养血，共为君药。当归、熟地助白芍以补血，黄芪、白术、茯苓、甘草助人参以补气，并助白芍固表敛汗，肉桂鼓舞气血生长，均为臣药。佐以陈皮行气和胃，远志、五味子养心安神。再加生姜、大枣调和脾胃，用为使药。诸药相伍，共奏益气补血，养心安神之功。

人参养荣汤现代常用于治疗贫血、病后虚弱、神经衰弱、溃疡久不愈合等慢性虚弱性疾病属气血两虚证者。

【原文】 虚劳腹痛小建中① 悸衄亡血梦失精

　　　　　手足烦热肢酸痛　芍草饧桂枣姜同

　　　　　卫虚加芪黄芪建② 荣虚当归建中名③

　　　　　温养气血双和饮④ 三方减饧加地芎

【提要】 阐述虚劳病阴阳两虚证的主方及兼证的加减。

【白话解】 虚劳病阴阳两虚，出现腹痛的，可用小建中汤治疗。本方又兼治心悸动不安定，衄血或下血，梦遗，手脚热而发烦，四肢酸痛等阴阳不调的疾病。本方由桂枝、芍药、生姜、炙甘草、大枣、饴糖组成。如出现卫气偏虚，则加黄芪，名为黄芪建中汤；如出现荣血偏虚，则加当归，名为当归建中汤；温养气血，可用双和饮；双和饮就是小建中汤、黄芪建中汤、当归建中汤三方减去饴糖加入熟地、川芎组成。

【按语】 小建中汤的配伍颇有特色，以甘温药为主，伍以辛酸，以成辛甘化阳和酸甘化阴之剂，使阴阳相生，中气自立。本方是遵照《内经》"劳者温之"之义制定，诸药配伍，共奏平补阴阳，调和气血，温中补虚，和里缓急，建立中气，以灌四旁的功效。黄芪建中汤与小建中汤均有温中补虚，缓急止痛之功，用于中焦脾胃虚弱，阴阳气血不足之证。由于本方更增黄芪一两半，而黄芪善补脾肺之气，又能固表止汗，故更宜于中焦虚寒，气虚较著，兼有神疲乏力，自汗脉弱者。

　①**小建中汤** 桂枝三钱　芍药六钱　生姜二钱　炙甘草三钱 大枣十二枚　饴糖一小杯，后人

　　上六味，水煎服。

　　方中以大剂量白芍益阴和营，桂枝温养血脉，一阴一阳，阴阳共济同为君药；饴糖甘温而润，温中补虚，缓急止痛，既助芍药益阴，又助桂枝温阳，为臣药；炙甘草补虚缓急，得芍药则酸甘化阴，滋养阴血，得桂枝则辛甘化阳，温中扶阳为佐药；生姜、大枣调营卫、益脾胃，和诸药，为使药。

历代医家对于中虚腹痛之证常以小建中汤为主治疗。现代对于胃及十二指肠球部溃疡而见胃脘隐痛，喜温喜按，舌淡脉细，证属中虚脏腑失于温养者，用本方加减治疗，亦多获捷效。本方还有调和阴阳，以除虚劳发热之功，对于后世内伤发热的治疗亦有较为深远的影响。本方应用范围十分广泛，近年来用本方加减，治疗慢性胃炎，胃及十二指肠溃疡、慢性肝炎、贫血、神经衰弱、溶血性黄疸等，均取得可靠疗效。

②**黄芪建中汤**　小建中汤加黄芪三钱。

方中黄芪甘温入肺，健脾益气；饴糖甘温补虚，缓急止痛，共为方中君药。桂枝助阳，芍药益阴，二药相合，调和阴阳，化生气血为臣。生姜、大枣辛甘相合，健脾益胃，调和营卫，为佐药。炙甘草益气健脾，调和诸药为使。且炙甘草味甘，与桂枝、饴糖相配"辛甘化阳"，合芍药"酸甘化阴"。诸药相合，益气建中，方可化源足，气血生，营卫调，诸症平。

黄芪建中汤为建中汤加黄芪而成，以温中补虚立法，是治疗虚劳的著名方剂。本方现代常用于治疗胃、十二指肠溃疡，神经衰弱，慢性腹膜炎，慢性胃炎等辨证属中气虚寒，阴阳气血俱虚的多种疾病。阴虚火旺者，呕家及中满者，均忌用本方。

病案举例：

张某。因胃脘痛半月来院求治，经纤维胃镜检查，胃体中、下窦部黏膜以红为主，诊断为浅表性胃炎。症见胃痛隐隐，喜温喜按，得温痛减，遇寒痛甚，伴神疲乏力，纳少便溏，舌淡苔白，脉沉缓，予黄芪建中汤加减，服药23剂，临床症状消失，痊愈出院。[河北中医，1994，（14）：30]

③**当归建中汤**　小建中汤加当归三钱。

小建中汤加当归以增强补血作用。

④**双和饮**　桂枝　芍药　炙甘草　生姜　大枣　黄芪　当

归 川芎 熟地 水煎服。

①②③方去饴糖，加熟地、川芎以加强补血活血作用，谓双和饮。

【原文】 补肝汤①治肝虚损　筋缓不能自收持

目暗眈眈[1]无所见　四物酸枣草瓜宜

【提要】 阐述补肝汤的主治证和药物组成。

【注释】 [1]眈眈：huánghuáng音徨徨；形容视物模糊之意。

【白话解】 补肝汤治疗肝血虚损，不能荣养筋脉，以致四肢筋脉弛缓，懈怠无力，两眼暗淡无光，视物模糊不清，甚至看不见东西；补肝汤即四物汤加枣仁、甘草、木瓜三味而成。

【按语】 肝藏血，开窍于目，在体合筋，肝血不足，不能养目，不能濡养筋脉，则视物模糊，活动不利，治疗当以补肝血为主。

①**补肝汤** 川芎　白芍　熟地　当归　枣仁　甘草炙木瓜

水煎服。

方中熟地、当归、白芍补血；川芎活血；枣仁养心益肝；木瓜引药入肝经；甘草调和诸药。

本方成方应用于临床，文献报道甚少，但方中药物多为补血常用药。

【原文】 加味救肺①治肺损　嗽血金家被火刑

归芍麦味参芪草　百花紫菀马兜铃

【提要】 阐述加味救肺饮的主治证和药物组成。

【白话解】 加味救肺饮治疗由于心火灼伤脉络而咳血的肺损伤，本方由当归、芍药、麦冬、五味子、人参、黄芪、炙甘草、百合、款冬花、紫菀、马兜铃组成。

【按语】 肺病嗽血，是元气虚损引发心火，克伐肺金，灼伤津液，脉络损伤，血从络脉渗出，随咳嗽而出。治疗当以滋阴降火。这样，肺气得到补养，心火得到敛降，肺不受火刑，而又得到补益，嗽血自然痊愈。

①加味救肺饮　当归　芍药　麦冬　五味子　人参　黄芪
炙甘草　百合　款冬花　紫菀　马兜铃
水煎服。

方中以人参、黄芪、甘草补养元气；以当归、白芍滋养荣血；麦冬、五味子敛降心火；百合、冬花、紫菀、兜铃补肺止嗽。

【原文】 天王补心①心虚损　　健忘神虚烦不眠
　　　　柏子味芩归地桔　　三参天麦远朱酸

【提要】 阐述心血虚的主证、主方。

【白话解】 天王补心丹治疗心血虚损，其症状是：健忘，心悸，烦热不得安眠，本方由人参、枣仁、当归、生地、麦冬、天冬、茯苓、柏子仁、五味子、桔梗、丹参、元参、远志、朱砂组成。

【按语】 天王补心丹是养心安神的常用方，长于滋养阴血而安神，适于阴血不足为主的患者。临床特征为心中虚烦不寐，心悸，头晕，耳鸣，腰酸等。

①天王补心丹　人参—两　枣仁—两　当归—两　生地四两
麦冬—两　天冬—两　茯苓五钱　柏子仁—两　五味子—两　桔
梗五钱　丹参五钱　元参五钱　远志五钱　朱砂五钱

上为末，炼蜜为丸，朱砂为衣，如椒目大，每服二钱至三钱，白汤下。

方中用生地为君，天冬、麦冬为佐，取其能够滋水，水盛则火降伏，火伏则神不被扰而自然安宁；再配枣仁、人参、茯苓、当归、丹参、元参以补血清火；五味子、远志以收敛心气；柏子仁、朱砂安神，桔梗提神，则健忘，烦热不眠等症自然痊愈了。本方药味偏于寒凉滋腻，故脾胃虚弱者，应当慎用。本方用朱砂为衣，或以朱砂水飞后掺入，而朱砂为汞的硫化物，长期服用含朱砂的制剂可致汞的蓄积，因此不宜久服。

本方滋阴养血，补心安神，并有清热作用。对阴血不足，阴虚火旺所致心悸怔忡，失眠健忘，口舌生疮等病证，有很好的效果。但寒滞之品较多，平素脾胃虚弱，胃纳不佳，大便不实者，不宜使用。

现代临床用于中神经衰弱、精神分裂症、心脏病、复发性口疮、慢性眼结膜炎、甲状腺功能亢进、更年期综合征等病，中医辨证属心经阴血不足者的治疗。

据资料报道，经药理研究证明，本方对缺血心肌局部的作用原理大致为：①对缺血心肌血流供应的调节；②提高缺血心肌对乏氧的耐受性；③改善缺血心肌的生化代谢等作用。多用于神经衰弱、心脏病、精神分裂症的治疗。

【原文】 归脾①思虑伤心脾　　热烦盗汗悸惊俱
　　　　　健忘怔忡[1]时恍惚　　四君酸远木归芪

【提要】 阐述心脾两虚的主证、主方。

【注释】 [1] 怔忡：zhèngchōng；音正冲；是自觉地心脏冲动，不得安宁。

【白话解】 归脾汤治疗由于思虑过度，损伤心、脾的病证。其症状是：虚热、心烦、盗汗、心悸、健忘、怔忡、恍惚。本方由四君子汤加酸枣仁、远志、木香、当归、黄芪组成。

【按语】 悸，是心脏自觉地跳动。惊，是接触了异样的事物，便会发生惊骇。健忘，是讲过或者做过的事情，容易忘记。怔忡、恍惚，是心神意志不定。

方中木香，虽为佐使之品，但也起着重要作用，临床不可弃之不用。张石顽曾说："此方滋养心脾，鼓动少火，妙以木香、调畅诸气；世以木香性燥而不用，服之多见痞闷或泄泻减食者，以其纯阴无阳不能运化药力故耳。"可谓经验之谈。但用量不宜过大，以免耗伤气阴。归脾汤配伍特点有二：一是心脾同治，重在补脾，使脾旺则气血生化有源，故方以"归脾"名之；二是气血并补，重在补气，气旺而能生血，血足则心有所养，神有所舍。

①归脾汤　人参　龙眼肉　黄芪　炙甘草　白术　茯苓木香　当归　酸枣仁　远志

姜三片，水煎服。

方中黄芪、人参，补脾益气，龙眼肉补益脾气，养血安神，同为君药；白术助参、芪补益中气，茯神、枣仁助龙眼肉养心安神，当归养血和血，同为臣药；远志交通心肾，宁心安神，木香理气醒脾，使扶正之品补而不滞，为佐药；炙甘草益气和中，姜、枣调和营卫，为使药。共奏益气补血，健脾养心之功。本方益气健脾药居多；脾气旺则能生血、统血。生血则心、脾血充足，意志自然安定。

本方证的辨证要点为：心脾两虚所致的失眠健忘，心悸怔忡，倦怠乏力，食量减少，舌淡苔白，脉细弱。该方作为补益心脾，益气摄血之剂而传于后世。

现代运用本方加减治疗神经衰弱、胃及十二指肠溃疡、子宫功能性出血、血小板减少性紫癜、溶血性贫血、再障贫血、脑外伤后遗综合征、冠心病、风湿性心脏病、重症肌无力等，中医辨证属心脾两虚，气血不足者。

研究结果表明，归脾汤可明显增强实验动物的记忆功能，抑制过氧化脂质的生成，还有良好的抗休克作用。

【原文】　固本①肺肾两虚病　肺痿咳血欲成劳
二冬二地人参共　　保元生脉②脾同调

【提要】　阐述肺肾两虚的主证、主方及加减应用。

【白话解】　人参固本丸治疗肺肾阴虚导致的肺痿、咳血，并将有成痨趋势的病证。本方由人参、天冬、麦冬、生地、熟地组成。加保元汤、生脉散组成保元生脉固本汤，可以治疗肺、脾、肾三脏俱虚。

【按语】　由于肺、肾气阴皆虚，以致出现咳嗽咯血，咯吐涎脓的肺痿证，并将有成痨趋势的，应当用人参固本丸，以双补肺肾。

本方与保元汤、生脉散三方组成，便是保元生脉固本汤，作用是调补肺、脾、肾三脏。凡症状见有咳嗽，咯血，食欲不振，腰腿疲软无力等一派肺、脾、肾都虚现象的，都可以保元生脉固本汤治疗。

①人参固本丸　人参　天冬　麦冬　生地　熟地
研末，杵为丸，如桐子大，每服三钱。

方中人参大补元气；二冬养阴润肺、益气化痰；生熟地补血滋阴、益精填髓，因此以养肺肾之阴为主，兼有补气作用。

②保元生脉固本汤　人参　天冬　麦冬　生地　熟地　黄芪　炙甘草　五味子
水煎服。

　　保元生脉固本汤由人参固本丸、保元汤和生脉散三方合成，对于肺、脾、肾都有滋补作用，适用于肺虚久咳及肺、脾、肾具虚的咳喘。

　　【原文】　逍遥①理脾而清肝　血虚骨蒸烦嗽痰
　　　　　　寒热颊赤胁不快　妇人经病脉虚弦
　　　　　　术苓归芍柴薄草　加味栀丹肝热添
　　　　　　肝气滞郁陈抚附　热加吴萸炒黄连

　　【提要】　逍遥散的主治证、药物组成及加减应用。

　　【白话解】　逍遥散能调理脾土、清肝热。其表现为血虚的症状，烦热骨蒸，咳嗽咳痰，寒热往来，头眩耳鸣，胸胁胀满不舒畅。妇女还表现为月经不调，脉象虚弦。本方由芍药、当归、白术、茯苓、甘草、柴胡、薄荷组成。如果肝郁火盛，则加丹皮、栀子，称为加味逍遥散；如兼有肝气郁滞，则加陈皮、芍药、香附。如肝气郁而生内热，则加吴茱萸、炒川连。

　　【按语】　脾土虚生化资源不足，则肝木得不到足够的滋养，影响了肝木的生发之气而成郁；郁久生火，木火刑金，却耗阴液，因之发生咳嗽，烦热骨蒸，头眩耳鸣，胸胁胀满疼痛，寒热往来，好像疟疾。治疗应该调理脾土、清肝热、养肝血、疏达肝气。古人说："木郁达之"，所以名为逍遥散。但薄荷终究是发汗的药品，不宜多用，以防元气受伤，应用时只要少许作为引药，就可以了。

　　①逍遥散　芍药酒炒　当归　白术炒　茯苓　炙甘草　柴胡各二钱
　　引用煨姜三片，薄荷少许，煎服。
　　方中柴胡其性升散，疏肝之郁，当归、白芍柔润滋补阴血，养肝之体；白术、茯苓健脾去湿，以资脾胃生化之源；炙甘草益气缓急，煨姜温中和胃并助术、苓健脾；薄荷辛凉，助柴胡解郁。共奏疏肝解郁，养血健脾之功。如肝郁火盛，以致内外都热，则加丹皮清肌肤之热，栀子清内热，称为加味逍遥散；如肝气滞可加陈皮以疏气，肝气郁加芍药、香附以理气解郁；肝气郁而生内热，则加吴茱萸、炒川连以清肝热。

本方配伍十分周密，颇与《内经》"肝苦急，急食甘以缓之"；"脾欲缓，急食甘以缓之"；"肝欲散，急食辛以散之"的古训相合，故为调和肝脾的常用方剂。

现代临床病毒性肝炎、胆囊炎、胆石症、乳腺肿瘤、痛经、女子不孕、神经衰弱、植物神经功能紊乱等。凡属肝气郁结而兼血虚脾弱者，均可用本方加减治疗。

痨瘵总括

【原文】 痨瘵[1]阴虚虫干血　积热骨蒸咳嗽痰
　　　　　肌肤甲错目黯黑　始健不泻下为先

【提要】 痨瘵的病因和症状。

【注释】 [1]瘵：zhài，音寨，指气血两败的意思。

【白话解】 有传染性的虚痨病，名为痨瘵，它是由瘵虫传染的。痨瘵有阴虚干血和阴虚积热的分别。阴虚干血的，往往皮肤粗糙干燥不滑润，眼眶四周黯黑，视物无光，骨蒸潮热，咳嗽痰多，或咳血。阴虚积热的，就没有肌肤甲错，两目黯黑的现象。本病初期体格还较健壮而且没有大便泄泻的，可用攻下法治疗。

【按语】 肺痨又称痨瘵，古称"传尸"，是由于痨虫腐蚀肺叶所引起的一种具有传染性的慢性衰弱性疾病，临床上以咳嗽、咳血、潮热、盗汗、胸痛及身体逐渐消瘦为特征。早在《内经》中，即有类似本病的记载，如《素问·玉机真藏论》说："大骨枯槁，大肉陷下，胸中气满，喘息不便，内痛引肩项，身热，脱肉……"；《灵枢·玉版》说："咳，脱形，身热，脉小以疾。"均生动地描述了肺痨的一些主证及慢性衰弱性表现。《中藏经·传尸》已认识到与病人直接接触引起传染的可能性。《千金方·九虫》提出"劳热生虫在肺"，明确认定病位在肺。《普济本事方》明确指出本病的病因为"肺虫"。《十药神书》收载10方，是我国现存的第一部治疗肺痨专著。《丹溪心法·劳瘵》认为"痨瘵主乎阴虚"，突出了本病的病理特点。《医学正传·劳极》确立了杀虫与补虚的两大治疗原则。西医学中的肺结核病，属于本病的范畴。

本病的病因是痨虫感染，正气的强弱是发病与否及病机演变的重要条件，病变性质为阴虚，病变部位以肺脏为主，可累及脾肾，甚至传遍五脏。①痨虫传染：自晋代开始即认识到本病具有传染性，明确提出痨虫传染是本病的主要原因，因直接接触本病患者，痨虫侵入人体而发病。②正气虚弱：若先天禀赋薄弱，或后天嗜欲无度，忧思劳倦或大病久病失于调治，耗伤气血津液，致正气不足，抗病力弱，痨虫乘虚侵入，腐蚀肺叶，发为肺痨。上述内外两方面的因素，可以互为因果，但正气强弱是发病的关键，也是肺痨病传变、转归的决定性因素，若正气较强，则能抗御痨虫，使病变局限于肺部，逐渐好转、痊愈；若正气虚弱，则发展为多脏亏损，病变由轻转重。本病在演变过程中，基本病机为阴虚，一般说，肺痨初起肺体受损，肺阴耗伤，肺失滋润，主要表现为肺阴不足，继则肺肾阴虚、兼及心肝，或肺脾同病，气阴两伤，后期多发展为肺、脾、肾三脏同病，阴损及阳，导致阴阳两虚。

痨　瘵　治　法

【原文】 痨瘵至泻则必死　不泻能食尚可痊
　　　　　初取利后宜详审　次服柴胡清骨煎

虚用黄芪鳖甲散　热衰大补养荣参
皮热柴胡胡连入　骨蒸青蒿鳖甲添
阳虚补阴诸丸剂　阳虚补阳等汤圆
咳嗽自同咳嗽治　嗽血成方太平丸

【提要】　阐述痨瘵的辨证论治。

【白话解】　痨瘵发展到大便泄泻，这是脾土已败坏的征象，病情十分严重；如果大便没有泄泻现象，胃口还好，说明脾胃还好，还能接受药力的攻下，预后良好。在初阶段用了下法以后，积热或者瘀血已去，还应该审察其内热的轻重和患者的元气强弱。如热重而元气还强，可用柴胡清骨散。热不重而元气又弱，则用黄芪鳖甲散。如热轻微而元气又极虚弱，则宜用十全大补汤；或者人参养荣汤。如果热在肌肤，可加柴胡、胡黄连；热在骨内，则加青蒿、鳖甲。如下午发热，这是阴虚发热，可按照具体情况，在各种补阴方剂中，选择适当的方子治疗。如系阳虚恶寒，又很消瘦，也可按照具体情况，在补阳方剂中，选择适当的方来处理。如经常咳嗽不止；可参考"咳嗽门"的治法；若咯血的，则可用《十药神书》中的太平丸。

【按语】　对本病的治疗，《医学正传·劳极》提出："一则杀其虫，以绝其根本，一则补其虚，以复其真元。"因此，补虚培元，治痨杀虫为本病的基本治疗原则。

在治疗方面，一般来说，根据病情的表现，可用各种补阴药。但是这种病在初期元气还没有十分虚弱，体格还较健壮的时候，或虽然长久缠绵不愈，但没有大便泄泻的症状，不论积热和干血，都可用攻下法，去其积热或干血。

【附方】　干血大黄䗪虫①治　积热蒿黄胆便煎②
癸亥腰眼灸七壮　后服传尸将军丸③

【提要】 阐述治疗痨瘵有干血和积热的主方。

【白话解】 痨瘵有干血用大黄䗪虫丸治疗。有积热的，则用大黄青蒿煎治疗，其药物组成为青蒿、大黄、猪胆汁、童便。并且癸亥日用艾绒灸两腰眼各七壮，然后服用传尸将军丸。

【按语】 大黄䗪虫丸是《金匮要略》中的成方，它是治疗虚劳病内有干血的一张好方剂。如果是虚劳病内有积热的，则用大黄青蒿煎方。

虚劳是由瘵虫传染的。古人认为患者痨瘵死亡以后，这种瘵虫可以传染给他人，如不及时防止，可以扩大传染，全家相继死亡，故名为传尸痨。

癸亥日用艾绒灸两腰眼各七壮，然后服用传尸将军丸。这个治法，虽然见载于古书，但是是否按古法使用，有待进一步研究。

大黄䗪虫丸的配伍特点有二：一为寓补血于祛瘀之中，则养血而不瘀，祛瘀而不伤正；二为药物取其猛，剂型用其丸，剂量服其微，则猛而不峻，渐消缓散。

①**大黄䗪虫丸** 大黄十分，蒸 黄芩二两 甘草三两 桃仁一升 杏仁一升 芍药四两 干地黄十两 干漆一两 虻虫一升 水蛭百枚 蛴螬一升 䗪虫半升

上十二味为末，炼蜜为丸，小豆大，酒饮服五丸，日三服。

方中大黄"主下瘀血"䗪虫善"破坚癥，磨血积"力专而缓，合大黄以攻下瘀血，共为君药。桃仁、水蛭、虻虫、蛴螬、干漆活血通络，破血逐瘀，与君药合用，则祛瘀血，通血闭之功尤彰，为臣药。黄芩清解瘀热，杏仁宣利肺气，加之大黄开瘀血下行之路，亦可为消瘀化积之助。重用地黄、芍药，合杏仁、桃仁滋阴血，润燥结，既使血得濡以成就诸活血之品的逐瘀之功，又藉其滋补之效以兼顾已虚之躯，四药共为佐

药。甘草和中补虚，调和诸药，以缓和诸破血药过于峻猛伤正，是为佐使。

现代本方常用于良性肿瘤、妇女瘀血经闭、腹部手术后之粘连性疼痛、肝脾肿大、肝硬化、子宫肌瘤、结核性腹膜炎、食管静脉曲张等而见本方证者。

治疗上述诸疾，久服方可取效。孕妇忌服。方中破血祛瘀之品较多，补虚扶正则不足，虽有"去病即所以补虚"之意，但在干血去后，还应施以补益之剂以收全功。有关用量，取其量小，攻瘀而不伤正。小豆大 5 丸，约今 1 克重，或属瘀血而热盛者，每次可用到 3～6 克。若属妇女子宫肌瘤，在出血时，暂停使用。

实验研究提示，大黄䗪虫丸有较显著的抗慢性肝损伤作用及一定的抗肝纤维化作用。大黄䗪虫丸有明显的改善微循环、降低血管壁通透性和抗心缺血作用，具有重要的临床意义。本方可明显减轻脑缺血动物脑水肿，降低毛细血管通透性，改善因缺氧而致神经细胞损伤。

②**大黄清蒿煎**　大黄　青蒿　猪胆汁　童便。

大黄清泄内热；青蒿清虚热；猪胆汁清肝火。

③**传尸将军丸**　大黄九蒸晒　管仲　牙皂去皮，醋炙　桃仁去皮，炒　槟榔　雷丸各一两　芜荑五钱　鳖甲醋炙，一两　麝香一钱

上为末，先将蒿叶二两，东边桃、李、柳、桑叶各七片，水一盏，煎七分，去滓，入蜜一大盏，再熬至成膏，入前药末及麝香、安息香，捣丸如梧子大，每服三十丸，食前枣汤下。

方中大黄，清热解毒，行血祛瘀。管仲(亮叶委陵菜的根或全草)，清热凉血。牙皂，祛痰开窍。槟榔、雷丸、芜荑，杀虫导滞。鳖甲，滋阴散甲。桃仁，活血化瘀。麝香，开窍回苏，活血散结。全方有清热解毒杀虫，滋阴凉血祛瘀，豁痰开窍的功用。

【原文】　清骨①骨蒸久不瘥　热甚秦知草胡连
　　　　　鳖甲青蒿柴地骨　韭白髓胆童便煎

【提要】　阐述痨瘵阴虚内热证的主方。

【白话解】　痨瘵阴虚骨蒸，长久不愈，且热较盛的，可用柴胡清骨散治疗。本方由秦艽、知母、鳖甲、炙甘草　胡黄连、青蒿、柴胡、地骨皮、韭白、童便、猪脊髓、猪胆汁组成。

【按语】　阴虚骨蒸，长久没有瘥愈，但其人热度虽然很高，而元气尚没有十分衰弱，可用养阴清热的柴胡清骨散治疗。

①**柴胡清骨散**　秦艽　知母　鳖甲　炙甘草　胡黄连　青蒿　柴胡　地骨皮　韭白　童便　猪脊髓　猪胆汁

方中柴胡和解退热；胡黄连、青蒿、秦艽、知母、地骨皮退虚热；鳖甲滋阴清热，为治阴虚发热的要药，加上佐使之药韭白、童便、猪脊髓、猪胆汁，清热之功更佳。

【原文】　黄芪鳖甲①虚劳热　骨蒸晡热渴而烦
　　　　　肌肉消瘦食减少　盗汗咳嗽出血痰
　　　　　生地赤芍柴秦草　知芪菀骨半苓煎
　　　　　人参桂桔俱减半　鳖甲天冬桑倍添

【提要】　阐述痨瘵阴虚内热证的主方。

【白话解】　黄芪鳖甲散是治疗虚劳病阴虚生内热，元气亏弱，潮热稽留不退的一张方子。由于本方有养阴清热、润肺补气的作用，所以适应证是：潮热，口渴，心烦，肌肉消瘦，饮食减少，盗汗，咳嗽，咯血等。本方由生地、赤芍药、柴胡、秦艽、炙甘草、知母、黄芪、紫菀、地骨皮、半夏、茯苓、人参、桂枝、桔梗、桑白皮、鳖甲、天冬组成。

【按语】 本方与柴胡清骨散都可以治疗阴虚内热，但柴胡清骨散以清热为主，养阴为次；而本方滋阴为主，清热较弱，临床上要区别内热为主，还是阴虚为主，分别选用不同的方子治疗。

①**黄芪鳖甲散** 生地 赤芍药 柴胡 秦艽 炙甘草 知母 黄芪 紫菀 地骨皮 半夏 茯苓 人参 桂枝 桔梗 鳖甲 天门冬 桑白皮

方中柴胡、秦艽、知母、地骨皮退虚热；生地、鳖甲、天门冬、紫菀滋阴；桑白皮泻肺热；黄芪、人参补气；桔梗、半夏、茯苓止咳化痰；赤芍药、炙甘草、桂枝为佐使药。

自汗盗汗总括

【原文】 自汗表阳虚恶冷　阳实蒸热汗津津
盗汗阴虚分心肾　心虚不固火伤阴

【提要】 阐述自汗、盗汗的辨证。

【白话解】 自汗为卫阳虚弱，常兼有恶寒怕冷。如蒸蒸发热，汗出不恶寒的，那就不是表阳虚而是属于里阳实热证。盗汗为阴虚所致，但有心阴虚和肾阴虚的不同。心阴虚又有心阴不固和心火伤阴两种。

【按语】 汗病是人体阴阳失调，营卫不和，腠理开阖失司，津液外泄，致使全身或局部非正常性汗出一类疾病的总称。根据汗出的表现，一般可分为自汗、盗汗、脱汗、战汗、黄汗等。本病首见于《内经》，《素问·脏气法时论》曰："肾病者，寝汗出，憎风。"同时还记述了绝汗、汗出、魄汗、灌汗、漏泄等。自汗、盗汗之名首见于《伤寒论》，而汉代以后才作为独立病证予以讨论。《伤寒明理论》首先将汗病进行分门论治。战汗一证始见于《伤寒论》，而《温疫论》辟为专题论述。《金匮要略·水气病脉证并治》详细论述了黄汗的证因脉治，对后世认识和治疗汗证也很有启发意义。

人清醒时，没有用发汗药或其他刺激因素而汗自出的，叫做自汗。这是由于人体本身的表阳虚弱，卫外的功能减弱，津液外泄所致。治疗的方剂，分别在下面介绍，可随症选用。至于蒸蒸发热，汗出不恶寒的，那就不是表阳虚而是属于里阳实了。所谓里阳实，就是阳邪太盛，火邪逼津，因而汗出，所以可用调胃承气汤泻其火热之气，则热退汗止了。

人在睡着的时候，汗出来，醒来汗就自止，叫做盗汗。它的原因，虽然都是阴虚热扰而致，但是应分心阴不固、心火伤阴和肾阴不足、五志化火二种，临床应详细区分，治疗方不致误。

现代医学的植物神经功能紊乱、结核病、休克、甲状腺功能亢进、一时性低血糖和某些传染病的异常汗出，均属本病范畴。

【附方】 自汗表虚黄芪草① 玉屏风散②术芪防
气虚加参阳虚附 血虚黄芪建中汤③

【提要】 阐述自汗的主方和兼证的加减应用。

【白话解】 自汗为卫阳虚弱，可以用由黄芪、甘草组成黄芪六一汤治疗，也可以用黄芪、白术、防风组成的玉屏风散治疗。如有气虚，则加人参，如有阳虚，则加附子；血虚要用黄芪建中汤。

【按语】 玉屏风散配伍的特点在于：以益气固表为主，酌伍少量祛风解表之品，固表之中寓有疏散、祛风之意，这样可加强固表止汗之功，可谓相畏相使，相反相成。

黄芪六一汤和玉屏风散，都是治疗表阳虚的自汗证。如有气虚现象，可加人参以补气；有阳虚现象，可加附子以扶阳；

如果没有气虚的少气乏力，或者阳虚的怕冷现象，那就不属于表阳虚而是属于阴血虚了，切不可用人参、附子，以免更加耗伤阴血，应该用黄芪建中汤以补气生血。

玉屏风散与桂枝汤可用治表虚自汗，然本方证之自汗，乃卫气虚弱，腠理不固而致；桂枝汤证之自汗，因外感风寒，营卫不和而致。故本方功专固表止汗，兼以祛风；而桂枝汤则以解肌发表，调和营卫取效。

玉屏风散证应与太阳中风证认真鉴别。太阳中风证虽有自汗，但其为外感风邪，营卫不和所致，属于邪实，方用桂枝汤调和营卫，疏风散邪；本方证的自汗乃气虚卫表不固，津液不能内守而外泄所致，其证属虚，故用本方益气因表止汗。

①**黄芪六一汤**　黄芪六钱　甘草一钱

水煎服。

黄芪补气升阳，益卫固表；甘草益气补中，调和药性。

②**玉屏风散**　黄芪六两　白术二两　防风二两

研末，每次服三至五钱，或作煎汁亦可，但不宜减其制。

方中以黄芪为君，益气固表；白术为臣，益气健脾，芪术配伍，大补脾肺之气，充实腠理，既能止汗，又能抗御外邪；防风为佐使药，祛风散邪，既能升脾中清阳，又能引黄芪达表御风，防芪配伍，黄芪得防风固表而不敛邪，防风得黄芪祛邪而不伤正。三药相合，共奏益气固表止汗的功效。本方补中寓散，有安内攘外之妙，如同御风之屏障，临床价值珍贵如玉，故命名为"玉屏风散"。

玉屏风散药虽三味，但配伍十分精当。是治疗气虚自汗及由于气虚，腠理疏松，易受风邪侵袭而经常患感冒的著名方剂，故临床亦较为常用。若表虚汗多不止，可加浮小麦、牡蛎等，以增强固表止汗的功效；若本方证感受表邪，汗出，恶风较重，可加桂枝，以加强散邪之力。

现代常用于治疗或预防小儿及成人反复发作的上呼吸道感染，肾小球肾炎易于因伤风感冒而诱致病情反复者，过敏性鼻炎、慢性荨麻疹、支气管哮喘等每因外受风邪而致反复发作的过敏性疾病，以及手术后、产后、小儿等因表虚腠理不固而致之自汗证。虚人外感，邪多虚少，以及阴虚发热之盗汗，不宜使用本方。

研究发现，玉屏风散口服液在鸡胚内能明显抑制流感病毒A，并可使小鼠腹腔巨噬百分率和吞噬指数显著升高。此外，还观察到药物在鸡胚内不仅是抑制流感病毒，而且还具有灭治流感病毒的作用。研究发现本方能够提高吞噬细胞功能，促进免疫球蛋白的分泌，增加免疫器官重量，对细胞及体液免疫具有促进和保护作用，并对机体的免疫功能呈现双向调整性效应，从免疫学方面较为系统地提示了本方益气固表的药效学基础。同时还发现本方能够增强垂体—肾上腺皮质功能，促进组织器官病理损害的修复，并有抗病毒和抗感染作用，提示本方治疗感染性疾病的机制是多方面的。

③**黄芪建中汤**　方见"虚劳治法"。

【原文】　盗汗心火下伤阴　　归芪二地柏连芩①
　　　　　心虚酸枣②芍归地　　知柏芩芪五味参

【提要】　阐述盗汗的主方和兼证的加减应用。

【白话解】　盗汗是因心火伤阴的，用当归六黄汤治疗。本方由当归、生地黄、熟地黄、黄连、黄芩、黄柏、黄芪组成。如是因心阴虚的，则用酸枣仁汤酌情加白芍、当归、熟地、黄柏、黄芪、五味子、人参等。

【按语】　酸枣仁汤是以酸收和辛散之品并用，兼以甘平之品配伍而成，体现了《内经》治肝而用酸泄、辛散、甘缓之治疗原则。

①当归六黄汤　当归三钱　生地黄三钱　熟地黄三钱　黄连一钱　黄芩一钱半　黄柏二钱　黄芪六钱

研末，每服五钱，水二盏，煎至一盏，食前服，小儿减半服之。

方中当归、生地、熟地入肝肾而滋阴养血，阴血充则水能制火，为方中君药。黄连、黄芩、黄柏清心泻火除烦以坚阴，热清则火不内扰，阴坚则汗不外泄，共为方中臣药。倍用黄芪益气实卫固表，合当归、熟地又可益气养血，为方中佐药。综观全方，其组方特点，一是养血育阴与泻火除热并进，养阴以治本，泻火以治标，使阴固而水能制火，热清则耗阴无由；二是益气固表与育阴泻火相配，育阴泻火为本，益气固表为标，以使营阴内守，卫外固密。诸药合用，则有滋阴清热，固表止汗之功，于是内热、外汗皆可相应而愈。

当归六黄汤为治疗阴虚火旺之盗汗的主方。现代常用本方治疗结核病、糖尿病、甲状腺功能亢进、更年期综合征等属于阴虚火旺者。本方养阴泻火之力颇强，适用于阴虚火旺，中气未伤者。若脾胃虚弱，纳减便溏者，则不宜使用。后人治疗阴虚火旺之盗汗，多宗本方立意。

②酸枣仁汤　酸枣仁　甘草　知母　茯苓　川芎

方中重用酸枣仁为君，养血安神；川芎为臣药，疏肝和血，与酸枣仁配伍，一辛散，一酸收，助君药养血和肝，有相反而相成之妙；茯苓健脾，有培土荣木之妙，助酸枣仁宁心安神，知母清热益阴除烦，并可缓解川芎温燥之性，同为佐药；甘草和肝脾，调药性，为使药。共奏养血安神，清热除烦之功效。

本方出自《金匮要略》，可养血安神，清热除烦。为治疗失眠证的祖方，以肝血不足，兼有内热为其辨证着眼点。西医学中神经衰弱、高血压、冠心病、妇女更年期综合征、精神障碍如忧郁症、焦虑性神经病、精神分裂症妄想型等，证属肝血不足，虚热内扰，心神不安者，可用本方加减治疗。

失 血 总 括

【原文】 九窍出血名大衄　鼻出鼻衄脑如泉
　　　　　耳目出血耳目衄　肤出肌衄齿牙宣
　　　　　内衄嗽涎脾唾肾　咯心咳肺呕属肝
　　　　　精窍溺血膀胱淋　便血大肠吐胃间

【提要】 阐述失血的辨证分型。

【白话解】 如口、眼、耳、鼻以及前、后二阴一齐都出血，叫做大衄；如仅是鼻孔出血叫鼻衄；如果鼻出血如泉涌不止，则叫脑衄；耳孔出血叫耳衄；眼睛出血叫目衄；皮肤出血叫肌衄；牙齿出血叫齿衄，又叫牙宣，这些出血的名称，是根据出血部位不同而定名的。如从口而来，则为内衄；内衄是以出血的情况表现而推断它出血所属的脏器，如血夹在涎沫中的来自脾脏，随着唾液自然流出的则来自肾脏，从咽喉部一咯就出的属于心，因咳嗽而出在于肺，呕恶而出的则来自肝脏，吐出的则属于胃血。从精道而出的称为尿血，从尿道而出的称为淋。大便出血，一般都从大肠而来。

【按语】 凡血液不循常道，或上溢于口鼻诸窍，或下泄于前后二阴，或渗出于肌肤所形成的疾患，统称为血证。早在《内经》即对血的生理及病理有较深入的认识。最早记载了泻心汤、柏叶汤、黄土汤等治疗吐血、便血的方剂，沿用至今。《备急千金要方》收载了一些较好的治疗血证的方剂，至今仍广泛应用，如犀角地黄汤（现称清热地黄汤）。《医学正传·血证》将各种出血归在一起，并以"血证"之名概之。《先醒斋医学广笔记·吐血》提出了治吐血三要法，对血证的治疗有重要参考意义。《景岳全书·血证》对血证的内容做了比较系统的归纳，将引起出血的病机提纲挈领地概括为"火盛"及"气伤"两个方面。《血证论》是论述血证的专著，对各种血证的病因病理、辨证施治均有许多精辟论述，该书所提出的止血、消瘀、宁血、补血的治血四法，确实是通治血证之大纲。

对于血证的辨证，首先应辨清出血的部位及脏腑病位。例如虽属鼻衄，但其脏腑病位有在肺、在胃、在肝的不同，应根据病史及临床表现等，加以辨识；其次应辨清证候的虚实，分清实热、阴虚和气虚的不同。

失血死证

【原文】 失血身凉脉小顺　大疾身热卧难凶
　　　　　口鼻涌出而不止　大下溃腐命多倾

【提要】 阐述失血的几种死证。

【白话解】 失血脉小身凉不发热，这是顺证，预后一般都是良好的；如脉象空大而数，身体发热，又难以安卧，这是逆证，预后大都不良。口鼻出血，像泉水一样汹涌不止，病势非常严重，治疗较为棘手，应该马上先行止血抢救，然后再辨证治疗。如果大便出血数量很多，而且有溃烂腐臭的气味，这是非常凶险的证候，应该特别注意。

【按语】 这里从脉象和症状对失血的生死进行判断，内容虽然简单，但对临床关于失血的诊治具有重要的指导作用。

失血治法

【原文】 阳乘阴热血妄行　血犯气分不归经
　　　　　血病及腑渗入浊　由来脏病溢出清
　　　　　热份失血宜清热　劳伤理损自然平
　　　　　努即内伤初破逐　久与劳伤治法同

【提要】 阐述血证的辨证治疗。

【白话解】 凡是失血，不论出血的部位和出血的情况怎样，它的原因大多是阳热侵入了阴分，热迫血妄行，以致血不循经而行，越出于气分，从而外溢于体外。如血热妄行，侵入于六腑肠胃之间，则上可从咽喉而出，下可从大、小便而出。如血热妄行，伤及五脏，则血可上从咽喉，下可从精道而溢出体外。损伤的原因，大致上可分：热伤，治疗应该以清热为主；劳伤，治疗应该以调理损伤为主；努伤（强力的用力过度），治疗应分初期和后期，初期以破血逐瘀为主，后期的以调理损伤为主。

【按语】 治疗血证，应针对各种血证引起原因及损伤脏腑的不同，结合证候的虚实及病情轻重而辨证施治。概而言之，对血证的治疗可归纳为治火、治气、治血这样三个原则。一曰治火，实火当清热泻火，虚火当滋阴降火；二曰治气，实证当清气降气，虚证当补气益气；三曰治血，如《血证论·吐血》说："存得一分血便保得一分命。"应根据情况结合应用凉血止血，收敛止血或活血止血的方药。因血证之中，以热迫血行所致者最多，所以凉血止血药相对应用得较多。

【附方】 　热伤一切失血病　　犀角地黄①芍牡丹
　　　　　　胸膈满痛加桃大　　热甚吐衄入芩连
　　　　　　因怒呕血柴栀炒　　唾血元参知柏煎
　　　　　　咯加二冬嗽二母　　涩壅促嗽郁金丸②

【提要】 阐述血证实热型的主方及兼证加减应用。

【白话解】 凡属热迫血妄行的失血证，都可用犀角地黄汤（现称清热地黄汤）治疗。本方由犀角、生地黄、芍药、牡丹皮组成。如胸膈满闷而痛，这是内有瘀血，可加桃仁、大黄以

— 151 —

破瘀；如吐血而热势很盛，可加黄芩、黄连以清热；如因怒而致吐血，可加柴胡、炒栀子以疏肝清火；唾血加元参、黄柏、知母以清火坚肾；咯血加天冬、麦冬以养心阴；嗽血加知母、贝母以清火润肺；如涎沫上壅很多，呼吸也急促而短，阵发性咳痰带血，则宜用郁金丸治疗。

【按语】 犀角地黄汤（清热地黄汤）主治热毒深陷血分的耗血、动血证。以各种失血，斑色紫黑，神昏谵语，身热舌绛为证治要点。本方为治疗邪入血分的专用方，若邪尚未入血分者，切不可用之，以免引邪深入，贻误病机。芍药有赤白两种，原书未述明用哪一种，根据方义和所主病证，当以赤芍为宜。

①**犀角地黄汤**　方见"伤风总括"。

后世医家根据犀角地黄汤具有清热解毒，凉血散瘀的作用，将其作为治疗温热之邪燔于血分的代表方剂。

本方现代常用于治疗重症肝炎、肝昏迷、流行性出血热、弥散性血管内凝血、尿毒症、过敏性紫癜、急性白血病、败血症等，中医辨证属邪热深入血分，症见血热妄行者。阳虚失血及脾胃虚弱者禁用。

病案举例：

某女，16岁。4日来自觉劳累后疲乏头晕。今晨解暗红色糊状血便3次，全身遍布出血点与乌青块，口吐粉红色液。齿龈渗血。头昏，面色苍黄。西医诊断为血小板减少性紫癜。舌质淡、尖绛，脉虚数。此营血之热迫血妄行，成为大衄重症。治宜清热凉血，泻火解毒。方用犀角地黄汤（清热地黄汤）加仙鹤草、白茅根、川连、焦山栀、侧柏炭。2剂后齿、鼻出血已止，体温正常，自觉有发热感，汗出，舌质淡白，脉数。前方广犀角改水牛角，去侧柏炭、加陈棕炭、党参继续调治而愈。[浙江中医杂志，1984，(6)：274]

②**郁金丸** 郁金 朱砂 白矾

研为细末，水泛为丸，如梧子大。

郁金清心凉血，顺气降火；朱砂清热解毒；白矾清热消痰。

【原文】 劳伤吐血救肺饮 嗽血加调郁金汤①
　　　　 形衰无热气血弱 人参养荣加麦良

【提要】 阐述劳伤血证的主方和兼证加减应用。

【白话解】 劳伤吐血用救肺饮治疗，如咳嗽痰中带血，则要加郁金汤。如形体衰弱，没有发热，气血虚弱，用人参养荣汤加麦门冬，疗效较好。

【按语】 救肺饮就是虚劳门中的加味救肺饮。由于劳损伤了元气，虚火上炎克伐肺金，损伤肺络，以致咳嗽痰中带血。加味救肺饮有补元气、清火养肺、化痰止血的作用，再以郁金研末调服，更能使气郁得舒，火就能发挥正常作用。古人所谓"火郁达之"，就是这个道理。如气血虚弱，没有心火刑金的现象，则宜人参养荣汤补养气血，加麦门冬以养心肺，则疗效更佳。

①**加味救肺饮加郁金汤** 即加味救肺饮（方见"虚劳治法"）用郁金末三钱调服。

加味救肺饮以人参、黄芪、甘草补养元气，以当归、白芍滋养荣血，麦冬、五味子敛降心火，百合、冬花、紫菀、兜铃补肺止嗽，加上郁金解郁清心凉血。

【原文】 饱食用力或持重 努破脉络血归营①
　　　　 呕血漉漉声上逆 跌扑堕打有瘀行

【提要】 阐述芎归饮的治疗主证。

【白话解】 因饱食之后用力太过，或者因为扛举过重物体，勉强用力，以致损伤脉络，血液就从脉络破损处流溢出来，出现吐血。治疗应该引血归经，可用芎归饮。如吐血由于跌扑损伤，或者从高堕下损伤，或者殴打损伤，也都可用芎归饮。

【按语】 用芎归饮时，要审察其有没有瘀血，如内有瘀血，应加大黄，以下其瘀血；或者加桃仁、红花，以破其瘀血；或者加郁金、黄酒，以行其瘀血。总之，要详细审察其瘀血的轻重程度，适当的灵活运用。

①芎归饮 川芎二钱 当归三钱 水煎服。

方中川芎活血止痛，当归补血活血。

【原文】 参地①衄吐血不已 热随血减气随亡

气虚人参为君主 血热为君生地黄

【提要】 阐述参地煎的治疗主证。

【白话解】 参地煎治疗衄血、吐血不止，热可以随着血出而降低；气也可以随着出血而消耗。如气虚较重，则重用人参为君药。如血热较重，则重用生地为君药。

【按语】 凡属热伤以致衄血、吐血不止的，从病情的变化来说，虽然衄血、吐血是由热而起，但是出血不止，其热亦可以随着血出而向外放散；另一方面，气与血有相互关系，出血不止，气也可以随着出血而消耗。在这种情况下，可用参地煎治疗。但是还要看血热和元气耗损的程度如何，如血热要比气耗程度重，则加重生地，作为君药；如血热要比气耗程度轻，则加重人参，作为君药。服药方法，可以徐徐缓服，出血自然停止。

①**参地煎**　人参　生地黄

水煎服。

方中人参大补元气，生地清热凉血、养阴生津。

【原文】　嗽血壅逆虚苏子　积热痰黄泻肺丸①

蒌仁半贝金葶杏　三黄惟大有除添

【提要】　阐述嗽血的辨证论治。

【白话解】　咳嗽痰中带血，并伴有气逆，应用苏子降气汤治疗。如热盛痰黄，则用泻肺丸治疗；本方由瓜蒌仁、半夏、郁金、浙贝母、苦葶苈子、黄芩、杏仁、川黄连、大黄组成。但方中的大黄应根据具体情况加减使用。

【按语】　咳嗽吐血，血是从肺脏来的，但在诊断的时候，要辨清虚实。如痰多气逆，本来属于实证，但是患者形体已经瘦弱，行动也少气乏力，这是上部虽然表现实证，但下部却属虚证，治疗可用苏子降气汤。（见卷次四十一·诸气治法）如吐出的痰黄粘而浓厚，形体还壮实，则可用泻肺丸以泻下其痰火；痰火被清，血就不会妄行而自止了。可是方中的大黄，必须慎重考虑，一定要形气都壮实才可用；如形气虚或者大便溏薄泄泻。则减去不用，以免损伤元气。

①**泻肺丸**　瓜蒌仁　半夏　郁金　浙贝母　苦葶苈子　黄芩　杏仁　川黄连　大黄

研末为丸。

本方瓜蒌清热化痰，通胸膈之痹；贝母取其清热润肺，化痰止咳，开痰气之郁结，半夏降逆消痞，除心下之结，与黄连合用，一辛一苦，辛开苦降，得瓜蒌实，则清热涤痰，其散结开痞之功益著。以大黄之苦寒，荡涤实热，开痰火下行之路；佐以黄芩苦寒清火，善清上焦气分之热黄连泻心火兼泻中焦之火；黄芩清肺热，泻上焦之火；黄柏泻下焦之火，共以收泻火清热解毒之功。

本方用于肺部的实热积滞病证。症见身热、气急、咳吐粘稠黄色脓性痰，舌红、苔黄厚腻、脉洪数等。现在可用于肺脓肿、大叶性肺炎的治疗。

【原文】 保肺①肺痈吐脓血　白及薏苡贝金陈
　　苦梗苦葶甘草节　　初加防风溃芪参

【提要】 阐述保肺汤的治疗主证和药物组成。

【白话解】 保肺汤治疗肺痈吐脓血。本方由白及、薏苡、贝母、金银花、陈皮、苦桔梗、苦葶苈　甘草节组成。肺痈初期应加防风，后期脓毒已溃烂，应加人参、黄芪。

【按语】 吐血的原因，除了上面所说的热伤、劳伤、努伤三种之外，还有肺部生痈而吐血的。对这种吐血的治法，是以清热保肺、消毒排脓为主，可用保肺汤。但是肺痈有初期和后期的区别，初期是风毒之邪，尚未化脓，应该祛除风邪为先，所以要加防风；到了后期，脓毒已经溃烂。正气也虚，应当加人参、黄芪以补气托毒。

①**保肺汤** 白及　薏苡　贝母　金银花　陈皮　苦桔梗苦葶苈　甘草节

水煎服。

方中白及收敛止血；苦桔梗、陈皮、苦葶苈、贝母止咳化痰；薏苡、金银花清热解毒；甘草为使药。

【原文】 尿血同出痛淋血　　尿血分出溺血名
　　溺血精窍牛四物①　　淋血八正②地金通

【提要】 阐述尿血的辨证治疗。

【白话解】 淋血与溺血二证的区别，在于排尿的时候。尿与血混同而出，并且疼痛的是淋血；尿与血分别而出，无疼痛感觉为溺血。溺血的血是从精窍而出，可用牛膝四物汤治疗；淋血的血是从溺孔而出，可用八正散加本通、生地、郁金治疗。

【按语】 临床上淋证属于湿热者，均可用八正散。血淋可加大蓟、小蓟、白茅根、石韦以凉血止血。石淋涩痛，可加金钱草、海金沙、以化石通淋。膏淋小便混浊，可加萆薢、石菖蒲以分清化浊。热毒炽盛，发热寒战宜加蒲公英、金银花以清热解毒。腰痛者，可加牛膝补益肝肾兼通淋。湿热带下，色黄味腥，腰腹胀痛，口苦咽干，可加苍白术、黄芩、薏苡仁以消除湿热。

①牛膝四物汤 牛膝　川芎　芍药　当归　生地黄
水煎服。
牛膝补肝肾，引火下行；四物汤养血逐瘀。

②八正散 瞿麦　栀子　萹蓄　大黄　木通　滑石　车前甘草梢各一钱
加灯心一钱，水煎服。

方中瞿麦、萹蓄清热泻火，利水通淋，为君药；木通、滑石、车前子清热通淋利尿，栀子仁清热泻火，并使三焦之湿热由小便而泄，同为臣药；大黄清热泻火凉血，煨用是缓其攻下之力，使其专利小便，为佐药；炙甘草缓急止痛，调药和中，以防苦寒之品损伤胃气，灯心草味淡气轻，清热利水，并清心肺之热，为使药。诸药配伍，共奏清热泻火，利水通淋之功效。

我国古代治淋方剂为数众多，如明代《普济方》小便淋秘门和《医方类聚》诸淋门，均收集了大量的治淋效方，而治疗热淋的最著名方剂，当推八正散。该方最早载于《太平惠民和剂局方》。

朱丹溪用本方加木香一味，有很重要的临床价值。一者木香辛香温散，有助于膀胱气化；二者在大队苦寒泄降之品中，加入木香和气温运，可防寒凝伤阳之弊。可供临床参考。

从现代应用方面来看，八正散已成为治疗湿热下注之淋证或癃闭的代表方。治疗泌尿道结石，多在此主基础上加用排石通淋药。以尿频涩痛，小便黄赤，舌红苔黄腻，脉数实为辨证要点。但本方苦寒通利，药力峻猛，若非湿热实火，或久病气虚，阴虚火旺，妇人孕期等，均应慎用。

西医学急性肾炎、急性肾盂肾炎、膀胱炎、尿道炎、膀胱结石、尿道结石、急性前列腺炎、泌尿道结石、急性肾功能衰竭、产后及术后尿潴留、乳糜尿等，中医辨证属下焦湿热实火者，均可用本方加减治疗。

现代实验观察表明八正散有一定的抑菌作用，最低抑菌浓度 31%菌株≤20mg/ml。应用 zeta 电位测量技术研究发现，加味八正汤，在体外能增加草酸钙晶体表面 zeta 电位，具有抑制晶体聚集，防止草酸钙结石形成的作用。药液中大分子物质抑制晶体聚集的能力较强。

病案举例：

某男，西医经 X 线摄片诊断为右肾结石，结石有小指节大，呈多棱状。有阵发性腰痛，疲乏，大便秘结，小便出血，口苦，脉迟缓而沉实，舌苔白质红，中医诊断为膀胱湿热。用八正散并参考朱丹溪加木香的方法予以增减。金钱草、萹蓄各15克，生地、瞿麦、滑石、海金沙各12克，生栀子、牛膝、车前子各9克，大黄6克，木香、木通、甘草梢各4.5克。经用上方随证加减，断续服药20剂，终于排出一枚大结石，诸症告愈。[浙江中医杂志，1965，(1)：23]

【原文】　溺血诸药而不效　　块血窍滞茎急疼

　　　　　珀珠①六一朱砂共　　引煎一两整木通②

【提要】　阐述溺血的病因和治疗主方。

【白话解】　溺血服用各种药物而没有获得效果的，是因为所排出的血已经凝结成块，滞于精窍，以致精道阻滞不通利，出现阴茎急剧疼痛，可用珀珠散治疗，其药物组成为琥珀、珍珠、朱砂、滑石、甘草，可用完整木通一两作为引物煎服。

【按语】　溺血病在精窍，其原因之一，是男女交会故意忍精不泄；或者老年不知养生，尽情泄欲，以致损伤精窍而成为溺血。如果经服用治疗溺血的各种药而没有获得效果的，这是因为所排出的血液已经凝结成块，阻滞于精窍，以致尿道不通利，出现阴茎急剧疼痛，可用珀珠散治疗；每次用完整木通（不必切片，去掉粗皮）一两煎汤吞服珀珠散三钱；一日吞服三次。如其人小便涩沥不通，先用八正散加牛膝、郁金泻去其热；如其人小便涩沥不通，并且有热的感觉，先用导赤散加牛膝、郁金以清利其热，然后再服珀珠散，自然有满意效果。

　　关于溺血的原因，古人虽然这样说，但从今天的临床实际来看，忍精不泄，不是引起溺血的主要原因。

　　①珀珠散　琥珀末一钱　珍珠末五分　朱砂末五分　飞滑石六钱　甘草末一钱

　　合匀，分三次服。

　　琥珀活血散瘀，利尿通淋；珍珠、朱砂清热解毒；滑石利尿通淋；甘草调和药性。

　　②导赤散　生干地黄五钱　木通　生甘草梢各一钱

　　研末，每服三钱，清水一钟加淡竹叶七片，煎至五分，食后温热服（一方无甘草有黄芩，一方多灯草，一方多车前）。

　　方中生地甘苦而寒，既清心热、凉心血、养心阴，又滋肾阴，使肾水上济，以清心火；木通苦寒淡渗，清心火而利水，使心经火热由小便而出，且两药配伍，利水而不伤阴，同为君药。竹叶辛淡而寒，清心利水除烦，为臣药；甘草梢调和药性，清热泻火解毒并能直达茎中以止小便涩痛，为使药。四药配伍清心利水，能导心与小肠之火热由小便而出，心属赤色，故命名为"导赤散"。

导赤散为北宋儿科名医钱乙所创制。主要是从治疗心经有热，扩大至心移热于小肠证，又从儿科扩展至内科。

导赤散为清热与养阴之品配伍，利水而不伤阴，泻火而不伐胃，滋阴而不恋邪。适合于小儿稚阴稚阳，易寒易热，易虚易实，病变迅速的病理生理特点，故本方最宜于小儿。这也是钱乙制方的本意。

本方现代常用于治疗口腔炎、鹅口疮、小儿夜啼等心经有热者；急性泌尿系感染属心经之热移于小肠者，亦可加减应用。本方中木通苦寒，生地阴柔寒凉，故脾胃虚弱者慎用。

【原文】 便血内热伤阴络　　风合肠风湿脏疡
　　　　　　槐花①侧枳连炒穗　　风加秦防湿楝苍

【提要】 阐述便血的病因和治疗主方。

【白话解】 便血是由于热伤阴络，如热与风结合，则为肠风；如热与湿结合，则为脏毒；可用槐花散治疗。本方由炒槐花、炒侧柏叶、醋炒枳壳、川黄连、炒荆芥穗组成。肠风则加秦艽、防风，脏毒则加炒苦楝、炒苍术。

【按语】 大便出血在近端，不外肠风、脏毒两种疾病，其病因都是热伤阴络。如热与风结合，则为肠风，下的都是鲜血；如热与湿结合，则为脏毒，所下的血，混浊像脓，治疗都可用槐花散为主方。肠风则加秦艽、防风以去大肠风火，脏毒则加炒苦楝、炒苍术以燥湿清热。如肛门部红肿疼痛，大便不通，这是脏毒还没有溃烂，可按照未溃的疮疡治疗，不能以脏毒下血来处理。

①**槐花散** 炒槐花 炒侧柏叶 醋炒枳壳 川黄连 炒荆芥穗

为末，乌梅汤调服。

方中槐花清大肠邪热，凉血止血，为君药；柏叶清热燥湿，凉血止血，为臣药；芥穗疏风理气，枳壳宽肠行气为佐使药。原方以米饮调服，取其兼顾脾胃，以免寒凉之剂损伤中气。

槐花散为治疗肠风、脏毒较为常用的有效方剂。若湿热邪毒较甚者，可合二妙散（苍术、黄柏）；下血量多，可加地榆炭、丹皮炭、生地炭以增强凉血止血之力；若迁延日久，气阴两伤者，亦可加入党参、白术、熟地、当归等益气养血之品。

本方现代常用于痔疮出血或其他大便下血属血热者。结肠炎、肠癌、肛漏等便血属热证者，亦可运用。

本方药性寒凉故只宜暂用，不宜久服。对中焦虚寒而大便下血者，则当慎用。本方对于原因比较单纯的大肠下部出血，确有疗效。但对于原因复杂，病久不愈便血，本方只能治标，不能治本，应探查病因，寻求根治方法。

病案举例：

某女，49岁，工人。1988年10月31日入院。自述痔疮出血20余年，1983年做过痔疮手术。近20天来大便下血较多，色鲜红，肛门肿痛，有异物感，伴见头晕目眩，肢软，纳食无味，舌质淡红，苔薄黄脉濡数。肛诊见混合痔。前医辨为肠胃郁热，用清热泻火、凉血止血之剂，药用生地、大黄、丹皮、侧柏叶等治疗4天，不效。余据苔黄腻，大便溏而爽，脉濡数，众湿热论治，拟清肠健脾利湿，活血止血法，用赤小豆当归散合槐花散加味。服药12剂，便血止，肛门不适等症

状消失。[江西中医药，1989，(6)：38]

【原文】 便血日久凉不应　　升补升芪苍桂秦
　　　　　归芍丹陈二地草①　　热加萸连虚人参

【提要】 阐述气虚便血的主方和兼证的加减应用。

【白话解】 便血很长时间，服用凉血药没有效果，用升阳去湿和血汤治疗。本方由升麻、黄芪、苍术、肉桂、秦艽、当归、白芍、丹皮、陈皮、生地、熟地、生甘草、炙甘草组成。如有热加吴茱萸、川黄连；气虚加人参。

【按语】 大便下血，时间已经长久，经服用凉血药而没有好转，这是热虽然已经清除，但元气已经受伤，以致气不摄血，血不能归经，可用升阳去湿和血汤治疗。但是在治疗过程中，还应该注意热是否退尽和元气的虚弱程度，如余热未清，可加吴茱萸、川黄连；气虚可加人参，则疗效更为显著。

①升阳去湿和血汤　升麻　黄芪　苍术　肉桂　秦艽　当归　白芍　丹皮　陈皮　生地　熟地　生甘草　炙甘草
水煎服。

方中升麻、肉桂、黄芪补气升阳；当归、生地、熟地、白芍补血；苍术、陈皮燥湿；秦艽、丹皮清虚热；生、炙甘草调和诸药。

消 渴 总 括

【原文】 试观年老多夜溺　休信三消尽热干
　　　　　饮多尿少浑赤热　饮少尿多清白寒

【提要】 阐述消渴的病因病机。

【白话解】 看到老年人夜间小便多，不要认为是因热引起的消渴。如饮水多，小便少，颜色又浑浊的，那是因热而引起的；如饮水少，小便多而清白，这是因虚寒引起的。

【按语】 消渴又称瘅、三消等，是以多饮，多食，多尿，身体消瘦，或尿浊、尿有甜味为特征的病证。本病首见于《内经》，《灵枢·五变》说："五脏皆柔弱者，善病消瘅。"并指出饮食不节、情志失调等是引起本病的主要因素。《金匮要略》首立消渴为专篇，提出三消症状及治疗方药，至今对临床治疗仍有指导意义。对于消渴的兼证，历代医家也有较深的认识，如《诸病源候论·消渴候》说："其病变多发痈疽"。《圣济总录·消渴门》也指出："消渴者，……久不治，则经络壅塞，留于肌肉，变为痈疽。"《河间六书·消渴总论》说：（消渴一证）"故可变雀目或内障"。《儒门事亲》说："夫消渴者，多变聋盲、疮癣"等等。西医学的糖尿病、尿崩症等多属本病范畴。

消渴病传统分类有上消、中消、下消的区别。上消属肺，主要症状为饮水很多，但小便如常；中消属胃，主要症状为饮水很多，而小便短赤；下消属肾，主要症状为饮水多，而小便浑浊。上、中、下三消的病因，都是燥热损伤津液。但是老年人平时喜欢饮茶，夜间小便必然很多，虽然有饮水多好像消渴一样，但是不都是属于燥热引起，而是有因寒、因热的分别。如饮水多，小便少，颜色又浑浊的，那是因热而引起的，是火太盛消耗水液，故尿色浑浊；假如饮水少，小便多而清白，这是因虚寒引起的，是火虚不能蒸化水液所致，临床必须详细审辨清楚。

消 渴 生 死

【原文】 三消便硬若能食　脉大实强尚可医
　　　　 不食舌白传肿泻　热多舌紫发痈疽

【提要】 阐述消渴生死的辨证。

【白话解】 消渴如能食，大便也坚硬，脉象也大而有力的，表示还可以治疗。如不能食，且舌苔白滑，又可以传变出现水肿和大便泄泻的；或热盛且舌质紫红，会发生痈疽的都是预后不良，难以治疗的。

【按语】 判断三消病的生死，首先在于胃气的强弱。如果能食，大便也坚硬，脉象也大而有力，这是胃有实热，用下法泻去其实热，其病自然能够痊愈。如果不能食，又应分清湿多还是热多，如舌苔白滑为湿多，病程一长，可以传变为水肿和大便泄泻；如舌苔紫红干燥，则为热多，病程一长，可以发生痈疽。不论湿多、热多，只要胃口不好，预后总是不良的。

消 渴 治 法

【原文】　便硬能食脉大强　　调胃①金花②斟酌当
　　　　　不食渴泻白术散　　竹叶黄芪③不泻方
　　　　　黄芪黄芩合四物　　竹叶石膏减粳姜
　　　　　气虚胃热参白虎④　　饮一溲二肾气汤⑤

【提要】 阐述消渴的治法和主方。

【白话解】 消渴病大便硬，能食，脉象大而有力，斟酌使用调胃承气汤和栀子金花汤。不能食，口渴，大便泄泻，用七味白术散；若没有大便泄泻，则应用竹叶黄芪汤。本方由黄芪、黄芩加四物汤和竹叶、石膏汤，减粳米、生姜组成。如胃气虚弱而胃热很盛，则应用人参白虎汤。若饮水一杯，小便反二杯，可用肾气汤治疗。

【按语】 消渴病，胃口不开，不饮食，但口渴仍不止，加之大便泄泻，这是胃气已虚，治疗应当急救胃气，可用七味白术散。如胃口不开不饮食，口渴饮水，而大便不泄泻，胃气虽虚，但还有燥热，治宜养胃清热，可用竹叶黄芪汤；如胃气虚弱而胃热很盛，则宜人参白虎汤以养阴清热；如下焦虚寒，饮水一杯，小便反二杯，是肾阳虚弱，可用肾气丸，以温补肾阳。

①**调胃承气汤**　大黄四两，去皮，酒浸　炙甘草　芒硝半升

上三味，先煮二味，以水三升，煮取一升，去滓，内芒硝，更煮二沸，少少温服之。

大黄、芒硝泻热通便；甘草缓中调胃。

②**栀子金花汤**　黄连　黄芩　黄柏　山栀子　大黄

水煎服。

黄连、黄芩、黄柏清三焦之火；栀子清热利湿；大黄泻热通便。

③**竹叶黄芪汤**　黄芪　黄芩　当归　川芎　白术　生地　竹叶　石膏　人参　炙甘草　麦冬　半夏

水煎服。

黄芩、竹叶、石膏清内热；黄芪、人参补气生津；白术、麦冬养胃；当归、川芎、生地养血滋阴；甘草调和药性。

④**人参白虎汤**　方见"类中风总括"。

⑤**肾气丸**（即肾气汤）　干地黄八两　山药四两　山茱萸四两　泽泻三两　茯苓三两　牡丹皮三两　桂枝　附子炮，各一两

上八味，末之，炼蜜和丸，梧子大，酒下十五丸，加至二十五丸，日再服。

方中以地黄为君，滋阴补肾；山药补脾肾益精，山茱萸补肝肾固精，桂枝、附子温肾扶阳，共为臣药；丹皮泻火行瘀，泽泻、茯苓利水泄浊，为佐使药。诸药配伍，温而不燥，补而不滞，共奏温补肾阳之功。

肾气丸由东汉著名医家张仲景为治疗肾虚腰痛、小便不利、痰饮、消渴、脚气等证而拟，为现存祖国医学典籍中记载最早的补肾方剂。由于本方配伍严谨，疗效卓越，深得历代医家的推崇，以致沿用近二千年而不衰。随着临床实践经验的积

累和对本方配伍作用认识的深入，其治疗范围亦不断扩大，不论内、外、妇、儿五官各科病证，凡属肾阳不足而致者多以本方治疗。

本方现代常用于治疗慢性肾炎、慢性肠炎、慢性前列腺炎、慢性盆腔炎、糖尿病、醛固酮增多症、甲状腺功能低下、神经衰弱、肾上腺皮质功能减退、慢性支气管哮喘、更年期综合征等中医辨证属肾阳不足者。若咽干口燥，舌红少苔，属肾阴不足，虚火上炎者，不宜应用。

实验研究发现肾气丸可提高肾阳虚模型动物血、脑中SOD的活力，在一定程度上改善自由基代谢异常状况和内分泌功能，为补肾中药能够延缓衰老的理论和以本方防治老年病提供了一定的依据。临床实验表明本方可增加老年人免疫力功能的活性。表明本方具有类似性激素样作用。

医宗金鉴

杂病心法要诀（原书卷次四十一）

神之名义

【原文】 形之精粹处名心　中含良性本天真
　　　　　天真一气精神祖　体是精兮用是神

【提要】 概括阐述神的本源和形神关系。

【白话解】 人的形体中最精粹最重要的脏腑是心脏，其中包含精良的根本为先天的真气，先天的真气是人体精神产生的本源，精是构成形体的基本物质；神是形体所出的功能活动。

【按语】 古人认为人体最重要的脏腑是心脏。正如《灵枢·邪客》曰："心者，五脏六腑之大主也，精神之所全也。"又心主神明，是人体生命活动的主宰，其本源来自先天之真气，天真之气是产生精与神之根本。这里的精代表构成形体的基本物质，气代表组织器官的功能，神代表人体精神活动。气与神都不能离开精而独立存在，精气神三者必须相互资生，才能进行正常的生理活动。

神之变化

【原文】 神从精气妙合有　随神往来魂阳灵[1]
　　　　　并精出入阴灵[2]魄　意是心机动未形
　　　　　意之所专谓之志　志之动变乃思名
　　　　　以思谋远是为虑　用虑处物智因生

【提要】 阐述神的活动。

【注释】　[1] 阳灵：神是无形的，所以随神往来的属阳。

[2] 阴灵：精是有形的，所以依精出入的属阴。

【白话解】　神是在精气结合的基础上产生的；随神往来活动的称做魂；又因神是无形的，所以随神往来的属阳。依着精出入活动的称做魄；又因精是有形的，所以依着精出入的属阴。心有动机而未付诸行动的称做意；立意已定，有所专注并决心去做的称做志；有了立意和决心，为了付诸行动，进行反复思考称做思；因思而进一步由近及远、由此及彼地做深远谋略的称做虑；考虑成熟，定出处理方法称做智。

【按语】　祖国医学认为人体精、气、神三者是统一的，相互资生，相互为用。只有精气充足、形体充盛，神才有所依，才能产生魂、魄、意、志、思、虑等一系列神的变化。反之，如果神不旺盛，也即说明此人形衰、精气不足了。所以《类经》说："精之与气，本自互生，精气既足，神自旺矣。"

实际上，魂、魄、意、志、思、虑各为人的精神活动的一部分，总起来就是神的活动。

五脏神情

【原文】　心藏神兮脾意智　肺魄肝魂肾志精
　　　　　气和志达生喜笑　气暴志愤恚怒生
　　　　　忧思系心不解散　悲哭哀苦凄然情
　　　　　内生惧恐求人伴　外触骇然响动惊

【提要】　阐述五脏情志所属及其特点。

【白话解】　神、魂、魄、意、志都是精神活动。这些活动，古人认为与内脏是密切相关的，如心藏神，脾藏意与智，肺藏魄，肝藏魂，肾藏精与志。古人还认为喜、怒、忧、思、悲、恐、惊七种情志变化，也与五脏有密切关系。认为一个人在生活中，这七种情志活动，随时可以发生和遇到的，是属于正常的反应，否则麻木不仁，精神失常，属于病态了；但如果这种刺激过甚，也能使五脏受到伤害，如心气舒和畅达，就表现喜笑，如喜极则能伤心，可导致心神失守而狂乱；肝气暴烈，情志愤郁不快，则表现为怒；过度的忧愁思虑，会使脾气受伤，运化失职，出现饱满，不思饮食等症。过度的悲哀求人相伴会使肺气受伤，发生胸胁苦闷等症；如突然触到恐惧惊骇的非常事物，会使肾精受伤，发生战栗神乱的症状。

【按语】精、神、魂、魄、心、志都是精神活动。而且都是在五脏功能活动的基础产生出来的。《内经·本神》曰"故生之来谓之精，两精相搏谓之神，随神往来者谓之魂，并精而出入者请之魄，所以任物者谓之心，心有所忆谓之意，意之所存谓之志，因志而存变谓之思，因思而远慕谓之虑，因虑而处物谓之智。"

七情，即喜、怒、忧、思、悲、恐、惊七种情志变化，是机体的精神状态。七情是人体对客观事物的不同反映，在正常的情况下，一般不会使人致病。只有突然、强烈或长期持久的情志刺激，超过了人体本身的正常生理活动范围，使人体气机紊乱，脏腑阴阳气血失调，才会导致疾病的发生，由于它是造成内伤病的主要致病因素之一，故又称"内伤七情"。七情过激过久，可以直接损伤内脏。情志伤脏，既可表现为反伤"本脏"，呈现出相应脏腑气机紊乱的病变规律；亦可"发无常分，触遇则发"。①直接伤及内脏：a. 反伤本脏：情志活动必须以五脏精气作为物质基础，外界的刺激作用于相应的内脏，才能表现出特定的情志变化，故说七情分属于五脏。其基本规律是：怒为肝之志，喜为心之志，悲（忧）为肺之志，思为脾之志，恐（惊）为肾之志。七情过激过久，可以损伤相应的内脏。其反伤"本脏"的基本规律是："怒伤肝"，"喜伤心"，"思伤脾"，"悲伤肺"，"恐伤肾"。这种所伤规律又称为"自伤"。

b. 发无常分，触遇则发：情志致病可以"不以次入"，即可以不完全按照上述七情反伤本脏，导致脏腑气机紊乱的规律、次序致病。它可发无常分，触遇则发。因而，七情致病导致脏腑气机紊乱，必然影响到肝的疏泄功能发生太过或不及，所以肝失疏泄也是情志致病发病机制的关键。又由于脾胃为人体脏腑气机升降运动的枢纽，为气血生化之源，故各种情志伤脏，常可损伤脾胃，导致脾胃纳运升降失常。所以说，情志所伤为害，又以心、肝、脾（胃）和气血的功能失调为多见。②影响脏腑气机：七情致病伤及内脏，主要是影响脏腑的气机，使脏腑气机升降失常，气血运行紊乱。不同的情志刺激，对气机的影响也有所不同。七情影响脏腑气机的病变规律，《素问》概括为："怒则气上，喜则气缓，悲则气消，恐则气下……惊则气乱……思则气结。"因此，正确地把握情志活动的限度，就可以既充分享受情感活动带来的欢乐与情趣，又可以避免情志失控产生的痛苦与疾患，从而避免疾病带来的外形外貌的损害，并且美得更加优雅，更加和谐，使美达到一种更高的境界。

神 病 治 法

【原文】　内生不恐心跳悸　　悸更惊惕是怔忡[1]
　　　　　善忘前言曰健忘　　如昏似慧恍惚名
　　　　　失志伤神心胆弱　　痰饮九气火相乘
　　　　　清热朱连归地草①　　余病他门治法精

【提要】　阐述神志疾病的类型及其治疗。

【注释】　[1] 怔忡：心悸若虚极邪盛，无惊自悸，悸动不已，谓之怔忡。

【白话解】　惊悸、怔忡，都是没有受到惊吓的原因而导致心跳的一种证候；但也有区别，一般地说，发作有时的是惊悸，心动而无宁时的是怔忡。健忘就是记忆力不好，遇事转瞬就忘；恍惚就是神志恍惚，似清非清，似昏非昏。这些症状多由于情志失和，心神受伤，导致心血虚，胆气弱，而痰饮、九气火邪得以乘虚窜扰，致心神不的安宁。其因心气虚而热扰的可先用朱砂安神丸（朱砂、当归、黄连、生地、甘草）以清心热，补心血，除烦安神。其他治法可参考本书痰饮、虚劳、癫痫等门治法选方。

【按语】　现在认为，惊悸发作多与情绪因素有关，呈阵发性。怔忡多由久病体虚，心脏受损所致，常持续心悸。七情是脏腑气血功能活动在精神情志方面的外在表现。因而，脏腑气血失调，又可继发产生异常情志。如肝病患者疏泄功能失职，常可出现情绪抑郁不乐，多疑善虑，或心烦易怒；心病患者藏神功能失职，常可出现心悸不安，哭笑无常或精神情绪异常等症。《素问·阴阳应象大论》说："人有五脏化五气，以生喜怒悲忧恐"，可见情志活动必须以五脏精气作为物质基础，而脏腑气血变化，也会影响情志，正因为七情以五脏精气作为基础，又和气血密切相关，所以七情致病，常使人气机紊乱，脏腑阴阳气血失调，进而是影响颜面，头发甚至爪甲。《灵枢·本神》又提出"五神脏"的概念，身体—心理统一性的论说。《素问·上古天真论》说："恬惔虚无，真气从之，精神内守，病安从来?"又说："志闲而少欲，心安而不惧，形劳而不倦"、"食饮有节，起居有常，不作妄劳，故能形与神俱，而尽终其天年，度百岁乃去。"均是精彩的身、心、灵论述。《素问·上古天真论》又说："今时之人不然也，以酒为浆，以妄为常，……，不知持满，务快其心，逆於生乐，起居无节，故半百而衰也。"阐述了单是治疗身体是不足的，身、心、灵全面治疗是至为重要的。

①**朱砂安神丸**　朱砂一两　当归身一两　酒炒川连一两五钱
炙甘草五钱　酒炒生地五两

先将生地打烂，入黄连、当归身、甘草，捣和焙干，研成细末，和入朱砂一半，加蜜为丸，如梧桐子大，另一半为衣。每服三钱，开水送服。

方中朱砂清心火、镇浮阳、安心神，黄连清心火、除烦热，两药合用能清安神为主药。当归、生地滋养阴血，其中生地又可滋补肾阴，使肾水上济以制心火之亢，共为辅药。甘草调和诸药，为使药。

本方重镇安神，清心泻火。主要用于：心神不安，失眠烦热，胸中气乱而热，欲吐，寐则多梦，舌红，脉细数者。西医学认为本方营养神经，镇静，补血。现在多用于神经官能症、癔症、神经衰弱。

【附方】　恐畏不能独自卧　胆虚气怯用仁熟[①]
　　　　柏仁地枸味萸桂　参神菊壳酒调服

【提要】　阐述胆气虚的证治。

【白话解】　平时善惊易恐，不敢独自睡眠，胆气虚怯者可用仁熟散方治疗，其药物组成为柏子仁、熟地、人参、五味子、枳壳、山茱萸、肉桂、甘菊花、茯神、枸杞等。

【按语】　肝血不足，则胆气虚怯，就会出现恐惧、胆怯感，甚至于一个人不敢独自睡眠。治疗的方法，可用仁熟散以养心补肝、益气安神，用温酒调服，以增药力，血足则神安，恐惧自不再升。此类患者往往平时胆气虚怯，由于惊恐渐致心神不能自主。目前一般属于心悸、不寐范畴。

①仁熟散　柏子仁一钱　熟地一钱　人参　五味子　枳壳　山茱萸　肉桂　甘菊花　茯神　杞子各七分半
　　研细末。每服两钱，温酒调下，或清水煎服亦可。

方中以柏子仁养心安神；熟地添精益髓；人参补气安神，

三药共奏安身之功。五味子敛神定志；山茱萸、枸杞子补阴；肉桂温阳，伍以菊花定惊，枳壳理气，全方功以安神定志。

此方多用于神经性衰弱，焦虑证等出现的失眠等证。

癫 痫 总 括

【原文】 经言癫狂[1]本一病　　狂乃阳邪癫乃阴

癫疾始发意不乐　　甚则神痴语不伦

狂怒凶狂多不卧　　目直骂詈不识亲

痫发吐涎昏瞤倒　　抽搐省后若平人

【提要】 阐述癫、狂、痫的概念及其区别。

【注释】 [1] 癫狂：指癫痫证、狂证。癫痫又称"羊痫风"，是一种以突然意识丧失，发则扑倒，不省人事，两目上视，口吐涎沫，四肢抽搐，或口中怪叫，移时苏醒，一如常人为主要表现的一种发作性疾病。狂证，是以发作时奔走呼号直视，打人骂人，不识亲属为主要表现的疾病。

【白话解】 癫、狂、痫都是神志失常的疾病。自《内经》以后，多以癫狂或癫痫并称，其实三者的病因症状，都各有不同的。邪并于阳则为狂，发作时奔走呼号，怒目直视，打人骂人，不识亲疏，夜多不卧，俗称"武痴"。邪入于阴则为癫，始发时多见沉默痴呆，或自言自语而又语无伦次，哭笑无常，不知秽洁，睡眠比较正常，俗称"文痴"。

痫疾患者，平时工作一如常人，发作时突然晕倒，口流涎沫，或手足抽搐，牙关紧闭，项背强直，发出似鸡、牛、马、羊、猪五畜的声音，所以又有"五痫"的命名，一般在苏醒后略感疲乏外，其饮食起居，均如平常人一样，俗名"羊痫风"。

【按语】 癫痫是由多种原因引起的慢性脑功能障碍临床综合征，是大脑神经细胞群反复超同步放电所引起的发作性、突然性、反复性、短暂性脑神经系统功能紊乱。根据大脑异常放电的部位和扩散的范围不同，其临床发作表现症状各异。临床上可有短暂的运动、感觉、意识、行为、植物神经系统等不同障碍，或兼而有之。脑电图呈痫样放电和实验室检查异样。癫痫具有发作性、复发性和自然缓解性的特点，是一种慢性、反复发作性的脑功能失常性疾患。在发作间歇期，病人一切正常。某些癫痫为发作性神志异常疾病，是常见脑病之一。

痫病本身即是一种发作性神志异常的脑病疾患。历代医家在对情志因素致痫的病因论述中，多重点强调惊恐致痫的作用。在《素问·举痛论》中就有"恐则气下"、"惊则气乱"的论述。而《素问·奇病论》则云"其母有所大惊，气上而不下，精气并居，故令子发为巅疾也"。隋·巢元方《诸病源候论·惊痫候》曰："惊痫二者，起于惊怖大啼，精神伤动，气脉不足，因惊而作痫也。"《寿世保元·痫证》曰："盖痫疾之原，得之惊，或在母腹之时，或在有生之后，必因惊恐而致疾。盖恐则气下，惊则气乱，恐气归肾，惊气归心。并于心肾，则肝脾独虚，肝虚则生风，脾虚则生痰，蓄极而通，其发也暴，故令风痰上涌而痫作矣。"

综上所述，本病的形成，大多与七情失调、先天因素、脑部外伤、饮食不节、劳累过度或身患其他疾病是为痫病的主要病因，痰瘀浊邪蒙闭脑窍，窜走经络则是造成癫痫发作的直接因素。本病机制可概括为脏腑功能失调，阴阳升降失职，以致风、痰、火、气交杂，但以脑髓神机受累为主，与肝脾心肾关联密切。如肝肾阴虚，水不涵木，木旺化木，热极生风，肝风内动，出现肢体抽搐，角弓反张。若脾虚不能运化，津液水湿积聚成痰，痰迷心窍，则出现神不守舍，意识丧失。脏气不平，气血逆乱犯脑是为癫痫发作的病机特点，内风是其发病主要原因，实邪闭窍为风动的内在因素，脾累斡旋失职是为病机关键。

【附方】　　癫狂痫疾三圣①吐　　风痰白丸②热滚痰③

痰实遂心④气矾郁⑤　　痰惊须用控涎丹⑥

无痰抱胆⑦镇心⑧治　　发灸百会自然安

初发皂角灌鼻内　　涎多欲止点汤盐

【提要】　阐述癫、狂、痫的辨证治疗。

【白话解】　癫、狂、痫的发病原因，大多属于痰、火、气、惊四种。所以治疗的原则大致相同的。如病人身体壮实，痰盛壅塞的，可先用三圣散以吐出胶痰为止，吐后不可再服；如风盛痰塞的，可用青州白丸子以驱风痰；如因热痰结聚的，可用礞石滚痰丸以清热涤痰；由于痰实蒙蔽心包的，可用遂心丹逐痰安神；气郁多痰的，可用矾郁丸以开郁化痰；如由于惊恐而致痰涎壅塞的，可用控涎丹以泻下痰涎；如因受惊恐而神志失常，尚无痰盛症状，可用抱胆丸或镇心丹以安神镇惊。在突发痫病的时候，可用艾火灸百会穴，直到苏醒为止，如再发应再灸，以痊愈不发为度。初发作时可用皂角汁灌注鼻内，使风痰涎沫从鼻涕口唾而出。如已苏醒后，其涎沫仍不住流出，可用食盐少许冲汤服之，自会停止。

【按语】　癫、狂证，目前主要属于精神分裂症范畴。痫证与目前的癫痫病大发作类似。虽然两者是不同的病，但从病理因素来看都与痰、气、火、瘀有关，后者常兼内风。因此，治疗上有许多相似之处，故本书一并讨论。

①三圣散　方见"中风死候"。

本方出自《儒门事亲》。三圣散主要用于中风痰壅和痰浊上壅之癫痫。主治中风闭证，失音闷乱，牙关紧闭，脉浮滑实者。误食毒物亦可以本方治之。

②**青州白丸子** 方见"中风死候"。

本方常用于治疗风痰证，善驱风痰而止痉，治疗风痰流滞经络，半身不遂，手足顽麻，口眼㖞斜等症。现代用于中风及其后遗症的治疗。

③**礞石滚痰丸** 大黄制八两 银硝二两 黄芩八两 沉香一两 青礞石二两

先将礞石和银硝同煅成金色，和余药共研细末，用生姜八两打汁和水泛为丸如绿豆大，每次服一钱至二钱，开水送服。

方中礞石质重，味咸软坚，散治顽痰胶结之证，配合沉香降气，黄芩清热，大黄、芒硝泻实、共同达到治疗顽痰、老痰胶结，气逆喘实之实证。

治痰而形气实，顽痰，老痰胶结，气逆喘实之实证。

④**遂心丹** 甘遂二钱

研细末，以猪心取三管血和药入猪心内缚定，纸裹煨熟取末，入辰砂末一钱，分作四丸，每服一丸，将丸煎汤调下，以大便下恶物为效，不下再服。

甘遂苦寒，泻下逐饮，尚可逐痰饮，用于风瘫癫痫之证，入猪心可以减轻甘遂的毒性，为丸剂也能减缓泻下之力，用后以大便泻下恶物为度，不可过用。不下再用。

本方多用于风瘫癫痫之证。

⑤**矾郁丸**（即白金丸） 白矾三两 川郁金七两

上二味药，研细末，薄荷水泛为丸，如梧桐子大，朱砂为衣，每日早晨服一钱，开水送下。

白矾酸、涩、寒能清化痰涎，治风痰癫痫，配合郁金辛开苦泻，兼清心，理气解郁，二药共治癫痫痰火蒙心兼气郁之证。

本方用于治疗痰而兼气郁之证。

⑥**控涎丹**　方见"痿证治法"。

本方为攻逐水饮之剂，主治水饮内停，形体俱实之证。方中白芥子味辛性温，善治胸膈痰浊及皮里膜外之痰饮，与大戟、甘遂配伍应用，则长于去痰逐饮。改为丸剂，则攻逐之力缓，治疗痰涎水饮停留于胸膈，而见胸背、手足、头颈、腰胯隐痛等证。

凡人忽患胸背手足腰胯疼痛，牵引钓动，时时走易不定，不可忍者，或手足冷痹，气脉不通，是皆痰涎在心膈上下，故为此证增强对病理渗出液的重吸收，调整水液代谢。主要用于渗出性胸膜炎，见胸背腰隐痛、筋骨牵引痛，或手足麻痹或头痛不可忍，或皮肤麻痹，神志昏睡，痰唾稠粘。现临床多用于胸膜炎。

⑦**抱丹丸**　水银二两　黑铅一两五钱　朱砂一两五钱　乳香一两研细

先将黑铅、水银搅成砂子，次入朱砂、乳香末，乘热用柳木槌研匀为丸，如芡实大，每服一丸，空腹时用银花、薄荷煎汤送下。

水银、黑铅能镇惊坠痰治癫痫，加乳香行气化瘀，朱砂安神定惊共达其效。

本方主治无痰盛因受惊吓而神志失常，但因其毒性较大，古今临床很少应用。

⑧**镇心丹**　朱砂、龙齿末等分

猪心血为芡实大丸，每日服三丸，麦冬汤下。

朱砂重镇，有镇惊安神之功；龙齿收敛安神，为重镇安神的要药。以麦冬汤下可养阴护胃，防前两药之过。

本方用于治疗无痰盛因受惊吓而惊悸证。

诸 气 总 括

寒气 炅气 喜气 怒气 劳气
思气 悲气 恐气 惊气

【原文】 一气触为九寒炅　　喜怒劳思悲恐惊
　　　　寒收外束腠理[1]闭　　炅泄内蒸腠理通
　　　　喜则气缓虚极散　　劳耗思结气难行
　　　　怒气逆上甚呕血　　下乘脾虚飧泻[2]成
　　　　恐则气下伤精志　　惊心无倚乱怔忡
　　　　悲消荣卫不散布　　壮行弱著病丛生

【提要】 阐述气病的类型及其与情志活动的关系。

【注释】 [1] 腠理：肌肉皮肤之纹理。

[2] 飧泻：即飧泄。《内经》有"清气在下，则生飧泄"；"怒则气逆，甚则呕血及飧泄，故气上矣"。王冰曰"飧泄者，食不化而出也"。

【白话解】 人体的气血旺盛，则各种功能活动正常，是不会发生疾病的。若触犯了寒邪、暑热，或受到喜、怒、思、悲、恐、惊等情志过分的干扰影响，或过分疲劳均易导致疾病的发生。如感受了寒邪之气，外束于皮肤肌表，就会导致腠理闭塞不通，卫阳不能外达而内收，表现为恶寒的症状。炅气就是热气，这里指的是感受暑热之气，其症状为发热汗出，腠理开，阳气外泄，轻而缓的叫伤暑，重而急的叫中暑。喜气本来有益于心身的，因喜为心之志，但如果太过，则心气大开，素来中气极虚的人，可导致心气缓散，甚至暴脱。如劳倦过度，亦能伤气，气耗则喘息汗出，倦乏无力，懒言嗜卧。如果思虑过度，致气机郁结不畅，伤及脾脏的运化功能。过怒能使气逆上冲，甚至迫血妄行而呕血，怒气不得发泄，下乘于脾而致食滞泄泻。过于恐惧会伤肾，肾气虚则失固摄之力，可致遗精、早泄等症。惊为外界突来的异常刺激，会使心气动乱，无所依归，可致心跳怔忡不安等症。如悲哀过度会伤肺，肺主气，司呼吸以营循环，悲则气消神乏，涕泪交流，呼吸顿挫，肺气为之抑郁，久必发生肺病。

以上九气所发生的疾病，如身体健壮的人，虽有感触，其气能自行而愈，虚弱之人感触，则气滞而为病。

【按语】 气在中国古代是人们对于自然现象的一种朴素认识。气是构成人体的基本物质。气聚合在一起便形成有机体，气散则形体灭亡。气又是维持人体生命活动的基本物质。人体的生命活动需要营养物质来维持，人体必需从外界摄取营养物质，包括肺从自然界吸入的清气和由脾胃所化生的水谷精微之气，才能维持正常的生理活动。气的运动，称作"气机"。气的运动形式虽是多种多样，但在理论上可将它们归纳为升、降、出、入四种基本运动形式。人体的脏腑、经络等组织器官，都是气的升降出入场所。气的升降出入运动，是人体生命活动的根本，气的升降出入运动一旦止息，也就意味着生命活动的终止。从整个机体的生理活动来看，则升和降、出和入之间必须协调平衡，才能维持正常的生理活动。因此，气的升降出入运动，又是协调平衡各种生理功能的一个重要环节。气的升降出入运动之间的协调平衡，称作"气机调畅"，升降出入的平衡失调，即是"气机失调"的病理状态。气机失调有多种形式。例如，由于某些原因，使气的升降出入运动受到阻碍，称作"气机不畅"；在某些局部发生阻滞不通时，称作"气滞"；气的上升太过或下降不及时，称作"气逆"，气的上升不及或下降太过时，称作"气陷"；气不能内守而外逸时，称作"气脱"；气不能外达而结聚时，称作"气结"。气的运动和情志活动有很密切的关系：《素问》概括为："怒则气上，喜则气缓，悲则气消，恐则气下……惊则气乱……思则气结。"怒则气上，是指过度愤怒可使肝气横逆上冲，血随气逆，并走于上。临床可见气逆，面红目赤，或呕血，甚则昏厥卒倒。喜则气缓，包括缓解紧张情绪和心气涣散两个方面。在正常情况下，喜能缓和紧张，使营卫通利，心情舒畅。《素问》说："喜则气和志达，营卫通利，故气缓矣。"但暴喜过度，又可使心气涣散，神不守舍，出现精神不能集中，甚则失神狂乱等症。悲则气消，是指过度悲忧，可使肺气抑郁，意志消沉，肺气耗伤。恐则气下，是指恐惧过度，可使肾气不固，气泄于下，临床可见二便失禁；或恐惧不解则伤精，发生骨酸痿厥，遗精等症。惊则气乱，是指突然受惊，以致心无所倚，神无所归，虑无所定，惊惶失措。思则气结，是指思虑劳神过度，伤神损脾，可导致气机郁结。古人认为"思"发于脾，而成于心，故思虑过度不但耗伤心神，也会影响脾气。思虑过度，则伤心脾，暗耗阴血，心神失养则心悸，健忘，失眠，多梦；气机郁结阻滞，脾的运化无力，胃的受纳腐熟失职，便会出现纳呆，脘腹胀满，便溏等症。

诸 气 辨 证

【原文】 短气[1]气短不能续　　少气[2]气少不足言

气痛走注内外痛　　　　气郁失志怵情间

上气气逆苏子降　　　　下气气陷补中宣

臭甚伤食肠胃郁　　　　减食消导自然安

【提要】 阐述气病的辨证治疗。

【注释】 [1] 短气：《内经》曰"息短不属，动作气索。"是指呼吸和说话好像不能接续而时时欲断的样子，似喘而不抬肩。

[2] 少气：《证治汇补》："若夫少气不足以息，呼吸不相

接续，出多入少名曰气短"。亦即少气。即指懒言倦怠，声音轻微，气少不能多说话，言多则气息不续。

【白话解】 短气与少气，都是气虚不足的症状。短气是呼吸和说话好像不能接续而时时欲断的样子，似喘而不抬肩；少气的表现为懒言倦怠，声音轻微，气少不能多说话，言多则气息不续。气痛是气机被邪所阻，外则在经络，内则在脏腑，可发生攻冲走注如刺的痛感。气郁是情志失调，精神抑郁，气机不畅。可出现气上则痰浊上逆，壅塞气道而喘急咳呛，可用苏子降气汤降其气逆。气下则清阳之气下陷，不能升举，可用补中益气汤升举清阳，重则可加诃子、五味子收敛其气。气虚下陷的，放屁多不甚臭秽若其气臭甚，乃是内有停食积滞不化，是由于肠胃郁结，谷气内发，而肠胃之气不得宜通。郁结在胃的，泛上为噫气；郁滞在肠的，下泄为放屁。所以应该节制饮食，同时内服消导的药剂，自然能够痊愈的。

【按语】 气短亦即少气，呼吸微弱而喘促，或短气不足以息，似喘而无声，卧则减轻。如《证治汇补·喘病》说："若夫少气不足以息，呼吸不相接续，出多人少，名曰气短，气短者，气微力弱，非若喘症之气粗奔迫也。升降出入是气机运动之基本形式，天地之气、人身之气的运动莫不如此。升降出入，万物之橐籥，百病之纲领，生死之枢机。以气之运行解释升降出入，直行以升降，横行以出入。升降息则气立孤危，言直也；出入废则神机化灭，言横也。"

五脏六腑的气机升降出入：肝气升，心气浮，肺气降，肾气藏，或左升右降，脾胃中气为之枢纽。脏腑的生理功能无非是升其清阳，降其浊阴，摄入所需，排出所弃，故升降出入运动是脏腑的特性。人与天地相参相应，人体之气必须应四时之气的升降出入，以调神气。内伤之病，多病于升降，以升降主里；外感之病，多病于出入，以出入主外。伤寒分六经，以表里言；温病分三焦，以高下言。温病从里发，升降之病极，则亦累及出入；出入之病极，则亦累及升降。故饮食之伤，亦发寒热，风寒之感，亦形喘渴。

诸 气 治 法

【原文】　寒热热寒结者散　　上抑下举惊者平
　　　　　喜以恐甚悲以喜　　老温短少补皆同

【提要】　阐述气病的治则。

【白话解】　寒邪为病，应以热性药来治疗，如表寒用麻黄汤，里寒用理中汤。暑热之气应用寒凉药来治疗，如实热用白虎汤，虚热用生脉散。气机郁结的，应用顺气散郁药来治疗。各种气、血、痰、食、湿、热的郁滞，可用越鞠汤来统治六郁。痰浊之气上逆的，用苏子降气汤抑而降之；气虚下陷的，可用升举法来治疗，如补中益气汤最宜。惊则气乱，可用镇心丹、妙香散平之。喜极欲狂，以恐怖吓住之。悲哀过度，可用喜事舒情以调和之。这样以精神安慰与刺激来纠正情志之病，往往不药而愈的。如因劳倦伤气，应用温养药来调治短气与少气的症状，均须用补气药剂来治疗，如保元汤、四君子汤等均为适宜的方剂。

【按语】　调理气机升降出入之法：《内经》："气之亢于上，抑而降之；陷于下者，升而举之；散于外，敛而固之；结于内，疏而散之"。又应辨别病情浅深轻重，气机失调深重，则不可以径行。若直升、直降、直敛、直散、多致败事，当曲而治之，为治疗之妙。升降出入之治法，用之不可太过，升发太过，不但下气虚，而里气亦不同，气喘者将有汗脱之虞；降逆太过，不但上气陷，而表气亦不充，下剩者每有恶寒之症；收敛太过，不但里气郁，而下气亦不能上朝；疏散太过，不但表气疏，而上气亦不能下济。"升降出入以协调平衡为要，矫枉过正则变生它病。先救邪气之来路，后开邪气之去路。病在升降，举之抑之；病在出入，疏之固之；病在升降而斡旋于出入，或病在出入而斡旋于升降。在上禁过汗，在内慎攻下，此为阴阳盈亏消长之理。《内经》云："寒者热之，热者寒之，微者逆之，甚者从之，坚者削之，客者除之，劳者温之，结者散之，留者攻之，燥者濡之，急者缓之，散者收之，损者温之，逸者行之，惊者平之，上之下之，摩之浴之，薄之劫之，开之发之，适事为故。"

【附方】　木香流气①调诸气　　快利三焦荣卫行
　　　　　达表通里开胸膈　　肿胀喘嗽气为疼
　　　　　六君丁皮沉木桂　　白芷香附果苏青
　　　　　大黄枳朴槟蓬术　　麦冬大腹木瓜通

【提要】　阐述木香流气饮的临床应用。

【白话解】　木香流气饮为治疗一切气机失于通利病的主方，该方能流利三焦，使营卫运行，还可以通利三焦气机，在外能疏达表气，在里可通畅脏腑之气，还可开胸膈痞满之气以治气道壅塞、咳嗽上气喘促，以及气机被阻的气痛诸病。其药物组成为六君子汤（人参、白术、茯苓、甘草、陈皮、半夏）、丁香、沉香、木香、玉桂、白芷、香附、草果、苏叶、青皮、大黄、枳壳、厚朴、槟榔、蓬术、麦冬、大腹皮、木通、木瓜。

【按语】《内经》有"百病生于气也"。《丹溪心法》"气血冲和，万病不生，一有怫郁，诸病生焉，故人身诸病，多生于郁。"临床上许多疾病或起因于气机不畅或伴有气滞。因此本方理论上可用于多种疾病，但实际应用时仍需结合具体病因加减之。

①木香流气饮　人参　白术　茯苓　甘草　陈皮　姜半夏　丁香　沉香　木香　玉桂　白芷　香附　草果　苏叶　青皮　大黄　枳壳　厚朴　槟榔　蓬术　麦冬　大腹皮　木通　木瓜

方中人参、白术、茯苓、甘草方取四君以健脾益气；陈皮、木香、枳壳、厚朴、槟榔、苏叶、香附、大腹皮、草果等药行气；沉香、大黄降气；半夏、茯苓、陈皮化痰理气；腹皮、木瓜、木通利水以行气；加用麦冬养阴；玉桂调达营卫，全方共达快利三焦，通行荣卫，外达表气，内通里气，中开胸膈之气之功。

本方调治一切诸气为病，其功能快利三焦，通行荣卫，外达表气，内通里气，中开胸膈之气，其水肿胀满，气壅喘嗽，气痛走注，内外疼痛，并皆治之。本方药物组成较多，临床应辨证选用。

【原文】　分心气饮①治七情　气滞胸腹不流行
　　　　　　正减芷朴通木附　　麦桂青桑槟壳蓬

【提要】　阐述分心气饮方的临床应用。

【白话解】　分心气饮主治七情过度所致气机不畅的疾病。如气滞，胸腹痞满等。其药物组成为藿香正气散减去白芷、厚朴，加入木通、木香、香附、木通、官桂、青皮、槟榔、桑皮、蓬莪术、枳壳等行气导滞药。

【按语】　情志的异常变化伤及内脏，主要是影响内脏的气机，导致升降失常，气血功能紊乱。而心乃"精神之所舍"往往首先受到影响，尔后波及他脏，故本节用"分心气饮"调气。

①分心气饮　紫苏梗、叶三两　半夏　枳壳各一两五钱　青皮　陈橘红　大腹皮　桑白皮　木通　赤茯苓　南木香　槟榔　蓬莪术　麦冬　桔梗　官桂　制香附　广藿香各一两　白

术 甘草各一两二钱

上锉粗末，每服三钱，清水一大盏，加生姜三片，大枣二枚，灯心十茎，煎汤服。

方中以白术、赤茯苓健脾益气；大腹皮、木通利水行气；莪术、香附化瘀理气；半夏、橘红化痰行气；青皮、槟榔破气；苏叶、藿香芳香理气；枳壳、桔梗升气；木香辛开苦降善行脾胃之气滞；复加以麦冬养阴；官桂温阳；甘草调和诸药，全方共奏驱痰消瘀、理气止痛之功。

本方可用于七情气滞，胸腹之病。现在可用来治疗慢性胃炎，慢性胆囊炎，胆石症，功能性消化不良等病。

【原文】　苏子降气①气上攻　　下虚上盛气痰壅
　　　　　喘咳涎嗽胸膈满　　气秘气逆呕鲜红
　　　　　橘半肉桂南苏子　　前朴沉归甘草同
　　　　　郁食气血痰湿热　　越鞠②方苍栀䴭附芎

【提要】　阐述苏子降气汤、越鞠汤的证治。

【白话解】　苏子降气汤治疗气壅上攻，气机升降失职，肺气不能清肃下行，下虚上盛以至痰涎壅盛，胸膈痞满不畅，及气闭导致的二便不通，气逆所至的呕血。本方有降气平喘，化痰涎，开胸膈，补血行气的功效。药物组成为橘皮、半夏、肉桂、苏子、前胡、厚朴、沉香、当归、甘草等。越鞠汤治疗食、气、痰、血、湿、热的六种郁滞之证，为治疗六郁初期的要方。药物组成为苍术、栀子、神曲、香附、川芎等。

【按语】　目前苏子降气汤是治疗喘证、肺胀等肺系疾病症见咳嗽痰多，气急，胸闷，动则喘甚，呼多吸少，腰酸等上实下虚患者的常用方。越鞠汤则是治疗气郁实证兼食、气、痰、血、湿、热的六种郁滞之证的常用方。

①**苏子降气汤**　紫苏子炒　制半夏　前胡　厚朴姜制炒
陈皮去白　甘草炙，各一钱　当归　沉香各七分　玉桂五分

清水二分，加生姜三片，大枣一枚煎至一钟，不拘时服

方中用苏子降气祛痰，止咳平喘，为君药。半夏、厚朴、前胡祛痰，止咳、平喘，共为臣药。君臣相配，以治上实之有余。肉桂温肾祛寒，纳气平喘；当归既养血补肝，同肉桂以温补下虚，又能治咳逆上气；略加生姜、苏叶以散寒宣肺，共为佐药。甘草、大枣和中调药，是为使药。诸药合用，上下兼顾而气降痰消，则喘咳自平。

本方出自《太平惠民和剂局方》，可降气平喘，祛痰止咳。方中多温燥之药，对肺肾阴虚的咳喘，或肺热痰喘均不宜用。主要用于：支气管哮喘、肺气肿、肺源性心脏病，上实下虚，见喘咳短气，胸膈满闷，咽喉不利，舌苔白滑，脉滑尺弱。西医学认为本方强心，改善肺泡血液循环，增加对氧气的有效摄入，排痰，止喘。多用于肺气肿、肺源性心脏病、支气管哮喘等属肺气壅实、上实下虚之咳喘。

②**越鞠汤**　香附酒炒　川芎　苍术　神曲　黑山栀

方中用香附行气解郁，以治气郁，为主要药物。川芎活血祛瘀，以治血郁；栀子清热泻火，以治火郁；苍术燥湿运脾，以治湿郁；神曲消食导滞，以治食郁；均为辅助药物。气郁则湿聚痰生，若气机流畅，五郁得解，则痰郁随之而解，故方中不另加药。

本方出自《丹溪心法》，为治疗气郁乃至血、痰、火、湿、食诸郁轻证之常用方。气郁则升降不行，运化失常，故见胸膈痞闷，脘腹胀痛，嗳腐吞酸，恶心呕吐，饮食不消等症。气郁或因血、痰、火、湿、食诸郁所致，而气郁又可导致血、痰、火、湿、食诸郁，因此，本方着重于行气解郁，使气机流畅，则痰、火、湿、食诸郁自解，痞闷呕呼诸症可除。

本方功用以行气解郁为主。主治气郁所致胸膈痞闷，脘腹胀痛，嗳腐吞酸，恶心呕吐，饮食不消等症。在临床运用时，须随诸郁的轻重不同，而变更其主药，并适当加味使用。如气实的加木香；气虚的加人参；血瘀的加红花；血虚的加当归；痰多懂得加半夏；湿重的加白术；热多的加吴茱萸、川连；饮多的加茯苓；食积的加麦芽等。现在临床多用于治疗胃神经官能症、慢性胃炎、胆石症、胆囊炎、肝炎、肋间神经痛等见六郁证者。

【原文】 四七①七气郁生痰　　梅核吐咯结喉间
　　　　　　调和诸气平和剂　　半苓厚朴紫苏煎
　　　　　　快气橘草香附入　　妇人气病效如仙
　　　　　　恶阻更加芎归芍　　气痰浊带送白丸

【提要】 阐述四七汤的证治。

【白话解】 四七汤治疗七情刺激过度，气机郁结生痰，自觉痰凝结在喉间，吐之不出，咽之不下的梅核气，日久不愈，会变成噎膈，上吐痰涎，食不能下，便秘不通，本方为平和有效之剂。药物组成为半夏、茯苓、厚朴、紫苏。如有胸腹部痞满不快，可加橘皮、茯苓、甘草、香附。亦有妇人一切气郁不舒所致的病，用本方疗效很好。妇人怀孕呕吐的恶阻，可加川芎、当归、白芍。如体胖的妇女见有气郁痰盛白带多，可以本方煎剂送服青州白丸子。

【按语】 本方的适应证，即《金匮要略》的"梅核气"。是由于痰气郁结于胸膈之上，症见咽中不适，如有物梗阻，咯之不除，咽之不下，胸中窒闷等。其他气滞痰郁证如呕吐、恶阻等也可本方治疗。

①**四七汤** 姜半夏一钱五分　　茯苓一钱二分　　紫苏叶六分

川朴姜制，九分

　　煎加生姜七片、大枣两枚。

　　方中半夏化痰散结，降逆和胃，为君药。厚朴下气降满，助半夏以散结降逆；茯苓甘淡渗湿，助半夏以化痰，共为臣药。生姜辛温散结，和胃降逆，苏叶芳香行气，理肺疏肝，共为佐使药。诸药合用，共成行气散结、降逆化痰之功。

　　治七情过度，七气病生，郁结生痰，如絮如膜，凝结喉间，咯之不尽，咽之不下之梅核气。若气郁较甚，可加香附、郁金以增强行气解郁之力；肋胁疼痛可加川楝子、延胡索以疏肝理气；咽痛可加玄参、桔梗以解毒散结，宣肺利咽。现在本方常用来治疗瘿病、慢性胃炎、慢性支气管炎、食道痉挛等属气滞痰阻者，效果良好。

　　【原文】　惊实镇心①朱齿血　惊虚妙香②木麝香
　　山药茯神参芪草　朱砂桔梗远苓菖
　　【提要】　阐述镇心丹、妙香散的临床应用。
　　【白话解】　惊悸证，实者用镇心丹治疗，药物组成为朱砂、龙齿、猪心血等。虚者用妙香散治疗，药物组成为木香、麝香、山药、茯神、人参、黄芪、甘草、朱砂、桔梗、远志、茯苓。加菖蒲可增加开心气的药力。
　　【按语】　凡心气实的人受惊后表现为心跳、烦躁、神乱，必多笑，脉来洪实，治疗宜安神镇惊，可用镇心丹。心气虚的人受惊表现为畏惧、闭目欲睡、心悸、怔忡、恍惚不安，必多悲，脉浮而虚，可用妙香散治疗。

　　①**镇心丹**　方见"癫痫总括"
　　全方用于临床少见报道，但本方朱砂、龙齿末等常用于惊悸实证。

②**妙香散**　甘草五钱，炒　远志制，去心　山药姜汁炙　茯苓　茯神去木　黄芪炙，各一两　人参　桔梗各五钱　辰砂三钱，另研　麝香二钱

另研细末，每服二钱，水煎汤服。

方中人参、黄芪益气生精；山药、茯苓扶脾；远志清心安神；木香理气；桔梗升清，使气充神守，惊悸、怔忡、恍惚自愈。

若中气不升，可加升麻、柴胡或改用补中益气汤以升提中气。

遗 精 总 括

【原文】　不梦而遗心肾弱　梦而后遗火之强
　　　　　过欲精滑清气陷　久旷溢泻味醇伤

【提要】　阐述遗精的生理病理极其病因和分类。

【白话解】　遗精是指未性交而失精的病证。临床上以不因梦交而精自遗出者，称为滑精，是由于心肾气虚不能固摄所致。梦中性交而致遗精的，称为梦遗，多为心肝君相之火旺盛，煽动精窍不能固守。或房劳过度之人，清气不足而下陷以致精关不固而滑精。又有一种生理的遗精，在生理正常的情况下，也可能发生遗精。在青壮年时期，或已婚久节房欲，身体健康，偶有遗精，尤如物满自溢，不属病态。其有因于饮酒过度，多食浓煎厚味，酿成湿热下扰精室，亦能导致遗精。

【按语】　遗精，每周 2 次以上，可以在睡梦中遗泄，亦可以在清醒时流出，并有头昏、耳鸣、健忘、心悸、失眠、腰酸、腿软、精神萎靡等症状。遗精的发病机制，主要责之于心、肝、肾三脏。《素问·六节藏象论》说："肾者主蛰，封藏之本，精之处也。"本病除肾脏自虚，精关不固外，心肝之火内动，也能影响肾的封藏。正如《类症治裁·遗泄》说：

"凡肝脏之精悉输于肾，而恒动于火，火动则肾之封藏不固，心为君火，肝肾为根火，君火一动，相火随之，而梦泄焉。"《临证指南医案·遗精》亦指出："精之藏制虽在肾，而精之主宰则在心。"就临床所见，本证多由于房室不节，先天不足，用心过度，思欲不遂，饮食不节等原因，影响肾之封藏而致。遗精初起，一般以实证多见，日久不愈，可逐渐转变为虚证。在病理演变过程中，还可出现虚实夹杂。阴虚者可兼有火旺，肾虚者可兼有湿热痰火。精属阴液，故开始多以伤及肾阴为主；但精与气互生，阴与阳互根，所以病久往往表现为肾气虚弱，甚则导致肾阳衰惫。因此，遗精日久，可兼见早泄，或导致阳痿。治疗上首先应分清虚实。实证以清泄为主；虚证属肾虚不固、封藏失职，予补肾固精。虚证尚需根据偏于阴虚或偏于阳虚的不同，分别采用滋养肾阴及温补肾阳的治法。至于虚而有热者，又当予以养阴清火。前人有"有梦治心，无梦治肾"之说，需结合辨证而定，不可机械划分。另外，注意精神调养，排除杂念，既是预防措施又是调摄的内容。正如《景岳全书·遗精》说："遗精之始，无不病由乎心。……及其既病而求治，则尤当以持心为先，然后随证调理，自无不愈。使不知求本之道，全恃药饵，而欲望成功者，盖亦儿希矣！"故应避免过度的脑力紧张，丰富文体活动，适当参加体力劳动。注意生活起居，节制性欲，戒除手淫，夜晚进食不宜过饱。睡前用温水洗脚，养成侧卧的习惯，被褥不宜过厚，脚部不宜盖得太暖，衬裤不宜过紧少食辛辣食物。

【附方】 心肾虚弱朱远志　　龙骨神苓菖蒲参①
　　　　久旷火旺地知柏②　　胃虚柏草缩砂仁③

【提要】 阐述龙骨远志丸、坎离既济汤、封髓丹的证治。

【白话解】 遗精属心肾虚弱的用龙骨远志丸治疗，药物组成为龙骨、朱砂、远志、茯苓、茯神、菖蒲、人参等；属阴虚火旺的用坎离既济汤治疗，药物组成为生地、知母、川柏等；属胃虚的用封髓丹治疗，药物组成为黄柏、砂仁、甘草等。

【按语】 由于心肾虚弱不梦而遗的，宜用龙骨远志方治疗以补益心肾之气。有梦而遗的多为君相火旺与久节方欲所至，宜用坎离既济方治疗。如胃纳差，胃气弱，应用封髓丹，以砂仁健脾益气，甘草甘温和中，使相火平而精自封。

①龙骨远志丸 龙骨 朱砂 远志 茯神 茯苓 石菖蒲 人参

方中龙骨甘涩平，可固涩止遗；人参大补元气；茯苓健脾；茯神宁心安神；朱砂重镇安神；菖蒲开心窍；远志安神定志，且通肾上达于心，如此可心肾相交，水火既济，神安志宁而神自固，达到涩精止遗之功。

本方主治心肾虚弱，不梦而遗之证。临床以尿频、遗精、心神恍惚、舌淡苔白，脉细弱为辨证要点。下焦湿热所致的不可用本方。现在临床可用于糖尿病、神经衰弱等属心肾不交者。

②坎离既济汤 生地 川柏 知母

方中生地养阴生津；知母滋肾阴润肾燥，有滋阴降火之功；黄柏常于清相火，退虚热，后二药配伍可奏坚阴固精之效。

本方治梦而后遗，火强久旷之证。

③封髓丹 黄柏三两 砂仁一两 甘草一钱

研末蜜丸，空腹时每服三钱，淡盐水送下。

方以黄柏清热泻火以坚阴；砂仁行滞悦脾以顾护中焦，甘草宁心益气。

本方治疗君相火动，心肾不交之遗精。见有少寐多梦，梦则遗精，伴有心中烦热，头晕目眩，精神不振，倦怠乏力，心悸不宁，善恐健忘，口干，小便短赤，舌质红，脉细数者。

【原文】 精出不止阳不痿　强中过补过淫成

久出血痛形羸死　或发消渴或发痈

阳盛坎离加龙骨　实热解毒① 大黄攻

调补骨脂韭山药　磁石苁蓉参鹿茸②

【提要】 阐述强中的证治。

【白话解】 精液时时流出而不止，其阴茎仍然是举而不倒的，这种症状称为强中。多由于过服金石燥烈的补阳之品，或色欲太过，肝火过旺所致。若不及时治疗，会日久精尽迫血而出，造成阴中疼痛，精血耗损，形体消瘦，甚至死亡。阳盛阴衰，亦可继发消渴，或生大痈。如阴虚阳亢，可用坎离既济汤加龙骨，以清虚火而滋阴血。如形实热盛，可用黄连解毒汤加生大黄清热解毒。如病后热尽毒清，仍宜予以调理，宜补精丸，药物组成为补骨脂、韭子、山药、磁石、肉苁蓉、人参、鹿茸。

【按语】 强中又称阳强，是指阴茎易举，甚至久举不衰的病证。古代文献记载是由于常服金石丹药，火毒内盛所致。今人因此而患病的已少见。但肝火强盛，或房事过度者仍可见。

①黄连解毒汤　黄连二钱　黄芩三钱　黄柏三钱　黑山栀四钱

水煎服。

方中黄连泻心火为君，兼泻中焦之火；黄芩清肺热，泻上焦之火为臣；黄柏泻下焦之火，栀子通泻三焦之火，导热下行，合为佐使。共收泻火清热解毒之功。凡因于火毒上逆，外越而生诸证，通过泻火泄热之剂，其火毒下降，则诸症自平。

本方主治一切实热火毒，三焦热盛之证。症见大热烦躁，口燥咽干，错语，不眠；或热病吐血、衄血；或热甚发斑，身热下痢，湿热黄疸；外科痈疽疔毒，小便黄赤，舌红苔黄，脉数有力。临床凡因于火毒上逆，外越而生诸证，通过本方泻火泄热之剂，其火毒下降，则诸症自平。本方在临床可加减运用，若便秘者可加大黄以泻下实热。吐血、衄血、发斑可加生地、元参、丹皮以凉血化斑，清热止血。瘀热发黄，加茵陈、大黄，以加强清热解毒，祛湿退黄之功。本方也可治疗错语属热盛者，如《外台秘要》说："胃中有燥粪，令人错语；正热盛亦令人错语。若便秘而错语者，宜服承气汤；通利而错语者，宜服下四味黄连除热汤（即黄连解毒汤）。"可见本方是为热盛而用泻火解热毒，非用通下以泻实热者可比。本方为大苦大寒之剂，以清亢甚之火为主，但久服易伤脾胃，非壮实体质皆非所宜。本方出自崔氏方，录自《外台秘要》，但在《肘后备急方》治伤寒时气温病门载此方，未出方名；《景岳全书》易名解毒汤；《宣明方论》将本方药品为末，水泛为丸，称之为大金花丸；《温热经纬》名栀子金花汤。后世对本方在药味组成，主治范围上逐步发展。现代常用本方治疗热毒炽盛型的感染性炎症。

②**补精丸** 补骨脂 韭子 山药 磁石 肉苁蓉 人参 鹿茸

方中人参补气；肉苁蓉、韭子、鹿茸温阳；山药、补骨脂补肾暖脾；磁石重镇潜阳纳气，全方协同以补阳摄纳。

本方为病后热去调理之剂；现临床鲜见应用报道。

浊 带 总 括

【原文】　浊病精窍溺[1]自清　秽物如脓阴内疼
　　　　　　赤热精竭不及化　　白寒湿热败精成

【提要】　阐述尿浊的分类

【注释】　[1] 溺：同"尿"。

【白话解】　尿浊病主要病在精窍，故小便仍清而通利。尿浊病的症状是：尿道时流浊物如脓，阴茎内痛，排出物混有血液的为赤浊，不混血液的为白浊。赤浊多属热，但亦有日久精气耗竭，阳虚血不及化精而流出，则属于寒。白浊多属于寒，但也有因败精瘀积与蒸郁酿成湿热，腐化变为白色而属于热的。临床上须与其他脉证合参，不可概赤热白寒为治疗根据。

【按语】　尿浊是泌尿生殖系统疾病中的常见病证如类证、结核、肿瘤、乳糜尿等。临床常依据尿出物颜色分为赤浊和白浊，一般来说，赤浊是由于湿热下注精窍，热伤血络，尿色鲜红浑浊；白浊是由于阳虚精血不化或寒入精室败精淤积，尿色白如米泔。

【附方】　浊热清心莲子饮①　寒萆菖乌益草苓②
　　　　　　湿热珍珠炒姜柏　　滑黛神曲椿蛤同③

【提要】　阐述尿浊的辨证论治。

【白话解】　治疗尿浊应分寒、热、湿三种病因来处理。属热的，用清心莲子饮来治疗；属寒的，用萆薢分清饮，药物组成为萆薢、石菖蒲、乌药、益智仁、甘草、茯苓；属湿热的，用珍珠粉丸，药物组成为炒黑姜、炒黄柏、滑石、青黛、炒神曲、炒椿皮、蛤粉等。

【按语】　尿浊病实证有寒、热、湿热之分。寒者，尿色白而浑浊；热或湿热者，尿色黄而尿道分泌物粘稠、浑浊。

①清心莲子饮　人参　黄芪　甘草　地骨皮　柴胡　黄芩　麦冬　赤苓　车前子　石莲肉

方中石莲肉清心除烦，清热利湿；黄芩，地骨皮助莲肉清热之力；茯苓、车前子分利湿热；人参、黄芪益气扶正；麦冬清心养阴，使以甘草调和清利补养之能。全方清心火、益气阴、止淋浊，扶正祛邪兼顾，补泻兼施配伍以除热浊。

本方出自《太平惠民和剂局方》，《医方集解·泻火之剂》莲子清心饮与其异名同方。以本方为基础加减衍化方有三：《仁斋直指方论》、《明医杂著》的同名方，《仁术便览》之清水莲子饮。三方则均用于治疗因热所致之浊病。现代临床则将其广泛用于治疗消渴、闭经、梦交、水肿、心悸、淋证等内科病症及五官科声带结节等病。

②萆薢分清饮　萆薢　石菖蒲　乌药　益智仁　甘草　茯苓

方中川萆薢利湿化浊，为治白浊之主药。益智温肾阳，缩小便，止遗浊尿频。乌药温肾寒，暖膀胱，治小便频数。石菖蒲化浊除湿，去膀胱虚寒，《名医别录》谓"温肠胃，止小便利"，黄宫绣言"肠胃既温，则膀胱之虚寒小便不禁自止"。盖菖蒲得萆薢，庶可除湿而分清化浊；与益智、乌药配伍则能温里止小便频数。原书方后云："一方加茯苓、甘草"，其利湿化浊之力更佳。以食盐为使，取其咸以入肾，引药直达下焦。诸药合用，共奏温暖下元，分清化浊之效。

本方温暖下元，利湿化浊。主治下焦虚寒。小便白浊，频数无度，白如米泔，凝如膏糊。

③珍珠粉丸　炒黑姜　炒黄柏　滑石　青黛　炒神曲　炒椿皮蛤粉

黄柏清热坚阴泻相火；滑石、青黛、椿皮清热利湿；炮姜温中；蛤蚧补肾，共同扶助正气，神曲消食安中。全方共达清热补中除浊之功。

本方主治湿热尿浊。

【原文】　黑锡①方上盛下虚冷　　精竭阳虚火上攻

　　　　　上壅头痛痰气逆　　　　下漏浊带白淫精

　　　　　骨脂茴香胡芦巴　　　　肉蔻桂附木金樱

　　　　　沉香阳起巴戟肉　　　　硫铅法结要研明

【提要】　阐述黑锡丹的临床应用。

【白话解】　赤白浊带有属于下元虚冷的，精气耗损虚火上亢。若虚阳上越致头痛，咳嗽喘急，痰壅气逆者，或下漏于精窍，出现浊粘如脓的浊带，清稀如水的白淫，均可以黑锡丹镇逆温固下元，药物组成为补骨脂、茴香、胡芦巴、肉桂、肉蔻、附子、木香、沉香、阳起石、川楝子等。在制丹操作中，应注意硫黄与铅的治法。

【按语】　本证当为久病带下，阴竭于下，虚阳上浮的重证。

①黑锡丹《和剂局方》　肉桂五钱　硫黄二两　煨肉果一两　木香一两　附子泡去皮，制，一两　沉香一两　补骨脂炒，一两　胡芦巴酒浸炒，一两　煅阳起石一两　大茴香炒，一两　川楝子酒蒸去皮核，一两　青铅二两

制法：先将青铅在铁锅内烊化去滓，加硫黄炒成砂，摊于净石上，待冷研极细粉，余药共研细粉，充分和匀，酒糊为丸，如梧桐子大，每服八分至一钱五分，开水送下。

方中黑锡质重甘寒，镇摄浮阳，降逆平喘。硫黄性热味酸，温补命火，暖肾消寒。二药相须为用，水火并补，标本兼顾，所以并为君药。更用附子、肉桂温肾助阳，引火归原，使

虚阳复归肾中；阳起石、补骨脂、胡芦巴温命门，除冷气，能接纳下归之虚阳，并为臣药。茴香、沉香、肉豆蔻，温中调气，降逆除痰，兼能暖肾，故为佐药。然而，又恐诸药温燥太过，敢用一味苦寒之川楝子既能监制诸药，又有疏利肝气之功。如此配合，可使真阳充，下元温，喘保平，厥逆回，冷汗止，气归肾中。喻昌曾言："凡遇阳火逆冲，真阳暴脱，气喘痰鸣之急证，舍此药再无他法可施。昌每用……藉手效灵，厥功历历可纪。"

本方温壮下元，镇纳浮阳。主要用于：①真阳不足，肾不纳气，浊阴上泛，上盛下虚，痰壅胸中，上气喘促，四肢厥逆，冷汗不止，舌淡苔白，脉沉微。②奔豚，气从小腹上冲胸，胸胁脘腹胀痛，或寒证腹痛，肠鸣滑泄，或男子阳痿精冷，女子血海虚寒，月经不调，带下清稀，不孕等症。至于奔豚、寒疝精冷、血海虚寒等证，皆由下元虚冷所致，故本方亦可治疗。

本方出自《太平惠民和剂局方》，原方无巴戟肉，《奇效良方》方中有巴戟肉。本条原文歌括可能系据《奇效良方》。

痰 饮 总 括

【原文】 阴盛为饮阳盛痰　　　稠浊是热沫清寒

燥少粘连咯不易　　　湿多易出风掉眩

膈满呕吐为伏饮　　　支饮喘咳肿卧难

饮流四肢身痛溢[1]　　　嗽引胁痛谓之悬[2]

痰饮素盛今暴瘦　　　漉漉声水走肠间

饮留肺胸喘短渴　　　在心下悸背心寒

【提要】 阐述痰和饮的区别极其分类。

【注释】 [1] 溢：即溢饮。

[2] 悬：即悬饮。

【白话解】 痰与饮是同类而异形的。临床见症以稀薄而清的为饮，粘稠而浊的为痰。饮为水气凝聚所成，多属阴盛；痰为水气与邪热所化，多属阳盛。临诊辨证，以稠浊粘凝而成块的为热痰。多因心经有热，灼液成痰，症见：面赤烦热，唇口干燥，脉洪等。吐出稀涎如而清冷，或痰内带灰黑点的为寒痰。多因肾阳不足，不能蒸化水湿，故水湿凝聚成痰，症见：面色黧黑，手足逆冷，脉沉等。痰少而粘连难以咯出为燥痰。多因肺阴不足，失其清肃下降之能，则灼液成痰，症见：午后潮红，盗汗，脉细等。痰多而滑易吐出的为湿痰。多因脾不健运，湿聚成痰，症见：面黄，肢体沉重，嗜卧，脉缓等。其痰清而多泡，兼有头风眩晕搐搦为风痰。多因情志不畅，气郁伤肝，气滞痰聚，症见：面青，胸胁满闷，性急易怒，脉弦，甚则眩晕，抽搐等。

饮留膈上，伏而不出，因风寒之邪引动而发出喘满、咳嗽、呕吐等症，名伏饮。咳嗽气逆，倚息（即端坐）短气，不能平卧，颜面浮肿者，这是由于饮留于肺所致，名为支饮。水饮浸润于四肢肌表，当汗出而不汗出，所以身体沉重而疼痛，是为溢饮。如果咳嗽牵引胁痛，是饮留于胁下，为悬饮。如果病人素来很肥胖，而现在变得消瘦，水走肠间，沥沥有声，乃饮留于肠胃，名为痰饮。又有饮邪潴留于肺胸中的，则呼吸喘急，胸满短气而口渴。水饮留于胁下的，则有心下筑筑（捣动的感觉）跳动；甚至阳气不达，则有背心部寒冷的感觉。

【按语】 痰和饮都是津液代谢障碍所形成的病理产物。一般以较稠浊的称为痰，清稀的称为饮。痰不仅是指咳吐出来有形可见的痰液，还包括瘰疬、痰核和停滞在脏腑经络等组织中的痰液，临床上可通过其所表现的证候来确定，这种痰称为"无形之痰"。饮证是指水液在体内运化输布失常，因其所停留的部位及症状不同而有不同的名称。常见于西医学的慢性支气管炎、支气管哮喘、渗出性胸膜炎、胃肠功能紊乱及不完全性幽门梗阻、不完全性肠梗阻等疾病的某些阶段。如《金匮要略·痰饮咳嗽病脉证并治》："问曰：夫饮有四，何谓也？师曰：有痰饮，有悬饮，有溢饮，有支饮。问曰：四饮何以为异？师曰：其人素盛今瘦，水走肠间，沥沥有声，谓之痰饮；饮后水流在胁下，咳唾引痛，谓之悬饮；饮水流行，归于四肢，当汗出而不汗出，身体疼痛重，谓之溢饮；咳逆倚息，短气不得卧，其形如肿，谓之支饮。"，即"痰饮"、"悬饮"、"溢饮"、"支饮"等区分。痰饮的形成多由外感六淫，或饮食所伤及七情内伤等，使肺、脾、肾及三焦等脏腑气化功能失常，津液代谢障碍，以致水液停滞而成。肺、脾、肾及三焦与津液代谢关系密切，肺主宣降，通调水道，敷布津液；脾主运化水液，肾阳主水液蒸化；三焦为水液通调之道路。故肺、脾、肾及三焦功能失常，均可聚湿而生痰。痰饮形成后，饮多留积于肠胃、胸胁及肌肤，而痰则随气之升降流行，内而脏腑，外至筋骨皮肉，形成多种病证，因此有"百病多由痰作祟"之说。

痰饮的病证特点：痰饮形成之后，由于停滞的部位不同，临床表现亦不一样，阻滞于经脉，可影响气血运行和经络的生理功能。停滞于脏腑，则可影响脏腑的功能和气机升降。痰的病证特点：痰滞在肺，可见喘咳咯痰；痰阻于心，心血不畅，而见胸闷心悸；痰迷心窍，则可见神昏，痴呆；痰火扰心，则发为癫狂；痰停于胃，胃失和降，可见恶心，呕吐，胃脘痞满；痰在经络筋骨，则可致瘰疬痰核，肢体麻木，或半身不遂，或成阴疽流注等；痰浊上犯于头，可见眩晕，昏冒；痰气凝结咽喉，则可出现咽中梗阻，吞之不下，吐之不出之病证。饮的病证特点是：饮在肠间，则肠鸣沥沥有声；饮在胸胁，则胸胁胀满，咳唾引痛；饮在胸膈，则胸闷，咳喘，不能平卧，其形如肿；饮溢肌肤，则见肌肤水肿，无汗，身体疼重。中医认识痰饮病证，除根据临床病证特点外，还常结合舌苔滑腻，脉滑或弦等全面综合分析，以进行辨证论治。

【附方】 诸痰橘半茯苓草① 惟有燥者不相当
　　　　 风加南星白附子　　热加芩连寒桂姜
　　　　 气合四七郁香附　　虚入参术湿入苍
　　　　 燥芩旋海天冬橘　　风消枳桔贝蒌霜②

【提要】 阐述痰证论治。

【白话解】 一切痰证，都可二陈汤方来治疗，药物组成为橘皮、半夏、茯苓、甘草。但本方惟有对治疗燥痰不相适宜。因为方内的半夏、茯苓渗湿燥痰之力较强，容易伤津化燥，故不相宜。如治风痰可用本方加入南星、白附子以驱风；热痰可加入黄芩、黄连以清热；寒痰可加入干姜、肉桂以温化寒邪；气痰可加入厚朴、苏叶二味，即是合四七汤理气之法。如因郁而生痰者，可加香附以散郁；对气虚有痰的，可加入人参、白术二味，即六君子汤健脾补气之法；湿痰可加入苍术以燥湿；燥痰宜用清燥化痰的燥痰汤方来治疗。

【按语】 痰证有有形之痰和无形之痰之分。这里二陈汤加减所治者主要为有形之痰。

①二陈汤　橘红　半夏　茯苓　甘草
水煎服。

方中以半夏为君，取其辛温性燥，善能燥湿化痰上可降逆和胃而止呕。以橘红为臣，理气燥湿，使气顺而痰消。佐以茯苓健脾渗湿，脾湿去而旺，痰无由生；橘红行气消痰；使以甘草调和诸药，兼可润肺和中。药仅四味，配伍严谨，共奏燥湿化痰，理气和中之效。方中半夏、橘红以陈久者良，故以"二陈"名之。本方为治湿痰之主方。随症加减，亦广泛应用于其他痰证。湿痰之证，多由脾失健运，湿邪凝聚，气机阻滞，郁积而成。脾为生痰之源，肺为贮痰之器，湿痰犯肺，则咳嗽痰多；痰阻气机，胃失和降，则胸痞闷，恶心呕吐；阴浊凝聚，阻碍清阳，则头眩心悸；脾为湿困，运化失司，则肢体困倦，不欲饮食。治宜燥湿化痰，理气和中。《医方集解》曾说："治痰通用二陈。风痰加南星、白附、皂角、竹沥；寒痰加半夏、姜汁；火痰加石膏、青黛；湿痰加苍术、白术；燥痰加瓜蒌、杏仁；食痰加山楂、麦芽、神曲；老痰加枳实、海石、芒硝；气痰加香附、枳壳；胁痰在皮里膜外加白芥子；四肢痰加竹沥"。以上各种加减方法，可资临床运用时参考。

②**燥痰汤**　枯芩　旋覆花　海石　天冬　橘红　风化硝枳壳　贝母　栝蒌霜

方中以橘红理气燥湿，使气顺而痰消。枳壳理气宽中，气顺则痰消，以芒硝软坚润燥，使结滞随痰消而下泻。天冬、贝母养阴利痰；栝楼宽胸利气，旋覆花降气以助驱除燥痰；黄芩、海石清热软坚化痰。全方配伍严谨，共奏清热润燥化痰，理气宽中之效。

本方用于燥痰为病，可清肺化痰，软坚散结，若肺热甚痰多口渴，可加用石膏、知母以清肺泻热。若痰多气急者，可加用鱼腥草、桑白皮等。现在可用于肺炎、支气管炎等有痰黄粘稠，证属痰热者。

【原文】　茯苓风消枳壳半　　痰饮平剂指迷丸①
　　　　　寒热瓜蒂②透罗③治　热实大陷④⑤小胃丹⑥

【提要】　阐述痰饮的辨证论治。

【白话解】　治疗一切痰饮，以茯苓指迷丸为最平和之剂，其有利气化痰之效，药物组成为茯苓、风硝、枳壳、半夏等。

痰饮由于寒邪凝聚而胃气尚实的，可用瓜蒂散吐之，也可用透罗丹下之。由于热结胸腹，而身体壮实的，可用大陷胸丸荡涤之，以免邪热久留而伤正气。热结三焦，兼大便闭者也可用小胃丹攻之。

【按语】　痰饮有广义、狭义之分。广义的痰饮包括痰饮、悬饮、支饮、溢饮。狭义的痰饮是指饮邪停积在胃肠，本节的痰饮即此之谓。

①**茯苓指迷丸**　茯苓一两　姜半夏二两　枳壳麸炒，五钱
芒硝二钱五分

共研细粉，芒硝化水，泛丸如绿豆大。每服一钱五分至三钱，开水送下。

本方为痰饮之平剂，方中以半夏为君，取其辛温性燥，善能燥湿化痰上可降逆和胃而止呕。臣以茯苓健脾渗湿，脾湿去而脾旺，痰无由生；枳壳理气宽中，气顺则痰消，以芒硝软坚润燥，使结滞随痰消而下泻。生姜降逆化饮，既可制半夏之毒，且能助半夏行气消痰；本方配伍严谨，共奏燥湿化痰，理气和中之效。

本方主治湿痰为病，以舌苔白腻，脉沉细或弦滑为辨证要点。临床可用于慢性支气管炎、上肢血管性水肿等证属湿痰者，可加减用之。

②**瓜蒂散**　方见"中风死候"。

本方出自《伤寒论》，为涌吐法之首要方剂。主治痰涎宿食，壅滞胸脘证。见胸中痞硬，气上冲咽喉，气息喘满，眼黄等症。因方中瓜蒂苦寒有毒，易伤胃气，故非形气俱实者不得用之。痰涎不在胸膈者禁用。临床卒中痰迷，神昏，懊恼不眠，五痫痰壅等皆可以本方加减用之。

③**透罗丹**　巴豆　杏仁　大黄　牵牛　皂角　半夏
共为末，蒸饼为丸。

方中巴豆、牵牛峻下攻逐水饮；大黄泻下肠道实热积滞；半夏消痞化痰；皂角开窍化痰；杏仁润下。全方共同攻下痰实积滞。

古代用于痰实积滞之证。现代临床少有报道。

④**大陷胸丸**　大黄八两　苦葶苈子五合　杏仁五合，去皮尖，炒黑　芒硝五合

先以大黄葶苈捣筛，次纳杏仁、芒硝，研如脂和散，另捣甘遂末一钱匕、白蜜二合，丸如子弹大，每服一丸。

方中以大黄、芒硝荡涤肠胃，清结泄热，而且还能润燥软坚，泻实热，使结于胸中之水热从大便而去；加用葶苈子、杏仁驱逐水饮，则诸证自愈。以丸为用，可减缓泻下之力，以白蜜为丸共达此效。本方力专效宏，为泻热逐水散结之峻剂，中病即止，如平素虚弱，或病后不任攻伐者，禁用本方。

本方为寒下峻剂，主要用于实邪积聚为主，热邪为次之证。临床可用于流行性出血热少尿期、肠梗阻、急性胰腺炎。

⑤**大陷胸汤**　大黄六两，去皮　芒硝三合　甘遂一钱匕

水煎服。

方中以甘遂逐水饮，并能泄热散结。大黄、芒硝荡涤肠胃，清结泄热，而且还能润燥软坚；配合甘遂以逐水饮，泻实热，使结于胸中之水热从大便而去，则诸证自愈。

本方力专效宏，为泻热逐水散结之峻剂，中病即止，以免过剂伤正。此外，如平素虚弱，或病后不任攻伐者，禁用本方。本方与大承气汤虽同为寒下峻剂，都用大黄、芒硝以泻热攻下，但二方主治证之病因、病位不同，故其配伍及煎煮法皆有差异。尤在泾曾说："大陷胸与大承气，其用有心下、胃中之分。以愚观之，仲景所云心下者，正胃之谓，所云胃中者，正大小肠之谓也。胃为都会，水谷并居，清浊未分，邪气入之，夹痰杂食，相结不解，则成结胸。大小肠者，精华已去，

糟粕独居，邪气入之，但与秽物结成燥粪而已。大承气主肠中燥粪，大陷胸并主心下水食；燥粪在肠，必借推逐之力，故须枳、朴，水饮在胃，必兼破饮之长，故用甘遂。且大承气先煮枳、朴，而后纳大黄，大陷胸先煮大黄而后纳诸药。夫治上者制宜缓，治下者制宜急，而大黄生则行速，熟则行迟，盖即一物，而其用又不同如此。"本方临床运用时，需结合实际情况使用。

⑥**小胃丹** 方见"痿病治法"。

方中甘遂善行经隧水湿，大戟善泄脏腑水湿，芫花善消胸胁伏饮使痰解，三药峻烈，各有专攻，合而用之，其逐水饮、除积聚、消肿满之功甚著，经隧脏腑胸胁积水皆能攻逐。黄柏可泻下焦之实热。由于前三药皆有毒，易伤正气，故以白术之甘，益气护胃，并能缓和诸药之峻烈及其毒性，使下不伤正。

本方为攻逐水饮之峻剂，如服后虽泻不爽，水饮未尽去者，次日渐加再服，总以快利为度。如患者体虚邪实，又非攻不可者，可用本方与健脾补益剂交替使用，或先攻后补，或先补后攻。由于其毒性较大，所以现在临床应用不多。

【原文】 流饮控涎苓桂①治　　伏饮神佑②半苓丁③
　　　　　　支饮葶苈悬十枣④　　溢饮越术⑤小青龙⑥

【提要】 阐述饮证的论治。

【白话解】 饮邪留聚于上下、内外，叫留饮。体质尚壮实的，可用控涎丹攻逐；体虚的可用苓桂术甘汤温阳以化水。伏饮，体质壮实的，可用神佑丸峻利之剂，体虚的可用半夏茯苓汤加丁香以降逆利水气。支饮，可用葶苈大枣汤以缓泻肺。悬饮，用十枣汤以攻逐水饮。溢饮，应当发汗，但应分清寒热，表寒无汗而有热的可用越婢加术汤，以发越水气；表实无汗而有寒的可用小青龙汤以祛寒散饮。

【按语】 饮病长期留而不去者为留饮；伏而时发者为伏饮；水走肠间，沥沥有声，谓之痰饮；饮后水流在胁下，咳唾引痛，谓之悬饮；饮水流行，归于四肢，当汗出而不汗出，身体疼痛重，谓之溢饮；咳逆倚息，短气不得卧，其形如肿，谓之支饮。饮病的治法大致可按以下原则：

1. 饮留胃肠

治则：攻下逐饮。方药：甘遂半夏汤或己椒苈黄丸加减。

2. 饮停胸胁

治则：攻逐水饮。方药：十枣汤或葶苈大枣泻肺汤加减。

3. 饮犯胸肺

治则：温肺化饮。方药：小青龙汤或苓甘五味姜辛汤加减。

4. 饮溢四肢

治则：温散化饮。方药：小青龙汤加减。

5. 脾胃阳虚

治则：温脾化饮。方药：苓桂术甘汤加减。

6. 肾阳虚弱

治则：温肾化饮。方药：金匮肾气丸加减。

①**苓桂术甘汤** 茯苓 桂枝 白术 甘草

以上四味药，水煎服。

方中以茯苓为君，健脾渗湿，祛痰化饮。以桂枝为臣，温阳化气，既可温阳以化饮，又能化气以利水，且兼平冲降逆；与茯苓相伍，一利一温，对于水饮滞留而偏寒者，实有温化渗利之妙用。湿源于脾，脾虚则生湿，故佐以白术健脾燥湿，助脾运化，俾脾阳健旺，水湿自陈。使以甘草益气和中，共收饮去脾和，湿不复聚之功。药虽四味，配伍严谨，温而不热，利而不峻，确为痰饮之和剂。

本方为治疗痰饮病之主方，其所治之证，乃中阳不足，饮停心下所致。中焦阳虚，脾失运化，则湿聚成饮；饮阻气机，气上冲胸，故胸胁支满，咳而气短；饮阻于中，清阳不升，则头晕目眩；饮邪凌心则心悸；饮入于经则振振身摇。治宜温阳化饮，健脾和中，即《金匮要略》"病痰饮者，当以温药和之"之法。《金匮要略》以之治中阳不足，饮停心下之胸胁支满，目眩短气，以及心下痞坚等。《伤寒论》以之治伤寒误用吐下，损伤中阳，水气上逆之心下逆满，气上冲胸，头眩短气，身为振振摇。证虽不一，病机相同，故均以一方治之。

②**神佑丸** 大戟煨，一两 大黄酒浸，二两 甘遂煨，一两 青皮炒，一两 木香煨，五钱 黑丑炒，四两 轻粉一钱 橘红一两 槟榔五钱 芫花醋炒，一两

共研细末，水泛为丸，如绿豆大，每服五分至一钱，开水送服。

本方中甘遂善行经隧水湿；大戟、黑丑善泄脏腑水湿；芫花善消胸胁伏饮痰邪，三药峻烈，各有专攻，合而用之，其逐水饮、除积聚、消肿满之功甚著，经隧脏腑胸胁积水皆能攻逐。大黄泻下肠道之实热；轻粉拔毒去腐；橘红化痰；青皮、木香、槟榔理气消积。全方共奏逐饮消痰之功。

本方为攻逐水饮力强功专，可用于悬饮实证的治疗。由于毒性较大，临床应用不多。

③**半夏茯苓汤加丁香汤** 半夏三钱 茯苓二钱 生姜三钱 丁香一钱

水煎服。

方中半夏燥湿化痰，降逆止呕；茯苓甘淡健脾渗湿以杜生痰之源；生姜辛温为呕家圣药；丁香温中降逆，为治疗胃寒呕吐的要药，全方共同温中降逆止呕，治疗胃寒伏饮留驻。

本方为伏饮虚证常用方。现在临床可用于支气管哮喘，慢

性支气管炎的治疗。

④**十枣汤** 芫花熬　大戟　甘遂各等分　大枣十枚

水煎服。

本方中甘遂善行经隧水湿；大戟善泄脏腑水湿；芫花善消胸胁伏饮痰邪，三药峻烈，各有专攻，合而用之，其逐水饮、除积聚、消肿满之功甚著，经隧脏腑胸胁积水皆能攻逐。由于三药皆有毒，易伤正气，故以大枣之甘，益气护胃，并能缓和诸药之峻烈及其毒性，使下不伤正。

本方出自《伤寒论》，功用攻逐水饮。主要用于：①悬饮。咳唾胸胁引痛，心下痞硬，干呕短气，头痛目眩，或胸背掣痛不得息，脉沉弦。②实水。一身患肿，尤以身半以下为重，腹胀喘满，二便不利等。

此方在《圣济总录·痰饮门》又名三圣散。《丹溪心法》将本方改为丸剂，名十枣丸，在服用时较为方便，是"治之以峻，行之以缓"之法。本方为攻逐水饮之峻剂，如服后虽泻不爽，水饮未尽去者，次日渐加再服，总以快利为度。如患者体虚邪实，又非攻不可者，可用本方与健脾补益剂交替使用，或先攻后补，或先补后攻。

⑤**越婢加术汤** 麻黄　石膏　生姜　甘草　大枣　白术

方中麻黄宣散肺气，发汗解表，以去其在表之水气；配生姜发汗散水；重用石膏之辛凉，清透肺胃之郁热；甘草、大枣和中益气，使邪去而不伤正。加白术健脾除湿，用治水湿过盛，同时麻黄与白术配伍，既能并行表里之湿，又能使之不过于发散。诸药配合，共成疏风清热，宣肺行水之功。

越婢加术汤首见于《金匮要略》一书，用于治疗皮水表实证。现在临床多用于水肿性疾病，如慢性肾小球肾炎等。

⑥**小青龙汤** 麻黄去节　芍药　五味子　干姜　甘草　细辛　桂枝　半夏

　　素有水饮之人，脾肺之气必虚，今又外感风寒，水寒相搏，皮毛闭塞，肺气益困，输转不利，水饮蓄积于心下，上犯迫肺，肺寒气逆，所以恶寒发热，无汗，不渴，喘咳痰多，清稀而粘，不易咯出，胸闷，身体疼重，甚则水饮溢于肌肤而为浮肿，舌苔白滑而润，脉浮。此时，发汗解表则水饮不除，蠲化水饮则外邪不解，惟有发汗蠲饮，内外合治，才是正法。因此本方用麻黄、桂枝为君药，发汗解表，除外寒而宣肺气。干姜、细辛为臣药，温肺化饮，兼助麻、桂解表。然而，肺气逆甚，纯用辛温发散，既恐耗伤肺气，又须防温燥伤津，所以配伍五味子敛气，芍药养血，并为佐制之用。半夏祛痰和胃而散结，亦为佐药。炙甘草益气和中，又能调和辛散酸收之间，是兼佐、使之用。八味相配，使风寒解，水饮去，肺气复舒，宣降有权，诸证自平。但本方总是辛散温化为主，必须确是水寒相搏于肺者，才可作用。

　　本方出自《伤寒论》，是治疗外寒内饮的常用方剂。主治：风寒客表，水饮内停。症见：恶寒发热，无汗，喘咳，痰多而稀，或痰饮咳喘，不得平卧，或身体疼重，头面四肢浮肿，舌苔白滑，脉浮者。现在常用来治疗慢性支气管炎或其急性发作期、支气管哮喘、老年性肺气肿等病属外寒内饮证者。

咳 嗽 总 括

【原文】　有声曰咳有痰嗽　　声痰俱有咳嗽[1]名
　　　　　虽云脏腑皆咳嗽　　要在聚胃关肺中
　　　　　胃浊脾湿嗽痰本　　肺失清肃咳因生
　　　　　风寒火郁燥痰饮　　积热虚寒久劳成

【提要】　阐述咳与嗽的区别及咳嗽的病因病机。

【注释】　[1] 咳嗽：有声无痰谓之咳，无声有痰谓之嗽，有痰有声谓之咳嗽。

【白话解】 咳嗽是一种症状，古人把咳与嗽区分看待。以有声无痰的叫做咳，无声有痰的叫做嗽，有痰有声的叫做咳嗽。虽然《素问·咳论》说："五脏六腑皆令人咳"（因五脏六腑的病变都可影响于肺，引起咳嗽）。但主要病因多与胃及肺有密切关系。由于胃不能游溢精之气，而致浊饮留于胃；由于脾不上输津液于肺，而致湿聚于脾，这就是所谓胃浊，脾湿。由于胃浊脾湿，致使升清降浊的功能失常，使水精不能四布，而聚于脾胃，成为生痰之本，导致咳嗽的根源。肺主气，司肃降之权，如果外感风寒，或气郁化火，燥气，湿痰，气火上逆，都能影响于肺失清降之令，因气上逆而引起咳嗽。如果咳嗽日久不愈，积热于内或虚寒内生，肺金受伤，则能酿成虚损痨瘵的病证。

【按语】 咳嗽是由六淫外邪侵袭肺系，或脏腑功能失调，内伤及肺，肺气不清，失于清肃所成，临床以咳嗽、咯痰为主要表现。肺气不清，失于宣肃，上逆作声而引起咳嗽为其证候特征。咳嗽与外邪的侵袭及脏腑功能失调有关。正如《医学三字经》所说："肺为脏腑之华盖，呼之则虚，吸之则满，只受得本脏之正气，受不得外来之客气，客气干之则呛而咳矣；亦只受得脏腑之清气，受不得脏腑之病气，病气干之，亦呛而咳矣。"咳嗽的病因，一是外感六淫之邪；二是脏腑之病气，均可引起肺气不清失于宣肃，迫气上逆而作咳。无论外感或内伤所致的咳嗽，均累及肺脏受病，由肺气不清失于宣肃所致，故《景岳全书·咳嗽》说："咳证虽多，无非肺病。"《医学心悟》指出："肺体属金，譬若钟然，钟非叩不鸣，风寒暑湿燥火六淫之邪，自外击之则鸣，劳欲情志，饮食炙煿之火自内攻之则亦鸣。"提示咳嗽是内、外病邪犯肺，肺脏为了祛邪外达所产生的一种病理反应。外感咳嗽与内伤咳嗽还可相互影响为病，病久则邪实转为正虚。外感咳嗽如迁延失治，邪伤肺气，更易反复感邪，而致咳嗽屡作，转为内伤咳嗽；肺脏有病，卫外不固，易受外邪引发或加重，特别在气候变化时尤为明显。久则从实转虚，肺脏虚弱，阴伤气耗。由此可知，咳嗽虽有外感、内伤之分，但有时两者又可互为因果。咳嗽的治疗应分清邪正虚实。外感咳嗽，多为实证，应祛邪利肺，按病邪性质分风寒、风热、风燥论治。内伤咳嗽，多属邪实正虚，治以祛邪止咳，扶正补虚，标本兼顾，分清虚实主次处理。咳嗽的治疗，除直接治肺外，还应从整体出发注意治脾、治肝、治肾等。外感咳嗽一般均忌敛涩留邪，当因势利导，候肺气宣扬则咳嗽自止；内伤咳嗽应防宣散伤正，从调护正气着眼。咳嗽是人体祛邪外达的一种病理表现，治疗决不能单纯见咳止咳，必须按照不同的病因分别处理。

【附方】 　参苏①感冒邪伤肺　　热寒咳嗽嚏痰涎
　　　　　　气虚用参实减去　　二陈枳桔葛苏前
　　　　　　头痛加芎②喘加杏③　芩因热入麻干寒
　　　　　　虚劳胎产有是证　　补心四物④量抽添

【提要】 　阐述参苏饮的临床应用。

【白话解】 　参苏饮治疗外感风寒，邪由皮毛入肺，症见发热恶寒，咳嗽喷嚏唾痰涎。形气虚的人可用人参扶正以祛邪，如形气实的人须减去人参，以免滞邪为患。参苏饮主要药物有二陈汤、枳壳、桔梗、紫苏、前胡、人参等。如有头痛，本方去人参加川芎并以前胡易柴胡，名芎苏散；如有喘嗽稀痰，仍用本方去人参加杏仁以降气，名杏苏散。如肺热咯痰黄稠，加黄芩以清之。如肺寒痰稀白，鼻流清涕，可加麻黄、干姜辛温发散之剂。如肺虚劳损之人，以及妇人胎前、产后气血两虚，而感受风寒之邪，可用本方合四物汤名茯苓补心汤。同时辨其寒热虚实，按上法加减施治。

【按语】 参苏饮为体虚感冒而设。患者的临床表现主要是反复感冒，缠绵不愈恶寒较甚，发热，无汗，身楚倦怠，咳嗽，咳痰无力，舌苔淡白，脉浮无力。

①**参苏饮** 方见"伤风总括"

本方用于虚人外感，内有痰饮证。寒热头痛甚可加柴胡、川芎，气滞较轻者可去木香以减轻行气之力。现代医学主要用于支气管炎、肺气肿、感冒，见发热恶寒、咳嗽痰多、头痛无汗、胸膈满闷，苔白，脉浮而弱者。现代研究发现本方可抑制病毒，排痰止咳，增强免疫力。

②**芎苏饮** 川芎一钱 柴胡二钱 葛根一钱 苏叶二钱 枳壳一钱 桔梗一钱 陈皮一钱 姜半夏一钱 茯苓一钱 炙甘草七分 生姜三片 大枣一枚

以上十二味药，研为末，每服五钱清水煎，去渣热服。

参苏饮以前胡易柴胡加川芎，前胡辛寒，能发散风热，宣肺气，化痰止咳，治疗表虚内饮之处较柴胡为强，加川芎可增强活血行气止痛之功。

本方主治体虚感冒，风寒伤肺，咳嗽，打喷嚏，发热，恶寒，头痛。现代应用同参苏饮。

③**杏苏饮** 杏仁 苏叶 半夏 茯苓 前胡 葛根 桔梗 甘草 生姜 大枣 橘皮

水煎服。

方中苏叶、前胡解表散邪，激发其汗；杏仁、桔梗宣肺达邪，利气止咳；半夏、茯苓祛湿化痰；枳壳、橘皮理气宽胸；生姜、大枣、甘草调营卫，和诸药。综合全方，发表宣肺而解凉燥，利气化痰而止咳嗽。本方乃参苏饮去人参、葛根、木香，加杏仁而成。参苏饮原治虚人外感，内寒袭肺，外涉皮毛，故其人咳嗽痰多，胸膈满闷，头痛鼻塞、恶寒发热。本方凉燥袭肺，表证轻微，故去葛根之发散，加杏仁之宣肺。因正气不虚，则去人参。余者均与参苏饮证相同，故二方用药颇近。

本方轻宣凉燥，宣肺化痰。主治外感凉燥。症见：头微痛，恶寒无汗，咳嗽痰稀，鼻塞嗌干，苔白，脉弦。凉燥一病，实乃秋之"小寒"犯肺，故治从风寒袭肺入手。现在临床可用于治疗流行性感冒、慢性支气管炎、肺气肿等，辨证属外感凉燥，肺气不宣，痰湿内阻者。

④**茯苓补心汤**　参苏饮加当归、生地、川芎、白芍。

参苏饮加四物汤以养血补血，加强方中扶正之力。

用于气血两虚之人外感。

参苏饮中有木香，此原文芎苏饮、杏苏饮中均无木香。

【原文】　泻白①肺火郁气分　喘咳面肿热无痰
　　　　　桑骨甘草寒麻杏　血分加芩热甚连
　　　　　咳急呕逆青橘半　郁甚失音诃桔添
　　　　　停饮喘咳不得卧　加苦葶苈②效通仙

【提要】　阐述泻白散的临床应用。

【白话解】　泻白散有泻肺清热之功，用于治疗肺经火郁气分，而致咳嗽气急，面肿，皮肤蒸热而无痰。如因外寒郁遏肺火所致无汗而咳的，可加麻黄、杏仁以宣发肺气。如无外邪，而咳嗽面赤，为肺经火郁于血分，可加黄芩，热甚再加黄连以清之。如咳嗽气急，兼有呕逆的，须加青皮、橘红、半夏以降气平逆。如火郁甚致使失音的，须加诃子、桔梗以宣肺开音。如有停饮于肺，则见面浮肿咳嗽喘急不能平卧，须加苦葶苈以泻肺逐饮，名葶苈泻白散，疗效显著。

【按语】　本方主要用于治疗内伤咳嗽属肝火犯肺者，症见咳嗽阵作，痰少质粘，咯之难出，胸胁胀痛等，常与黛蛤散合用。

①**泻白散**　地骨皮—两　桑白皮—两　生甘草—钱

研末，入粳米一撮，水二小盏，煎七分，食煎服。

本方主治肺有伏火郁热之证。肺主气，宜清肃下降，肺有郁热，则气逆不降而为咳喘；肺合皮毛，外主肌表，肺热则皮肤蒸热，此热不属外感，乃伏热渐伤阴分所致，故热以午后为甚。方用桑白皮泻肺以清郁热为主，辅以地骨皮泻肺中伏火，兼退虚热。炙甘草、粳米养胃和中以扶肺气，共为佐使。四药合用，共奏泻肺清热、止咳平喘之功。本方之特点，既不是清透肺中实热以治其标，也不是滋阴润肺以治其本，而是清泻肺中伏火以消郁热，对小儿"稚阴"素质具有标本兼顾之功。

本方出自《小儿药证直诀》，本方泻肺清热，止咳平喘。主治肺热咳嗽。甚则气急欲喘，皮肤蒸热，日晡尤甚，舌红苔黄，脉细数。但风寒咳嗽或肺虚咳喘不宜使用。肺经热重可加黄芩、知母以增强清泻肺热之功；燥热咳嗽可加栝楼皮、川贝母等润肺止咳。现在可用于麻疹初起、肺炎或支气管炎等属肺热者。

②**葶苈子泻白散**　泻白散加苦葶苈。

泻白散加苦葶苈子以泻肺逐饮。

临床用于饮留于肺，咳满不得卧，面浮肢肿。

【原文】　清肺①肺燥热咳嗽　二冬贝母橘芩桑

　　　　　痰加蒌半喘加杏　快气枳桔敛味良

【提要】　阐述清肺汤的临床应用。

【白话解】　清肺汤治疗燥热咳嗽，药物组成为麦冬、天冬、贝母、知母、橘皮、黄芩、桑皮等。有痰粘而不易咳出者的加栝蒌子，痰多的加半夏以化痰，兼有气喘加杏仁以利气平喘，胸膈气闷不舒畅的加枳壳、桔梗以宣通肺气，久咳不止者可加五味子以敛肺气。

【按语】 本证多发于秋季，是燥邪与风热并见的病证。症见干咳，少痰，喉痒，口干。初期并可见微寒，身热，鼻塞等症。

①清肺汤 麦冬 天冬 知母 甘草 橘红 黄芩 桑皮

方用黄芩、桑白皮泻肺以清郁热，兼退虚热；知母清泻肺热兼滋肺肾之阴为主；以二冬滋阴润肺止咳；炙甘草缓中；橘红化痰，诸药共奏泻肺清热、止咳平喘之功。本方之特点，既不是清透肺中实热以治其标，也不是滋阴润肺以治其本，而是清泻肺中伏火以消郁热，有标本兼顾之功。

常用于治疗肺虚热咳嗽。本方现在可用于肺炎或支气管炎等属肺热伤阴者。

【原文】 喻氏清燥救肺汤① 肺气虚燥郁咳方
　　　　　参草麦膏生气液 杏枇降逆效攻长
　　　　　胡麻桑叶阿润燥 血枯须加生地黄
　　　　　热甚牛黄羚犀角 痰多贝母与蒌霜

【提要】 阐述清燥救肺汤临床应用。

【白话解】 清代喻嘉言创立清燥救肺汤，治肺气被燥热所伤致虚，症见：咳嗽无痰，气逆。而喘。方用人参、甘草、麦冬石膏益气生津液；杏仁、枇杷叶降肺气；胡麻、桑叶、阿胶润肺滋液。血热津枯的加生地黄滋阴养血，热甚气喘的加牛黄、羚羊、犀角（现水牛角代）以清之，有痰加贝母、蒌霜润肺化痰。

【按语】 清燥救肺汤适用于燥热伤肺而以气阴两虚为著

者。症见，气促，干咳，少痰，舌干，少苔等。

①**清燥救肺汤**　冬桑叶三钱　石膏二钱五分　人参七分　甘草一钱　胡麻仁炒研，一钱　阿胶八分　麦冬去心，一钱二分　杏仁去皮尖，炒七分　枇杷叶一片，刷去毛，蜜涂炙黄

水一碗，煎六分，频频两、三次滚热服。

方中以桑叶为君，清宣肺燥，以石膏麦冬为臣，一者清肺经之热，一者润肺金之燥。如此配合，宣中有清，清中有润；石膏虽质重沉寒而量少，故不碍桑叶轻宣之性。余皆为佐药，杏仁、枇杷叶利肺气，使肺气肃降有权；阿胶、胡麻仁润肺养阴，使肺得濡润之性；人参、甘草益气和中，使土旺金生，肺气自旺。诸药相伍，燥邪得宣，气阴得复而奏清燥救肺之功，故以清燥救肺名之。

本方所治乃温燥伤肺之重证之主方。若痰多可加川贝母、瓜蒌等；热甚加羚羊角、水牛角以清热凉血。现在临床适用于肺炎、支气管哮喘、肺气肿、肺癌等属于燥热壅肺，气阴两伤者。

【原文】　寒实痰清透罗丹①　　咳时涎壅气出难
　　　　　　巴杏大牵皂半饼　　热实痰稠泻肺丸②

【提要】　阐述咳嗽痰多体实的辨治。

【白话解】　形体壮实的人，肺有寒邪，痰必清稀如涎；肺有热邪，痰必稠厚粘凝，而咳嗽的时候，由于痰涎壅塞，气道闭阻，难以呼吸，急用泻肺下痰之剂；咳嗽痰多由于寒邪所致的实证，治疗可用透罗丹，药物组成为巴豆、杏仁、大黄、牵牛、皂角、半夏；由于热邪所致的热证咳嗽用泻肺丸豁痰下气。

【按语】　咳嗽有外感、内伤之分，本节所述拟为内伤咳

嗽。内伤咳嗽痰多者是由于病久肺脾两伤所致，一般为本虚标实。如身体壮实、痰多，正虚不著者才可用本节的方法治疗。

①**透罗丹**　方见"痰饮总括"。

②**泻肺丸**　方见"失血治法"。

【原文】　积热伤肺宜泻肺①　喘嗽痰多粘色黄

胸膈满热大便涩　凉膈枳桔杏参桑

【提要】　阐述痰热积于胸膈的证治。

【白话解】　胸膈积热伤肺，症见：咳嗽气喘，痰多粘稠厚色黄，胸满，大便闭，可用人参泻肺汤来治疗。本方是由凉膈散加枳壳、桔梗、杏仁、人参、桑皮组成。

【按语】　膈即横膈膜，由此分胸腹腔，胸膈有热，上则灼津为痰热，下则耗伤胃肠阴液，可导致胃肠积热。因此，本证宜上下同治。

①**人参泻肺汤**　人参　黄芩　栀子　连翘　薄荷　大黄
芒硝　甘草　枳壳　桔梗　杏仁　桑白皮

方中以黄芩、桑白皮、栀子泻肺以清郁热；大黄、芒硝荡涤实热积滞，使邪从下出；枳壳、桔梗升气，杏仁降气，一升一降，加连翘、薄荷使邪从表解；配合以人参扶正保肺气、甘草调和诸药，共达清泻肺中实热之功。

本方用于肺胃实热证。症见：咳嗽气喘，痰多粘稠色黄，胸满便闭等实热症状。

【原文】　补肺①虚寒喘嗽血　皮毛焦枯有多年

生脉菀款桑皮桂　钟英糯米枣姜煎

【提要】　阐述肺气虚寒证的证治。

【白话解】 凡肺气虚寒，咳嗽气喘见血，皮肤毛发焦枯，而且久病的，可用钟乳补肺汤以益气散寒止咳宁嗽。

【按语】 久病咳嗽一般为气阴虚，若见虚寒证，往往是由肺病及肾，肾阳虚衰所致。因此本病患者除了咳嗽外还可见气喘及汗出肢冷，形瘦神疲，毛发枯焦等证。

①钟乳补肺汤 人参 麦冬 五味子 款冬花 紫菀 桑皮 桂枝 钟乳石 白石英 糯米 生姜 大枣

方中紫菀、款冬花润肺止咳化痰；桑白皮泻肺平喘止咳；桂枝温经通阳；人参、麦冬、五味子补气养阴；钟乳石、白石英敛肺止咳平喘；以糯米、生姜、大枣顾护卫气。全方以补以敛为主。

全方应用临床少见报道，但方中的生脉散、钟乳石、白石英等均是治疗本证的常用药。西医学的肺结核、肺癌等证属肺虚咳喘日久症见虚寒的皆可选用此方加减治疗。

【原文】 养肺①平剂肺气虚 劳久喘嗽血腥宜
参草杏阿知母枣 乌梅罂粟骨桑皮

【提要】 阐述咳嗽日久气血不足的证治。

【白话解】 人参养肺汤是治疗肺气虚损已久，咳嗽见血，气喘声嘶，或午后发热等症的不寒不热的平和补肺剂，药物组成有人参、甘草、杏仁、阿胶、知母、大枣、乌梅、罂粟壳、地骨皮、桑白皮。

【按语】 咳嗽日久不但耗伤肺气，阴血也不足者，临床不但可见肺不主气的喘，而且阴血不足，虚火内生，灼伤肺络还可见嗽血或喉中有血腥气等症状。

①人参养肺汤 人参去芦 阿胶麸炒 地骨皮 知母 罂粟壳去蒂盖，蜜炙 甘草炙 杏仁去皮尖，麸炒 桑白皮各等分

加乌梅、大枣各一枚水煎服。

本方以补虚为主，稍清肺中虚热，顺肺中之气。人参、阿胶、甘草、大枣益气补血，建中补虚；桑白皮、杏仁、地骨皮、知母等，降肺气，清虚热。诸药合用，补虚而不恋邪，适用于呼吸系统的一些慢性疾病。

临床全方应用少见报道。肺气虚损日久，兼见阴血不足，不寒不热者可用本方加减使用。目前此方可用于肺结核日久不愈者。

【原文】 咳嗽痰血清宁①治　甘桔麦地橘龙圆
薏米川贝薄荷末　血过于痰太平丸②

【提要】 阐述咳嗽痰中带血的治疗。

【白话解】 咳嗽痰中带血的，可用清宁膏以清肺宁嗽，药物组成为甘草、桔梗、麦冬、生地、橘红、龙圆、薏米、川贝、薄荷末。如咳嗽见痰少血多的，应服太平丸，以养肺补血。

【按语】 咳嗽痰中带血之证，目前主要见于肺结核、支气管扩张病人。本方当以治疗肺结核为主。

①清宁膏　甘草　桔梗　麦冬　生地　橘红　龙圆　薏米仁　川贝　薄荷末。

方中以川贝清肺；橘红化痰止咳；桔梗解毒利咽引药于上入肺；生地、麦冬、龙圆养阴润肺；薏米、甘草护胃，共同扶助正气，薄荷清凉透解，全方共奏清肺宁络止血的目的。

本方清肺宁络，化痰止咳。可用于体虚外感的轻证，见咽痒咳嗽，或偶痰中带血。上呼吸道感染可选用此方加减治疗。

②太平丸　天冬　麦冬　知母　贝母　款冬花　杏仁各二钱　当归　白蜜四两　麝香少许　生地　熟地　黄连　阿胶各

两半　蒲黄　京墨　桔梗　薄荷各一两

为细末和匀，先下白蜜，搅匀，入麝香略熬两三沸，丸如子弹大，食后细嚼一丸，薄荷煎汤，缓缓化下；晚睡前，再服一丸。

方中以天冬、麦冬、生地、熟地、阿胶、当归育营养荣，填精补血止血，滋阴润肺。知母、贝母润肺止咳；款冬花、杏仁降气止咳；桔梗为引经药；黄连清肺热；蒲黄化瘀止血；薄荷清凉透解；麝香清热透解，加白蜜为丸润肺止咳。全方以养阴生精、润肺止咳止血为原则。

此处用于咳嗽痰少血多之证。此方以养阴生精、润肺止咳止血为主，用于治疗肺之气阴两虚，咳嗽咯血之证。类似于肺痨一病，症见疲劳乏力、干咳、食欲不振、形体消瘦、咯血、潮热、颧红、盗汗等。病机以阴虚火旺为主。相当于西医学的肺结核。现代研究认为养阴是治疗肺痨的主要方法，临床资料表明用此法可以明显减轻抗痨药的毒副作用，缩短疗程，提高疗效。

【原文】　琼玉膏①治肺虚劳　肺痿干嗽咳涎滔
　　　　　生地膏蜜参芩末　　不虚燥蜜杏酥膏②

【提要】　阐述干咳的证治。

【白话解】　琼玉膏是治疗肺虚劳损、肺痿干咳或兼咯血、阴虚火旺咽干等症的常用方，有养阴润肺之功。如不是久病肺虚而是感受时令燥气所致的咳嗽，可用杏酥膏来润燥即可。

【按语】　引起干咳的原因主要有两个：一是肺阴亏虚，肺失滋润；二是燥邪犯肺，灼伤肺津，肺失宣肃。前者属于内伤咳嗽范畴，后者属于外感咳嗽范畴，两者必需辨明。燥邪犯肺的干咳起病急，多发于秋季，往往伴有鼻塞、头痛、微寒、身热等表证。

①**琼玉膏**　人参二十四两，舂千下为末　生地黄十六斤，汁

白茯苓四十九两，舂千下为末　白蜜十斤，炼净

煮熬成膏，每日温酒化服二匙或开水化服。

本方滋阴润肺，益气补脾，主治肺肾阴亏，元气不足，虚火灼津，肺失清肃所致之肺痿。方中以生地黄滋阴壮水为君；白蜜养肺润燥为臣；二者合用，有金水相生之义，壮水制火之功。佐以人参、茯苓补脾益气，不仅培后天之本，且可使土旺金生；茯苓又能化痰，以消肺失输布所聚之痰。诸药相合，共奏滋阴润肺，益气补脾之效，使水盛则火制，土旺则金生，肺得濡润，治节有权，其咳自愈。

本方是为肺痿纯虚无实而设的，乃治本之图。可用于治疗肺结核后期干咳咯血，消瘦乏力，属肺肾阴虚，脾胃气虚者。

②**杏酥膏**　杏仁霜　奶酥油　炼白蜜

熔化为膏。

方中杏仁苦温而润，宣肺化痰。加奶油、白蜜增强润肺之力。方中仅此一药，用于外感燥气而无肺虚之候。

喘 吼 总 括

【原文】　喘则呼吸气急促　哮则喉中有响声

　　　　　实热气粗胸满硬　虚寒气乏饮痰清

【提要】　阐述哮和喘的区别极其寒热之分。

【白话解】　喘与哮吼，是临床上两个不同的症状。喘急是指呼吸急迫短促，好像不能够接续的样子；哮吼是指呼吸急促之外，不论开口闭口，喉咙里还有一种痰响的声音很明显，病人往往只能坐着不能平卧。本病由于是实热所致的，其痰因受热煎熬，所以稠厚不易咯出，壅塞了气道，导致气

息粗急，胸膈胀满，呼吸困难，同时由于肺移热大肠，也致大便燥硬不畅。如由于肺虚的，则言语无力，呼吸短促，稍动微劳，其喘急更为厉害，气息像不能继续而要断的样子。如由寒邪所致的，则其痰饮多清稀，色白而冷，多属冷哮一类。

【按语】 喘证是肺气上逆失于宣降，或肾失摄纳所引起的气喘的症状，如呼吸困难，甚至张口抬肩，鼻翼煽动，不能平卧等，为喘证的各种证候所共有，是喘证的证候特征。哮证是以痰阻气道，肺失肃降，气道挛急狭窄引起的喉中哮鸣有声，呼吸气促困难，甚则喘息不能平卧等，为哮病的各种证候所共有，是哮病的证候特征。喘证常由多种疾患引起，病因很复杂，常见的病因有外邪犯肺、痰浊内蕴、情志失调、久病劳欲等，致使肺气上逆，宣降失职，或气无所主，肾失摄纳而成。实喘治肺，治以祛邪利气。应区别寒、热、痰、气的不同，分别采用温宣、清肃、祛痰、降气等法。虚喘治在肺肾，以肾为主，治以培补摄纳。针对脏腑病机，采用补肺、纳肾、温阳、益气、养阴、固脱等法。虚实夹杂，下虚上实者，当分清主次，权衡标本，适当处理。发作时治标，平时治本是喘证治疗的首要原则。哮证发作时攻邪，治标需分寒热，寒痰宜温化宣肺，热痰当清化肃肺，表证明显者兼以解表；平时治本当分阴阳，阳气虚者应予温补，阴虚者则予滋养，分别采用补肺、健脾、益肾等法，以冀减轻、减少或控制其发作。至于病深日久，发时正虚邪实者，又当兼顾，不可单纯拘泥于攻邪；寒热虚实错杂者，当兼以治之。《景岳全书·喘促》说："扶正气者，须辨阴阳，阴虚者补其阴，阳虚者补其阳。攻邪气者，须分微甚，或散其风，或温其寒，或清其痰火。然发久者，气无不虚……治攻之太过，未有不致日甚而危者"，堪为哮病辨治的要领，临证应用的准则。

　　一般来说，哮必兼喘，喘未必兼哮。西医学的哮喘，包括支气管哮喘、哮喘型支气管炎和心脏性哮喘等多种疾病在内。但患者以支气管哮喘（西医称气喘）居多，我们平时所说的哮喘也多指支气管哮喘。支气管哮喘其发病原因，目前尚未十分明白，不过，却有遗传体质、荷尔蒙、自律神经失调、过敏性等各种不同的说法。其中以过敏性一说为最有力，但也不排除其他原因。治疗上在急性发作期治疗原则是：控制感染、祛痰止咳及解痉平喘；同时注意采取保暖措施，避免刺激性气体及冷空气的吸入。在缓解期则是：服用中成药扶正固本、增强体质、提高机体免疫力。

喘 急 死 证

【原文】　喘汗润发为肺绝[1]　　脉涩肢寒命不昌
　　　　　　喘咳吐血不得卧　　形衰脉大气多亡

【提要】　阐述喘之危重证。

【注释】　[1]肺绝：肺气衰竭。

【白话解】　喘急汗出如油，并且湿润了毛发的，这是肺气已绝，卫气无依；如果按脉虚涩，四肢寒冷，这是肾阳已衰，距离死亡不远了；如果喘急咳嗽吐血而不能平卧，形衰体瘦，脉见浮大无根，呼吸呼气多而入气少，这是元气将绝的死证。

【按语】　喘证若病情危笃，喘促持续不已，则见有：喘逆剧甚，张口抬肩，鼻翼煽动，端坐不能平卧，稍动则喘剧欲绝，心慌动悸，烦躁不安，面青唇紫，汗出如珠，脉浮大无根，或见歇止，或模糊不清，可见肢冷汗出，体温、血压骤降，心悸心慌，面青唇紫等喘脱危象。治法：扶阳固脱，镇摄肾气。方药：参附汤合黑锡丹。类似于西医学的哮喘持续状态亦为哮喘发作期的类型之一。本病是在阵发性或慢性哮喘的基础上，因感染或某些激发因素可使哮喘呈急性症状而持续发作 24 小时以上或缓解数小时后再次发作，用一般解痉药物治疗无效。症状严重，呼吸缓慢，呼气深长，吸气较短，哮鸣音明显，伴有发绀，出汗，手脚寒冷，面色苍白，脱水心慌，脉细数，神情惊慌。有时见咳嗽，痰粘稠，色白或黄，不易咯出，偶有血丝。伴发感染时热度可达 39℃ 左右。如支气管痉挛持续不止，或痰液阻塞细支气管而不易咳出，则由于呼吸极度困难而窒息，又可因心力衰竭或体力衰弱而死亡。如在发作期间能将痰液咯出，则气急、哮鸣、发绀等症状可逐渐缓解而恢复正常。

【附方】　外寒喘吼华盖汤① 麻杏苏草橘苓桑 减苓加芩款半果② 饮喘难卧枣葶方③

【提要】　阐述外感寒邪所致的喘、哮证的治疗。

【白话解】　外感寒邪伤肺所致的呼吸喘急实证，可用华盖散来治疗，本方有散寒邪、降肺气、化痰的功效，药物组成为麻黄、杏仁、紫苏、甘草、橘红、赤苓、桑皮。如表有寒邪的哮吼，可用千金定喘汤，以平喘、散寒邪、化痰，药物组成即华盖散去茯苓加半夏、黄芩、冬花、白果而成。如无外感而因停水饮于肺，至肺气不降，喘不得卧，可用葶苈大枣汤以泻肺逐饮。

【按语】　哮、喘虽然是两个病，但冷哮和风寒袭肺的实喘，在病因上都是由于外感寒邪所致，病机都是肺气上逆，因此治疗上有相似之处，都宜宣肺散寒化痰平喘故本节放在一起讨论。

　　①华盖汤　麻黄　紫苏子　杏仁　桑皮　赤苓　橘红甘草

　　此方宣肺解表，祛痰止咳。麻黄味苦性辛温，入肺、膀胱经，善开腠理，具有发汗解表，宣肺平喘之力，为君药。苏子、杏仁降气平喘；桑皮清肺热；赤苓、橘红健脾化痰，且前者可洁净腑，加强君药之力。甘草缓中止咳。

　　华盖汤目前主要用于风寒壅肺的喘实证；冷哮常用方为射干麻黄汤。

　　②**千金定喘汤**　麻黄　白果　桑皮　冬花　杏仁　苏子黄芩　甘草　半夏　橘红

　　素体多痰，又感风寒，肺气塞闭，不得宣降，郁而化热，故为哮喘咳嗽，痰多色黄，质稠不易咯出，治当宣肺以祛外邪，祛痰以平咳喘。治宜宣肺降气，止咳平喘，清热祛痰。方中麻黄宣肺散邪以平喘；白果敛肺定喘而祛痰，共为君药。一散一收，既可加强平喘之功，又可防麻黄耗散肺气。苏子、杏仁、半夏、款冬花降气平喘，止咳祛痰，共为臣药。桑白皮、黄芩清泄肺热，止咳平喘，共为佐药。甘草调和诸药，是为使药。诸药合用，使肺气得宣，痰热得清，风寒得解，则喘咳痰多诸证自除。

　　本方功效：宣肺降气，祛痰定喘。现代临床主要用于：支气管哮喘、肺气肿等属痰热壅肺者。症见喘咳痰鸣，气促，苔腻，脉滑。还可用于素体痰多，复感风寒，致肺气壅闭，而见哮喘咳嗽，痰多气息之证。新感风寒，虽恶寒发热，无汗而喘，但内无痰热者，本方不宜使用。西医学认为本方排痰，解除支气管痉挛，抑菌，消炎。

　　③**葶苈大枣汤**　葶苈子　大枣

　　葶苈子苦降辛温，性寒清热，专泻肺中水饮及痰火而平喘咳，泻肺气而通调水道，利水消肿。佐以大枣以缓其性。

　　治疗停饮不得卧之喘证。临床渗出性胸膜炎、肺心病属痰热壅肺之急证实证者，皆可用本方加减治疗。

【原文】 火郁喘急泻白散① 痰盛作喘萝皂丸②
蒌仁海石星萝皂 气喘苏子降气③痊

【提要】 阐述喘证的辨证论治。

【白话解】 由于火郁而致喘，症见面赤浮肿，舌干口燥，可用泻白散以清肺泻肺。如因痰盛壅塞气道而喘的，症见有痰声、胸痛，可用萝皂丸以豁痰平喘，药物组成为蒌仁、海石、南星、萝菔子、皂角。由于气机不畅，无痰而声急的，可用苏子降气汤来治疗，气喘则自平。

【按语】 喘证的病因有外感、内伤两大类。外感为六淫袭肺，内伤为痰浊内蕴、情志失调、久病劳欲等，致使肺气上逆，宣降失职，或气无所主，肾失摄纳而成。因此，临证须详辨。

①泻白散 方见"咳嗽总括"。

②萝皂丸 栝楼仁 海石 制南星 萝菔子 皂角烧存性
方中栝楼仁苦寒，海石咸寒，二者皆可清肺化痰；南星祛风燥湿化痰；皂角开窍；莱菔子祛痰消食，五药合用共治痰喘。

痰盛气急之痰喘可用此方，但全方临床应用少见报道。

③苏子降气汤 方见"诸气治法"。

【原文】 气虚味麦参陈杏① 虚寒黑锡②肾气汤③
日久敛喘参桔味 麻杏罂粟归木香④

【提要】 阐述虚喘的辨证论治。

【白话解】 气虚所致的喘证，症见说话无力，呼吸短促，像是接不上气的样子，因肺气虚的可用五味子汤以补肺敛气，药物组成为五味子、麦冬、人参、陈皮、杏仁等；因肾气虚有痰的，可用黑锡丹或肾气汤以温摄下元，镇逆平喘。如日久，肺气虚损宜补肺敛气，可用人参理肺汤平喘顺气，收敛肺气，药物组成为人参、桔梗、五味子、麻黄、杏仁、罂粟壳、当归、木香。

【按语】　虚喘有肺虚与肾虚之别。肺虚者常常是劳作后气短不足以息，喘息较轻，常伴有自汗、易感冒；肾虚者静息时亦喘，动则更甚，常伴有腰酸、怕冷、面色苍白等症。

①**五味子汤**　五味子　麦冬　人参　陈皮　杏仁

加生姜三片，红枣五枚，水煎服。

方中人参益气生津以补肺，肺气旺则四脏之气皆旺，为君药。麦冬甘寒，养阴清热，润肺生津，为臣药。二药合用则益气养阴之力益强。五味子温酸，敛肺止汗，生津止渴，为佐。三药一清一补一敛，共奏益气养阴，生津止渴，敛汗止汗之功。复加用陈皮、杏仁、生姜理气降气，使全方补而不滞。

用于久咳肺虚，气阴两虚证。西医学可用于肺结核、慢性支气管炎、神经衰弱，以及心脏病心律不齐属气阴两虚者。现代药理学证明该方毒性小、安全性大。临床常用来治疗急性心肌梗死，心源性休克，中毒性休克，失血性休克及内分泌等疾病。

②**黑锡丹**　方见"浊带总括"。

③**肾气汤**　干地黄八两　山药四两　山茱萸四两　泽泻三两　茯苓三两　牡丹皮三两　桂枝　附子炮，各一两

上八味，末之，炼蜜和丸，梧子大，酒下十五丸，加至二十五丸，日再服。

本方治证为肾阳虚，命门之火不足。腰痛脚软，下半身欠温，少腹拘急，俱为肾阳不足，不能温养下焦；小便不利，是由肾阳虚不能化气行水；痰饮、脚气均由肾阳虚不能蒸津化液，上泛则为痰饮，水湿下积则为脚气，上入为少腹不仁；小便反多，是由肾中阴阳俱虚而成下消之证；转胞亦由肾气不

足，水聚不化所致。故本证治法，是以温补肾阳为主。方用干地黄滋补肾阴，山茱萸、山药滋补肝脾，辅助滋补肾中之阴；并以少量桂枝、附子温补肾中之阳，意在微微生长少火以生肾气。《医宗金鉴》有谓："此肾气丸纳桂附于滋阴剂中十倍之一，意不在补火，而在微微生火，即生肾气也。"其目的在于"益火之源，以消阴翳"。方中泽泻、茯苓利水渗湿，丹皮清泻肝火，与温补肾阳药相配，意在补中寓泻，以使补而不腻。本方配伍方法，属于"阴中求阳"之类，正如张景岳说："善补阳者，必于阴中求阳，则阳得阴助而生化无穷。"

本方温补肾阳。主治因肾阳不足至腰痛脚软，下半身常有冷感，少腹拘急，小便不利，或小便反多，尺脉沉细，舌质淡而胖，苔薄白不燥。以及脚气、痰饮、消渴、转胞等证。现在慢性肾炎、糖尿病、醛固酮增多症、甲状腺功能低下、性神经衰弱、肾上腺皮质功能减退、慢性支气管哮喘、更年期综合征等属肾阳虚弱者均可用本方加减治疗。

④人参理肺汤 人参 五味子 桔梗 麻黄 杏仁 罂粟壳 当归 木香

人参大补元气；桔梗、杏仁一升一降，加木香以理气止咳；麻黄宣肺平喘；五味子、罂粟壳敛肺止咳；当归辛温，亦可用于久咳之气喘。全方以收敛补益为主，用于久病肺虚的咳喘。

本方平喘顺气，收敛肺气。用于久病肺虚的咳喘。临床可用于多种呼吸系统疾病的慢性期，辨证属正虚而无邪实的咳喘证候。

肿 胀 总 括

【原文】 卫气并脉循分肉[1]　　内伤外感正邪攻
外邪客脉为脉胀　　邪留分肉肤胀生

【提要】 阐述营卫之生理极其病理之脉胀、肤胀。

【注释】 ［1］分肉：皮内近骨的肉，与骨相分处。

【白话解】 卫气在人身的循环运转，经常和血脉相并，循行于分肉之间，与脉内的营气在昼（阳）夜（阴）相随而行。营卫调和，肿胀病就不会发生。如果由于七情内伤，六淫外感，或饮食失节，疲劳过度，使营卫的随行失却常度，致邪气与正气相攻，因相搏而发生阻滞，就可导致肿胀的疾患。若卫气与外邪客于血脉之内，则为脉胀。如卫气与风寒之邪留滞于分肉之中，就形成为肤胀。

【按语】 卫气，是运行于脉外之气。卫气与营气相对而言，属于阳，故又称为"卫阳"。营气是与血共行于脉中之气。营气富于营养，故又称为"荣气"。营与血的关系极为密切，可分而不可离，故常"营血"并称。营气与卫气相对而言，属于阴，故又称"营阴"。营气和卫气，皆生于中焦，都以水谷精气为其主要生成来源，但是，"营在脉中"，"卫在脉外"，二者之间运行必须协调，不失其常，才能发挥其正常的生理作用。外邪侵袭，使营卫之气运行不利，均可致病。若卫气与外邪客于血脉之内，则为脉胀。如卫气与风寒之邪留滞于分肉之中，就形成为肤胀。

诸脉胀　单腹胀　肤胀　鼓胀

【原文】 脉胀筋起络色变　　久成单腹末脱清

　　　　　肤胀膧膧[1]初不硬　缠绵气鼓胀膨膨

【提要】 阐述临床上对各种胀病主要症状的辨别。

【注释】 ［1］膧膧：kōngkōng，音空空；形容中空而有声的鼓声。

【白话解】 脉胀的症状有，腹部的筋脉突起，血络的颜色变为青黑；如果病程过长，延久不愈，就会发展成单臌胀，其腹部异常膨大，四肢肉脱削瘦，清冷不温。肤胀的症状有：皮厚，腹大，一身尽肿，如有手按在腹上，被按处凹陷而不能随手胀起，用手指扣击时像击鼓一样，中空而不实，但不甚坚硬；如果延久不愈，就发展为气鼓胀满，腹部膨大，用手按之，感到皮急硬如鼓样，甚至脐部突出，名为鼓胀。

【按语】 本段说明了脉胀、肤胀与鼓胀的区别。脉胀是腹部的筋脉突起。肤胀身肿、皮厚、按之凹陷不起。鼓胀身肿、腹大、皮色青黄、腹上络脉突起。按之无波动感，叩之如鼓，腹色不变者为腹腔无水而有气。鼓胀类似于西医学的肝硬化及其相关并发症。《内经》有：肤胀者，寒气客于皮肤之间，轰轰然不坚，腹大，身尽肿，皮厚，按其腹，窅而不起，腹色不变，此其候也。鼓胀腹胀身皆大，大与肤胀等也，色苍黄，腹筋起，此其候也的论述。鼓胀是以腹部胀大，腹皮绷急，其大如鼓的疾患。其成因主要是由于外感病邪或内伤脏气，特别是影响脾胃运化功能，以致积湿生热，气滞血瘀而成。肝硬化属于中医的"黄疸"、"胁痛"、"积聚"、"鼓胀"等范畴。

肝硬化是一种常见的慢性肝病，是由一种或多种病因长期或反复作用，引起肝脏弥漫性损害。在病理组织学上有广泛的肝细胞变性、坏死、再生及再生结节形成，结缔组织增生及纤维隔形成，导致肝小叶结构破坏和假小叶形成，肝脏逐渐变形、变硬而发展成为肝硬化。临床上早期由于肝脏功能代偿较强，可无明显症状；后期则有多系统受累，以肝功能损害和门脉高压为主要表现，并常出现消化道出血、肝性脑病、继发感染、癌变等严重并发症。如未进展至失代偿期，在积极治疗原发症消除病因后，病变可趋停止，预后较病毒肝炎性肝硬化为好。有一部分小结节性或再生结节不明显的肝硬化，可终身处于代偿期；但大结节性和混合性肝硬化往往在短期内因进行性肝功能衰竭而死亡。失代偿患者，黄疸持续不退，凝血酶原时间持续延长，以及出现并发症者，预后均较差。死亡原因常为肝性昏迷，上消化出血与继发感染等。

肠覃[1]　石瘕[2]

【原文】　外邪干卫客肠外　肠覃月事以时行
　　　　　　外邪干营客胞内　石瘕经闭状妊盈

【提要】　阐述肠覃与石瘕的区别。

【注释】　[1] 肠覃：古病名。出于《灵枢·水胀》。主要表现：初起时腹内有块状物如鸡蛋大，以后逐渐增大，腹胀如怀孕状，块状物坚硬，推之可移，月经经常来潮。是由于气阻血瘀，癖积留滞所致。类似于妇女卵巢肿瘤或其他腹腔肿块。

[2] 石瘕：古病名。出于《灵枢·水胀篇》。本病多因月经期间，寒气入侵、恶血停积所致。主要症状为子宫内有块状物形成，日渐增大，如怀孕状，并有闭经等，以包块坚硬如石，故名。类于子宫肿瘤。

【白话解】　肠覃是由于寒邪留居于肠外与卫气相搏，阻滞了卫气的运行，而导致血积不通，就癖积留滞于腹内。当初起时，仅有鸡蛋一样大，日久渐渐胀大，好像怀孕一样，但月经仍旧照常地按时来潮。石瘕是因寒气侵于营气，深入子宫内，气运行不能通畅，恶血当泻不泻，以致于瘀血停留在内，逐日加大，也像怀孕一样，但月经闭止。这两种病，一般都是妇女的病；如果男子患有这些证候的，则是疝病了。

【按语】　本段论述了肠覃与石瘕的主要特征及其鉴别。两者皆以腹内肿块为主证，外形相似，但病变的部位不同。一在肠内，一在胞中，而石瘕只见于女子，有月经闭止之主证。肠覃男女皆有，与月经无关。

水胀　石水　风水

【原文】 皮厚色苍多是气　　皮薄色泽水湿成

　　　　　气速安卧从上下　　水渐难眠咳喘征

　　　　　石水[1]少腹肿不喘　　风水[2]面肿胫足同

　　　　　石水阴邪寒水结　　风水阳邪热湿凝

【提要】 阐述水胀、石水、风水之区别。

【注释】 [1] 石水：病名。《素问·阴阳别论》曰："阴阳结邪，多阴少阳曰石水，少腹肿。"

[2] 风水：水肿因风而得，故名之。《内经》："勇而劳甚则肾汗出，肾汗出逢于风，内不得入于脏腑，外不得越于皮肤，客于玄府，行于皮里，传为胕肿，本之于肾，名曰风水"。

【白话解】 肿胀病的临床辨证：凡皮厚而色苍黄的，多为气胀；皮薄而色润泽的，多为水胀。气为阳，其性急，所以气胀发展较快速，开始发病时，先从上部头面肿起，逐渐向下及全身发展；由于邪在外，不及脏腑，所以能够安卧。如果由于水湿而肿的，先从下肢跗胫（跗是足背面，胫是膝以下）肿起，逐渐向上发展；因水为阴，性迟缓，所以胀势较缓慢；又因水邪上逆，所以兼有咳嗽喘促而不得安卧的症状。石水是脐下少腹部肿满，因水邪结于下焦，所以没有喘逆的症状。凡肿胀在上部头面先肿的，是因于风；下肢胫足先肿的，是因于水，所以风水的症状，面部与胫足都会同时发生肿胀。石水属阴邪，为寒水所结成；风水属阳邪，为热与湿凝所形成。

【按语】 风邪外袭，内舍于肺，肺失宣降，水道不通，以致风遏水阻，风水相搏，流溢肌肤，发为水肿。起病急骤，从面目先肿，肿势以腰以上较甚，肤色光亮而薄，按之凹陷易于恢复，是为阳水。治法：疏风清热，宣肺行水。方药以越婢加术汤。若属风热偏盛，可加连翘、桔梗、板蓝根、鲜茅根，以清热利咽，解毒散结；若风寒偏盛，去石膏加苏叶、桂枝、防风，以助麻黄辛温解表之力；若咳喘较甚，可加杏仁、前胡，以降气定喘；若见汗出恶风，卫阳已虚，则用防己黄芩汤加减，以助卫行水；若表证渐解，身重而水肿不退者，可按水湿浸渍论治。

胀满　水肿　死证

【原文】　腹胀身热及失血　四末[1]清脱泻数行
　　　　　　肿起四肢后入腹　利旋满肿腹筋青
　　　　　　唇黑脐突阴囊腐　缺盆脊背足心平
　　　　　　脉大时绝或虚涩　肿胀逢之却可惊

【提要】　阐述腹胀之危重证候。

【注释】　[1]四末：即四肢。

【白话解】　腹胀兼有身体发热，为阳盛的胀病。如果兼见吐血、衄血、泻血，则阴血伤亡，独阳无依，往往不易挽救。如果四肢清冷消瘦，为阴盛的胀病。如兼频频泄泻而不能止，为中焦脾阳衰脱，孤阴无恋，证亦难治。如肿胀先在腹部，而后散于四肢，为水气由里向外疏散，为由重转轻的征象，有治愈的希望。如先肿四肢而后转归于腹部肿胀的，是水气向里聚结为转重的征象，多顽固不易治愈。又肿胀病多为邪实，应以攻逐为先，如服下利药后，肿胀虽已消退，但不久又迅速旋复胀起，是正气已虚不能胜邪，终亦不治。又有腹部青筋高涨突起，口唇色黑为伤肝；脐肿突出为伤脾；缺盆平为伤心，脊背肿平为伤肺；阴囊肿腐，足心平满为伤肾；脉大无力，时时欲绝，或虚细而涩，这是气血衰败的死脉。以上是《千金方》及《外台秘要》的记载，认为本病到了五脏损伤、气血两败的阶段，预后多属不良。

【按语】　鼓胀病至后期可见腹大如瓮，脐心突起，如见大量吐血，病情危机，预后不良。若见口出秽气，身有异味伴烦躁不宁为昏迷先兆，神志不清，精神错乱，时有抽搐预后极差，应积极抢救。《证治汇补》："单腹胀者，腹大肢瘦，此自胀满既久，气血结聚，不能释散，俗名曰蛊，其病更重。"《内经》云："少阴终者，面黑齿长而垢，腹胀闭，上下不通而终矣。"

【附方】 肤胀脉胀通身胀　　单腹膨胀四肢平
　　　　　肤胀木香流气饮① 脉胀加姜黄抚芎

【提要】 阐述脉胀、肤胀的辨证论治。

【白话解】 脉胀与肤胀的症状都是通身浮肿。肤胀如缠绵不愈，可发展成单鼓胀，即腹部肿胀而四肢不胀。脉胀如日久也会变成鼓胀即腹部急如鼓而四肢不胀。治疗肤胀宜用木香留气饮，因为肤胀的病邪尚在气分，本方能疏气散结，使气行则胀自消。治疗脉胀，宜用本方加姜黄、抚芎以行气活血，使气血流畅，邪无从结，自然得愈。

【按语】 肤胀是寒气留滞在皮肤之内而出现肿胀的病症。其临床特点是腹部膨大，叩之中空不实，身肿，用指按压处凹陷不应手而起，皮厚而色泽无异常变化等，病在气分。脉胀，《内经》无症状记载，按本节看，病在血分，较之肤胀为重。

　①**木香流气饮** 方见"诸气治法"。

【原文】 单腹膨胀分气血　　气实肠覃厚朴①榔
　　　　　木枳青陈遂大戟　　血实石瘕下瘀汤②

【提要】 阐述气臌、血臌的辨证论治。

【白话解】 单腹胀与鼓胀的治疗，须辨别是气实还是血实。由于气滞实证的腹胀，虽膨大，但按之多不痛。肠覃也是属于气实的病，可用厚朴散治疗，有破气散郁滞的功效。如血实的腹胀，虽然也是膨大，但按之必痛，石瘕也属于血实瘀结的病，所以同样宜用下瘀血汤来治疗，也有破瘀活血之功，但须慎重使用。

【按语】 鼓胀有气臌、水臌、血臌、虫臌之分。气臌的症状特点是腹胀按之不坚，胁下胀满，纳减；血臌的症状特点是腹大坚满，青筋暴露，面色黯黑，胁下积块疼痛等。

①**厚朴散** 厚朴 槟榔 木香 枳壳 青皮 陈皮 甘遂 大戟

方中槟榔、厚朴行气导水；枳壳、木香、橘皮理气宽胸；青皮破气消积，甘遂善行经隧水湿；大戟善泄脏腑水湿。全方功专力强，共同达攻下消积、理气宽中之功。

因原方中毒性药物较多，现在临床应用不多。

②**下瘀血汤** 大黄 桃仁 䗪虫 甘遂

方中大黄荡逐瘀血，桃仁活血化瘀，䗪虫逐瘀破结，本药相伍，破血逐瘀之力颇猛。古时运用该方时，炼蜜为丸，以酒煎。用蜜为丸以缓药性；酒煎者，意为运行药势，以达病所。

下瘀血汤始见于《金匮要略》，用于产后恶露不下，少腹刺痛拒按，痛处固定不移，舌紫暗或有瘀斑、瘀点，用下瘀血汤破血逐瘀。现代临床应用，凡产后恶露不下、闭经、慢性肝炎、肝硬化之肝脾肿大、跌打损伤、肠粘连、盆腔炎等疾病见本方证者，皆可选用。本方对肝炎因有瘀血而GPT持续不下，及早期肝硬化，或中风后遗症，以及外科手术后，寒热往来夹有瘀血者，术后瘀血结滞作痛者均有一定疗效。

【原文】　气虚胀病分寒热　中满分消有二方①②

寒胀参芪归苓补　半夏吴萸连二姜

升柴乌麻青柏泽　毕澄草蔻益木香

热缩六君知猪泽　枳朴芩连干姜黄

【提要】　阐述气虚腹胀的治疗。

【白话解】　由于气虚所致的胀病，须辨别其属于寒还是热来进行治疗。主要用两个中满分消汤治疗。气虚寒胀的用寒胀中满分消汤补气温中消胀；气虚热胀用热胀中满分消汤以补气清热、利湿消滞。

【按语】　气虚腹胀寒证是由于脾胃虚弱，中寒不运，以致气机不畅，症见心下痞满，倦怠乏力，大便溏，小便涩，舌苔白，脉细濡；气虚腹胀热证是由于胃热脾寒，症见心下痞满，有灼热感，脘腹隐痛，肠鸣下利或大便艰难，小便赤，舌红苔黄等寒热错杂的表现。

①寒胀中满分消汤　人参　黄芪　当归　茯苓　川朴　半夏　吴茱萸　川连　干姜　生姜　升麻　柴胡　川乌　麻黄　青皮　黄柏　泽泻　毕澄茄　草豆蔻　益智仁　木香

本方以辛散、苦泻、淡渗之药组成。方中以川朴、青皮、毕澄茄、草豆蔻、木香苦温开泻，行气平胃。以半夏、吴茱萸、川连、黄柏、干姜取其泻心之意，辛开苦降，分理湿热。人参、黄芪、益智仁、当归、茯苓、泽泻以扶正利水，寓补于分消之中。以麻黄、升麻、柴胡、生姜发表，兼升提清阳，以助水气之宣越。川乌温中止痛，寒者热之。诸药相合，使寒湿之邪从脾胃分消，使湿清、水去、气行，中满得以消除。

全方运用临床少见报道。但方中人参、黄芪、当归、朴、干姜等药物是治疗本证的常用药。

②热胀中满分消汤　人参　炒白术　茯苓　甘草　陈皮

砂仁　半夏　知母　猪苓　泽泻　枳壳　川朴　黄芩　黄连
干姜　姜黄

　　方中人参、炒白术、茯苓、陈皮健脾扶正以利水湿；猪
苓、泽泻淡渗利湿；砂仁、半夏、枳壳、川朴宽中理气平胃；
知母、黄芩、黄连清热泻心，少佐干姜、姜黄以制诸药寒凉
之性。

　　临床全方运用少见报道。但方中药物寒热并用、辛开苦
降、散结消痞配伍原则均为临床治疗脾胃疾病所常用。

水　肿　治　法

【原文】　上肿多风宜乎汗　　　　下肿多湿利水泉[1]
　　　　　汗宜越婢加苍术①　　　　利用贴脐②琥珀丹③
　　　　　外散内利疏凿饮　　　　喘不得卧苏葶④先
　　　　　阳水[2]热浚⑤湿神佑⑥　　阴水[3]实脾肾气丸

【提要】　阐述水肿的治疗法则。

【注释】　[1] 水泉：小便。

　　[2] 阳水：起病急骤，从面目先肿，肿势以腰以上较甚，
肤色光亮而薄，按之凹陷易于恢复，是为阳水。

　　[3] 阴水：起病缓慢，从下肢先肿，肿势以腰以下为甚，
肤色萎黄或晦黯，按之恢复较慢，是为阴水。

【白话解】　水肿病先由头面肿起的，为外感风邪所致，
故宜于发汗；从下肢胫跗肿起的，多系内生湿邪所造成，故
宜于利水。所以古人有"上肿宜发汗，下肿利小便"的说法，
可作为临床上的依据。发汗的宜用越婢加苍术汤，以外散风
水之邪。宜内利水湿，又可外用贴脐法以迅速通利小便；内
服药可用沉香琥珀丸以泻水化湿行气。如果通身上下同时俱
肿，治疗方法当外散与内利并进，可用疏凿饮子以外散风水，
内利水湿，使内外水湿之邪同时驱散。如水盛上攻，致肺气

失降，喘急不得卧，可先用苏子葶苈丸以泻水降肺气，则喘急自平。

另外，又可分为阳水与阴水二大类：阳水起病急，病程短。由于湿热蕴积的，多见通身浮肿，发热口渴，大便秘，小便赤涩，舌苔黄腻，脉滑数有力，热偏盛的宜用大圣浚川散清利水湿；如湿偏盛的宜用舟车神佑丸泻逐水湿。阴水起病缓，病程长。多属脾肾虚寒形成，脾虚的多见面色苍白，遍身浮肿，腹满，小便清白而短少，大便自调或溏薄，四肢清冷，舌苔白腻，脉见沉迟，宜用实脾饮以健脾运中利水湿。如系肾虚的多见胫足冷硬，宜用肾气丸以温肾化气行水。

【按语】 水肿的治疗，《素问》提出"开鬼门"、"洁净府"、"去宛陈莝"三条基本原则，对后世影响深远，一直延用至今。现代临床常用的方法，一是上下异治，上半身肿甚，以发汗为主；下半身肿甚者，须利小便为主。二是阴阳分治，阳水表现为表、热、实证，可发汗、利小便或攻逐，以祛邪为主。阴水表现为里、虚、寒证，治以健脾、温肾，以扶正为主。水肿初起多从眼睑开始，继则延及头面、四肢以及全身，也可先从下肢开始，然后及于全身。如病势严重，可伴有胸腹水而见腹部膨胀、胸闷心悸、气喘不能平卧等症。若起病急骤，从面目先肿，肿势以腰以上较甚，肤色光亮而薄，按之凹陷易于恢复，是为阳水；若起病缓慢，从下肢先肿，肿势以腰以下为甚，肤色萎黄或晦黯，按之恢复较慢，是为阴水。此外，如常规治法疗效不显著，或有瘀血征象者，可结合应用活血化瘀法。凡水肿初起不久，或由于营养障碍引起的浮肿，只要及时治疗，合理调养，预后一般较好。若病程较长，反复发作，正虚邪恋，则缠绵难愈。若肿势较甚，症见唇黑、缺盆平、脐突、足下平、背平或见心悸、唇绀、气急喘促不能平卧，甚至尿闭、下血，均属病情危重。如久病正气衰竭，浊邪上泛，肝风内动，预后多不良，每易出现脱证，应密切观察病情变化，及时处理。预防与调摄：水肿初期，应吃无盐饮食，待肿势渐退后，逐步改为低盐，最后恢复普通饮食。忌食辛辣、烟酒等刺激性物品。若因营养障碍致肿者，不必过于强调忌盐。此外，尚须注意摄生，起居有时，预防感冒。不宜过度疲劳，尤应节制房室，以防所伤真元。

①越婢加苍术汤 麻黄 石膏 甘草 苍术

方中麻黄宣散肺气，发汗解表，以去其在表之水气；配生姜发汗散水，重用石膏之辛凉，清透肺胃之郁热；甘草、大枣和中益气，使邪去而不伤正。加苍术燥湿健脾，用治水湿过盛，诸药配合，共成疏风清热，宣肺行水之功。

《金匮要略》越婢加术汤是用白术，该方仍是治疗水肿阳水、风水相搏型的常用方。本节所用苍术的全方临床少见报道。

②贴脐法 巴豆去油，四钱 水银粉二钱 硫黄一钱

研匀成饼，先用新棉一片铺脐上，内饼，外用帛缚之，约一时许，自然泻下恶水；待下二、三次，去药以粥补住，日久形瘦弱者，隔日取一次，一饼可治三、五人。

又法：鲜赤商陆根，杵烂贴脐上，用帛缚定，水自小便出

又法：田螺四个，大蒜五个，车前子末三钱，研成饼，贴脐中以帕缚之，少时尿利而愈

③沉香琥珀丸 沉香另研，一两五钱 琥珀另研 杏仁去皮尖，炒 紫苏子 赤茯苓 泽泻各五钱 苦葶苈炒 郁李仁去皮，各一两五钱 陈皮去白 防己酒洗，各七钱五分

研为细末炼蜜为丸，如梧桐子大，麝香一钱为衣，每服二十五丸，渐加至五十丸，空心时热汤送下。

方中沉香温中行气，降逆纳气。琥珀质重，利尿通淋。苏

子降气祛痰，止咳平喘。葶苈子苦降辛温，性寒清热，专泻肺中水饮及痰火而平喘咳，泻肺气而通调水道，利水消肿。茯苓、泽泻渗利水湿，防己降泻，郁李仁、杏仁润肠利水，陈皮理气，行气以利水。全方共奏行气利水之功。

该方临床用于治疗水肿少见报道。

④苏子葶苈子丸 苏子　苦葶苈子等分

枣肉为丸。

方中苏子降气祛痰，止咳平喘。葶苈子苦降辛温，性寒清热，专泻肺中水饮及痰火而平喘咳，泻肺气而通调水道，利水消肿。二药合用，利水平喘之力较强，故以枣肉为丸，可补中缓急，缓和药性。用于水停喘咳者。

该方祛痰泻肺，逐饮平喘。用于水盛上攻，肺失肃降至喘急不得卧者。

⑤大圣浚川散 大黄煨　牵牛取头末　郁李仁各一两　木香　芒硝各三钱　甘遂五分

水煎服。

方中大黄、芒硝、牵牛荡涤肠胃，清结泄热，而且还能润燥软坚。配合甘遂以逐水饮，泻实热，使结于胸中之水热从大便而去，则诸证自愈。为大陷胸汤之意。加郁李仁活血润肠，木香理气醒脾。本方力专效宏，为泻热逐水散结之峻剂，中病即止。

用于阳水，水热壅实之证。本方效专力强，为泻热逐水散结之峻剂，现临床用之较少。

⑥舟车神佑丸 甘遂煨，一两　大戟煨一两　芫花醋炒一两 黑丑炒四两　大黄酒浸二两　木香五钱　陈皮去白一两　轻粉另研一钱　槟榔五钱

研细末，水泛为丸，每服五分至一钱。

本方治水热内壅，气机阻滞所致之水肿水胀。水湿内停，

郁久化热，壅积于脘腹经隧，肠胃气阻，故水肿水胀二便闭；水热湿浊之邪无从走泄，内塞益甚，气逆不下，津液不布，故见胀满而口渴，气粗，腹部按之坚。脉沉数有力，是水热变积于里，而正气不虚。此时邪盛势急，形气俱实，当急予攻逐峻剂，使水去肿消。故方中取甘遂、芫花、大戟攻逐胸胁脘腹经隧之水，为君药；大黄、黑丑荡涤胃肠，泻水泄热，为臣药；君臣药相辅相成，使水热之邪从二便分消而去。但水停气亦阻，气机不行，又可致水湿不去，陈皮行肺脾之气而畅胸膈，槟榔下气利水而破坚，木香疏利三焦而导滞，使气畅水行则肿胀可消；更加轻粉，取其走而不守，逐水通便，协助诸药，分消下泄，均为佐使药。诸药合用，共成峻下逐水、行气破结之功。

本方行气逐水。主治：水热内壅，气机阻滞。症见水肿水胀，口渴，气粗，腹坚，大小便闭，脉沉数有力。本方是在十枣汤的基础上加味而成，攻逐水饮之力极峻，能使水热壅实之邪，从二便畅行而出，故名舟车神佑丸。

体虚及孕妇禁用，非形气俱实者亦不可轻投。服药后水肿胀满未尽，病人体质强壮者，次日或隔日按原量，或稍减量再服，但方中轻粉、芫花、大戟、甘遂等药毒性剧烈，须注意用量，不宜久服。

【附方】　水肿两解疏凿饮①　和剂茯苓导水汤②
　　　　　疏凿椒目赤小豆　　槟榔商陆木通羌
　　　　　秦艽大腹苓皮泽　　茯苓导水泽苓桑
　　　　　木香木瓜砂陈术　　苏叶大腹麦槟榔
【提要】　阐述全身水肿的治疗。
【白话解】　水肿病如果通身上下俱肿，治疗须用外散发汗与内利小便二法同时并进；病情较严重的可用疏凿饮子，以疏利泻水。药物组成为椒目、赤小豆、槟榔、商陆、木通、羌活、秦艽、大腹皮、茯苓、泽泻。如体虚的，可用药性较平的茯苓导水汤，其疏利水气的疗效也十分显著。药物组成为泽泻、茯苓、桑皮、木香、木瓜、砂仁、陈皮、白术、苏叶、大腹皮、麦冬、槟榔等。

【按语】 水湿泛溢全身一证有湿热与寒湿之别。湿热为盛的除全身肿外，常伴有烦热、气粗、口干、大便干、小便赤；寒湿为盛的除全身肿外，常伴有身重困倦，胸闷纳呆，腹胀、泛恶等证。

①疏凿饮子 羌活　秦艽　大腹皮　槟榔　商陆　茯苓皮　椒目　木通　泽泻　赤小豆各等分

加姜皮水煎服。

本方治证乃水湿泛溢表里所致，故见遍身皆肿。水壅于里，三焦气机闭阻，故见二便不通；上迫于肺，肺气不利，则为喘呼气粗。水变气结，津液不布，故见口渴。治宜表里分消之法。故方中用商陆泻下逐水，以通利二便，配合槟榔、大腹皮行气导水，茯苓皮、泽泻、木通、椒目、赤小豆利水去湿，使在里之水从二便而去。羌活、秦艽、生姜善走皮肤，疏风发表，使在表之水从肌肤而泄。诸药合用，疏表攻里，内消外散，有如流江凿河，使塞于表里之水湿迅速分消，故得疏凿之名。

本方利尿逐水，疏风发表。具有上下表里分消之功，目前仍用于水肿湿热壅结型。

②茯苓导水汤 泽泻三两　赤茯苓一两　桑皮一两　木香七钱五分　木瓜一两　砂仁七钱五分　陈皮七钱五分　白术三两　苏叶一两　大腹皮七钱五分　麦冬三两　槟榔一两

研为末，每服五钱，水两盏，灯草二十五根，煎至八分，去滓，空心服。

方中白术、茯苓健脾利水，泽泻淡渗利水，桑皮、腹皮宽中利水，共同治疗标实之证；苏叶、砂仁芳香理气，陈皮化痰理气，木瓜化浊，槟榔、木香行气，共同治气以利水；佐以麦冬养阴，砂仁、白术健脾以扶正。全方攻补兼施，为逐水之平剂。

本方外散内利两解和，用于水肿盛脾阳被困之人。目前仍然用于水肿水湿浸渍型。

【原文】　里实自然寻浚佑　　里虚实脾①四君香
　　　　　木瓜附子大腹子　　厚朴草果炒干姜
　　　　　投诸温补俱无验　　欲诸攻下又难当
　　　　　须行九补一攻法　　缓求淡食命多昌

【提要】　阐述水肿伴有里实、里虚证的治疗。

【白话解】　水肿患者如里实、大便秘、小便涩的，可用浚川散、神佑丸（见前节）治疗，以攻逐水气，以求速效。如里虚的，大小便尚通利，宜用实脾饮以温阳实脾，利气行水。

肿胀病属于虚寒型的，自然要用温补之剂，如果服用之后而无效的，必然是虚中还有实邪未去，这时如用攻逐峻剂，但正气已虚，不能再任攻克之药了。然而不用攻逐，而邪又无法驱出，因此须用九补一攻的方法：先用补养的药剂九天，待其元气稍复，胃气已强，已经可以经受攻克的时候，即以一天用泻下之剂攻其实邪。但初次用攻泻药，必须小心谨慎，先投以较小的剂量为宜；如果未能应病，再渐渐加重药量，必须慎重的审其药力与元气是否相当，要考虑到既能逐邪而不致伤正气，方为稳妥的治法。其后也须视邪正的盛衰，或用补剂七天，用攻剂一天；或用补剂五天，投攻剂一天；或补三天攻一

—— 242 ——

天。这样采用先补后攻，或攻补兼施，缓缓的进行治疗。本病是一种顽固难治的慢性病，必须待其邪去正复，方能达到治愈目的。同时还须注意饮食的禁忌，能戒盐酱淡食一百天，以免复发，这样就有根治的希望。

【按语】 水肿有阴水、阳水之分。阳水起病骤，浮肿从面目开始，有自上而下，肿势多腰以上，常见有寒热等表证，小便不利，大便不通，属表实热证。此类患者可用逐水的方法治疗，如本节的浚川散、神佑丸。阴水发病缓慢，浮肿多先见于下肢，肿势腰以下为盛，多伴有面色萎黄，纳呆，便溏，腰酸肢冷，属里寒虚证。此类患者可用实脾饮治疗。

①**实脾饮** 人参 白术 茯苓 炙甘草 木香 木瓜 川附子 大腹子 厚朴 草果 炒干姜

方中以附子、干姜为君，其中附子温脾肾，助气化，行阴水之停滞；干姜温脾阳，助运化，散寒水之互凝；二者合用，温养脾肾，扶阳抑阴。茯苓、白术健脾燥湿，淡渗利水，使水湿从小便而利；木瓜芳香醒脾，化湿利水，以兴脾主运化之功；厚朴、木香、大腹子、草果下气导滞，化湿行水，使气行则湿邪得化。使以甘草、生姜、大枣调和诸药，益脾和中。人参扶助正气。群药相伍，共奏温暖脾肾，行气利水之效。然本方温补脾土之功偏胜，确有脾实则水治之功，故以"实脾"名之。

本方所治之证，是谓阴水，缘于脾肾阳虚，阳不化水，水气内停所致。水为阴邪，其性下超，故其水肿身半以下为甚；脾主四肢，阳气不能温煦，故手足不温；水湿内阻，气机不畅，故胸腹胀满；口不渴，大便溏，苔厚腻，脉沉迟，皆为脾肾阳虚，水湿壅盛之象。治宜温阳健脾，行气利水。本方与真武汤功效相近，其组成即真武汤去芍药，加干姜、厚朴、木香、草果仁、大腹子、木瓜、甘草、大枣，加生姜之用量而。

二方均能温暖脾肾，助阳行水，真武汤偏于温肾，实脾饮偏于暖脾。真武汤温阳利水，兼能敛阴缓急，故主治阳虚停水，兼有腹痛或阴随阳伤之身瞤动；本方助阳散寒之力略胜，且能行气化滞，故主治阳虚水肿，兼有胸腹胀满者。现在常用来治疗慢性肾小球肾炎、心源性水肿、肝硬化腹水等属阳虚者。

医宗金鉴

杂病心法要诀 （原书卷次四十二）

疟疾总括

【原文】 夏伤于暑舍营内　　秋感寒风并卫居
比时[1]或为外邪束　　暑汗无出病疟疾

【提要】 阐述疟疾形成的原因。

【注释】 [1] 比时：到了这个时候（指秋季）。

【白话解】 人在夏季伤于暑湿，暑湿之邪伏于营内。到了秋季，天气转凉，复受风寒之邪外束肌表，入于皮肤之内，与卫气并居在一起。此时，外束风寒，内有暑湿，内外合邪，正气和邪气相争，便成疟疾。

【按语】 疟疾以寒热交替发作为主证，它的发作和休止，是有一定时间的。在发作开始时，其寒气先起于毫毛，全身毛孔粟粒状起，然后出现呵欠乏力、发寒战、牙齿振动、腰脊疼痛等寒胜的症状。寒去则热来，身上发热如烧，头痛如裂开一样的难忍，同时有口渴、呕恶、神烦不宁等热胜的症状，直到遍体汗出，随着汗出而热退身凉，才是休止的时候。

本病一年四季皆能发病，但盛行于夏秋季之间。远在公元前1200余年前，甲骨文中就有"疟"字的记载。疟疾之名，首见于《内经》，其中有"痎疟"、"寒疟"、"温疟"等称谓，并对其病因、证候、治法也有较为详细的论述。《素问·疟论》说："痎疟皆生于风"，就是四时的病疟者，未有不因风寒外束，暑邪内伏者。又指出"此皆得之夏伤于暑"，意即：人在夏季伤于暑热，而汗不出，暑湿之气，留于营气之内，当时虽然不立即发病，及至到了秋季，天气转凉，再受风寒之邪外束肌表，入于皮肤之内，与卫气并居在一起，则暑湿邪气在内，风寒之邪在表，内外合邪，正气和邪气相争，所以寒热交作，成为疟疾。《素问·疟论》又说："疟者风寒之气不常也"，故虽有夏伤于暑，秋必病疟，但风寒之气变化无常，故不分时令，若外束风寒，内有暑湿合邪，便成疟疾。

在治疗方面，《素问》有关于针刺治疗疟疾的专篇讨论，但《素问·刺疟》也指出了："疟脉缓大虚，便宜用药，不宜用针"。可见当时治疗疟疾已是针、药俱用。《神农本草经》已明确载有恒山（即常山）、蜀漆有治疗疟疾的功效。晋·葛洪首先提出瘴疟、劳疟的病证名称，并记载用"青蒿一撮，以水二升渍，绞取汁尽取之"，治疗疟疾。《千金要方》除了用常山、蜀漆治疗疟疾以外，还单独使用马鞭草来治疗疟疾。及至明代，张景岳明确指出了疟疾是因感受疟邪所致，并非痰、食所致。

西医学认为疟疾是由疟原虫寄生于体内所致的寄生虫病，以蚊为传播媒介。寄生于人体的疟原虫共有四种，即间日疟原虫、三日疟原虫、恶性疟原虫和卵形疟原虫。

日 作 间 作

【原文】 疟随经络循伏膂[1]　　深入脊内注伏冲[2]
　　　　横连膜原[3]薄[4]脏腑　　会卫之时正邪争
　　　　得阴内薄生寒慄　　　　得阳外出热蒸蒸
　　　　邪浅日作日会卫　　　　邪深间作卫迟逢

【提要】 阐述疟疾证候产生的机制。

【注释】 [1] 膂：lǔ，音旅，指夹脊骨两旁的部位。
　　　　 [2] 冲：冲脉，奇经八脉之一。

[3] 膜原：处在皮肤之里，脏腑之外，为内外交界之区。

[4] 薄：bó，音博，指逼近，迫近。

【白话解】 疟邪伏藏于肌肤之内，由经络循脊膂之表而下。这种次序而传入的，病邪比较浅。深入脊膂内层的邪气伏而注入于冲脉，由冲脉横连各经络的膜原迫近脏腑。这种次序传入的，病邪较深。卫气一日一夜周行于全身，每日以平旦的时候，出于足太阳睛明穴，会于风府穴，这时腠理开，腠理开邪客于营卫。正邪相争，如果邪入内迫于阴，就发寒栗；得身中的阳气，抗邪外出，就全身发热。邪气所入的部位有深浅的不同。病初邪浅者，卫行未失常度，其邪日与卫会，故日作也。病久邪深者，卫行迟失常度，其邪不能日与卫会，故间日乃作也。

【按语】 疟气之迟速，决定着与卫气相集的周期，从而表现病以作的特点。疟疾以间日一作者最为多见。正如《素问·疟论》说："其间日发者，由邪气内薄于五藏，横连募原也。其道远，其气深，其行迟，不能与卫气俱行，不得皆出，故间日乃作也。"疟气深而行更迟者，则间二日而发，形成三阴疟或称三日疟。西医学认为本病发作是疟原虫在红细胞内发育成熟，红细胞破裂，疟原虫的裂殖子、疟色素及代谢产物等内源性致热源释入血液，所引起的异性蛋白反应。以后因裂殖子再次侵入新的红细胞或被吞噬细胞吞噬，血浆内异性蛋白消失，发作停止。间日疟和三日疟原虫在红细胞内的发育周期分别为48小时及72小时，故隔1日或2日发作一次。恶性疟原虫发育周期较短，故发热期较长，热型多不规则，常无间歇期。

疟昼夜作

【原文】 卫不循经行脉外　阳会昼发阴夜发
邪退自然归阳分　病进每必入阴家

【提要】 阐述疟疾白天与夜间发作之机制及预后。

【白话解】 营气循经络行于脉中，卫气不循经络而行于脉外，营卫之气日行于三阳，夜行于三阴。是故疟邪侵袭人体虽在半表半里，因卫气白天行于三阳经（太阳、少阳、阳明），邪在三阳经的比较浅，因而发作就在白天；如邪入偏于半里，因营气夜行于三阴经（太阴、少阴、厥阴），邪在三阴经的比较深，因而发作就在夜间。病邪将退者，则由阴出阳，由夜间发作转为白天发作，说明病退，有向愈的趋势；病邪将进者，则由阳入阴，由白天发作转为夜间发作。说明病进，则病情日见加重。

【按语】 疟疾的临床表现特点是寒战、壮热、头痛、汗出、休作有时。其病机与小柴胡汤证的"往来寒热"有相近之处。这是邪正相争的表现，邪居半表半里，它出于阳争则热，入于阴争则寒，所以出现寒热休作的症状。正如《医门法律·疟证论》所说："疟邪之舍于营卫，正属少阳半表半里"；"半表半里者少阳也，所以寒热往来亦少阳所主……"。据前人观察，疟疾发作的时间与该病的预后转归有一定的关系，白天发作的较轻，晚间发作的较重。《景岳全书·疟疾》也有类似的表述："凡疟发在夏至后秋分前者病在阳分其病浅。发在秋分后冬至前者并在阴分其病深。发在子之后午之前者，此阳分病也易愈，发在午之后子之前者，此阴分病也难于治也。病浅者日作，病深者间日作，若三日、四日者，以受邪日久而邪气居于阴分其病尤深。凡疟病自阴而渐阳自迟而渐早者由重而轻也，自阳而渐阴自早而渐迟者由轻而重也。凡感邪极深者，其发必迟而多致隔日，必使渐早渐近方是佳兆，故治此疾者，春夏为易，秋冬为难"。

西医学认为疟疾发作的时间差异主要与感染的疟原虫种类有关。间日疟与卵形疟的周期为 42 小时，三日疟为 72 小时，恶性疟疾很不规则，为 36～48 小时，预后转归则除了与所感染的疟原虫种类有关，还与疟疾的类型、年龄等有关。如脑型疟疾较其他类型更为凶险；年老体弱的以及儿童感染疟疾者要较其他患者为重；感染恶性疟原虫者，症状重、预后差。

疟早晏作

【原文】 卫气平旦会风府　　邪传日下一节间
从头循下故益晏[1]　　下极复上早之缘

【提要】 阐述疟疾发作有迟有早变化的原因。

【注释】 [1]晏：yàn，音宴；晚的意思。

【白话解】 卫气一日一夜运行于全身，每日以平旦时（太阳初出地平线的时候）会于风府穴（经穴名，属督脉，在项后入发际一寸处）。项骨有三节，脊骨二十一节，上从项骨起，下至骶骨止，共有二十四节。邪气中伤人体，开始从头顶经风府，风府从项骨一节开始，沿着腰背至骶骨，因此疟疾发作的时候，疟邪中伤脊骨之一节。由此，邪气与卫气会合的时间也一天一天延迟，移向晚间，发作也同样逐日移向晚间。若疟邪传下至下极骶骨处，则由于冲脉冲其气上，则沿者脊骨回向上行，邪气与卫气会合的时间也就一天比一天提早，发作也逐日移向白天。

【按语】 疟疾的发作，症状的产生主要是由于疟邪与卫气相争所致，因此前人认为其发作，或迟或早的变化与卫气的运行密切相关。如张景岳在《质疑录》中说："疟邪随人身之卫气为出入，故有迟、早、一日、间日之发，……。"类似的论述，《证治汇补》较为具体："邪气客于风府。循膂而下。卫气一日一夜。大会于风府。其明日下一节。故其作也晏。其出于风府日下一节。二十五日下至骶骨。二十六日入于脊内。注于伏膂之内。其气上行。九日出于缺盆之中。其气日高。故作日益早也。所以正气胜而外出则移早。为轻，邪气胜而入内则移晚为重。"

西医学认为影响疟疾发作的规律性的因素是多方面的，如间日疟和卵形疟在初发时发热常不规则，几日后才转为典型的周期性发作，又如同种疟原虫重复感染或疟原虫混合感染以及疟疾病程后期等均可影响疟疾发作的规律性。

疟 疾 治 法

【原文】　疟初气实汗吐下　　表里俱清用解方
　　　　　清解不愈方可截　　久疟形虚补自当

【提要】　阐述治疟基本法则。

【白话解】　疟疾初发阶段，正气盛，邪气实，可根据受邪部位的深浅分别采用汗、吐、下的方法治疗。邪偏于表的宜发汗；偏于里的宜用泻下，在胸膈之间宜用催吐法。倘若既有表证又有里证者，可采用发汗与泻下并用的表里双解法。如果用了表里双解之后，表里之证虽解疟疾仍然发作，宜用和解的方法。表里之证既用和解法仍不能治愈者这时方可用截疟的药物来治疗。久疟气虚形体日益消瘦宜用补剂，这是理所当然的。

【按语】　疟疾虽然是感受疟邪、瘴毒所致，但由于患者常因风寒暑湿等时令之邪以及夹杂情志、劳倦、痰食和体质差异等因素而使临床证候有多种多样。目前一般把疟证分为以下几类。正疟：寒战壮热，休作有时；温疟阳盛热多；寒疟，阳虚寒多；瘴疟，瘴毒内盛，病情严重，多伴神志障碍；劳疟，气血耗伤，遇劳即发；疟母，痰瘀互结，胁下痞块。治疗原则是祛邪截疟，在此基础上根据上述不同的证候分别结合和解表里、清热解毒、温阳解毒除瘴、化浊开窍、补益气血、软坚散结等治疗。

西医学则分一般治疗和抗疟治疗。一般治疗包括休息、发冷期的保暖、高热头痛时的降温，严重贫血时的输血等。抗疟治疗又分现症病人治疗，休止期治疗，（指每年12月至第2年3、4月间，对临床上无症状的疟疾带虫者或近1～2年内有疟疾史者进行治疗，以控制与消灭疟疾的传播流行）和耐氯喹疟疾的治疗。

【附方】 疟初寒热两平者　桂麻各半①汗方疗
汗少寒多麻倍入　汗多倍桂热加膏

【提要】 阐述疟疾初期治疗主方及其加减。

【白话解】 凡是疟疾初起的时候，恶寒和发热时间大致相等者，宜用桂枝麻黄各半汤（为桂枝汤与麻黄汤各半而成）发汗治疗。此为风寒两解的发汗剂。如果疟疾发作的时候，寒多而热少，汗出不多，本方倍加麻黄汤的剂量，再发其汗以祛寒胜之邪；如果寒少而热平，汗出较多的，倍加桂枝汤的分量，以解肌和表；如寒微而热多，更加入辛寒的石膏，以清热胜邪。

【按语】 疟疾恶寒发热，是由于疟邪入侵，伏于半表半里，与营卫相搏，入与营争，阴实阳虚，阳气被遏不能外达，故恶寒；出与卫争，阳盛阴虚，则发热。疟疾初期，患者正气尚盛，临床表现恶寒发热比较典型的宜用桂枝麻黄各半汤。所谓典型的恶寒发热时间比例按间日疟为例，发冷期一般持续30分钟，发热期持续2～6个小时。出汗期约2～3个小时，整个发作期约6～10个小时。体温逐渐恢复正常。这种典型的恶寒发热时间比例即原文所说的"寒热两平"。由于人体质的强弱、感邪轻重的不同，有些患者的临床表现并不"寒热两平"，这就需要对原方进行加减。

　　①**桂枝麻黄各半汤** 桂枝　芍药　生姜　甘草炙　麻黄去节　大枣　杏仁

方中桂、芍相配，一散一收，能和营卫而解表邪。生姜助桂枝、麻黄发汗以和卫，大枣助芍药以养营。姜、枣配合，又可助桂、芍以和营卫。甘草调和诸药。麻黄汤较桂枝汤有更强的解表散寒作用。两方合用共奏解表散寒，调和营卫之功。

本方源于《伤寒论》。《内台方议》中称本方为麻黄芍药汤。一般医家认为《伤寒论》"太阳病，得之八九日，如疟状，发热恶寒、热多寒少，其人不呕，清便欲自可，一日二三度发，面色反有热色，身痒者。"是桂枝麻黄各半汤的适应证。《内台方议》认为本方中桂枝汤治表虚，麻黄汤治表实。今此两方合而用之者，乃解其表不虚不实者也。桂枝中加麻黄、杏仁，以取小汗也。目前应用本方来治疗疟疾已不多见。

【原文】　寒多寒疟而无汗　　麻黄羌活草防寻①
　　　　　热多有汗为风疟　　减麻添桂呕半均
　　　　　先热后寒名温疟　　白虎②汗多合桂君
　　　　　瘅疟但热柴白虎③　　牝疟惟寒柴桂④亲

【提要】　阐述疟疾初期各变症的治疗。

【白话解】　凡是各种疟疾在初发作时，随着症状的不同，而用不同的发汗方法。如先伤于寒，后伤于风的，症见：先畏寒，后发热，但寒多热少，且又无汗，名为寒疟，宜用麻黄羌活汤发汗散寒。若先伤于寒，后伤于风的，症见：先畏寒，后发热，但热多寒少，且有汗出，名为风疟，宜用桂枝羌活汤⑤解肌祛风。寒疟和风疟两者如兼有呕恶的，均可加入半夏（即寒疟用麻黄羌活汤加半夏⑥，风疟用桂枝羌活汤加半夏⑦）。先伤于风后伤于寒，先热后寒谓之温疟宜用白虎汤，如汗多合桂枝汤（即白虎桂枝汤⑧）。但热而不寒，谓之瘅疟，宜用柴胡白虎汤。但寒而不热，谓之牝疟宜用柴胡桂枝汤。

【按语】　疟疾初期由于感邪的轻重，体质的强弱，患者还可以出现各种各样的变证。先伤于寒，后伤于风，素体阳虚复感疟邪，阳气不能外达则可见寒多热少无汗的寒疟。偏卫气虚，卫气不固，则可见热多寒少有汗的风疟。如果伴有胃气上逆则可见呕恶。先伤于风，后伤于寒，素体阳盛。复感疟邪，里热炽盛，故表现为先热后寒温疟。患者素体阳盛，暑邪内蕴，导致"阴气孤绝，阳气独发"，则可见但热无寒之瘅疟，素体阳虚，复感夏季凄怆水寒之气，则阴寒之气内盛，则可见但寒不热之牝疟。疟疾初发时，发热常不规则。往往几天以后，才能转回典型的周期性发作。此外，同种疟原虫的重复感染和异种疟原虫的混合感染，都可影响疟疾发作的规律性。

①**麻黄羌活汤**　麻黄　羌活　防风　甘草

方中麻黄、羌活、防风辛温解表散寒，甘草甘平，补中益气，助阳托邪外出。

麻黄羌活汤源于《保命集》卷中。主治：处暑前疟病，头痛颈强，脉浮，恶风有汗。《顾氏医镜》用于治疗风疟，症见，先热后寒，热多寒少，身自汗出。本书主治也为风疟。又，《顾氏医镜》本方有生姜。

②**白虎汤**　石膏　知母　粳米　甘草

本方以大寒之石膏为君药，重在清热泻火；配以苦寒的知母善清肺胃实热兼能养阴。甘草、粳米养胃和中，全方是有清热泻火。生津止渴的作用。

本方源于《伤寒论》，主治阳明气分热盛。症见：壮热面赤，烦渴引饮，大汗出，脉洪大有力或滑数。《太平惠民和剂局方》认为本方可主治一切时气，瘟疫杂病，胃热咳嗽，发癍等。《医方集解》以为：烦出于肺，躁出于肾，石膏清肺而泻胃火，知母清肺而泻肾火，甘草和中而泻心脾之火，或泻其子，或泻其母，不专治阳明气分热也。

病案举例：

患某，女，62 岁，久患间日疟，历经西医抗疟，三个月不愈，疟发在申酉时，短时间轻微恶寒一过，即高热 40℃ 以上，神识昏蒙，大汗淋漓，烦渴饮水，脉洪数弦滑，舌红苔腻，休止时脉象细濡。处方以白虎加人参汤合景岳何人饮化裁：石膏 30 克、知母 15 克、甘草 3 克、米仁 12 克、党参 15 克、何首乌 12 克、当归 9 克、陈皮 3 克、常山 9 克、酒神曲 1 块。一剂煎水 400 毫升，疟发前六小时服 200 毫升，隔 3 小时再服 200 毫升，一剂疟症不来，连进两剂，观察半年未发。[中医杂志，1963，(6)：29]

白虎汤名同药不同的还可见于《圣济总录》，《普济方》，《顾氏医径》等书。但基本药物仍是以石膏，知母为主。

③**柴胡白虎汤**　柴胡　黄芩　人参　半夏　甘草　生姜　大枣　石膏　知母　粳米

本方即白虎汤与小柴胡汤两方并用。小柴胡汤源于《伤寒论》由柴胡、黄芩、半夏、人参、甘草、生姜、大枣组成，柴胡疏肝解郁，退热透邪配合黄芩清肝胆之热，两药是和解少阳的主药，治寒热往来胸胁苦满，口苦咽干，生姜半夏和胃降逆；参、草、枣，益气和中，协助柴胡、黄芩扶正。小柴胡汤的主要作用是和解少阳、扶正祛邪。小柴胡汤与白虎汤合用则有解少阳兼清里热的功用。

本方源于《明医指掌》卷四。主治：暴疟自汗烦渴。《幼幼集成》认为本方主治伤暑发疟，但热不寒。该方今人少见用于治疟。但小柴胡加减治疟有之。如张某，女性，三十余岁。夏日为疟寒热往来口苦咽干，脉弦数，苔黄干，证属少阳经病，予柴胡 18 克、黄芩 12 克、炒常山 9 克、乌梅 6 枚、半夏 9 克、陈皮 9 克、生姜 9 克、苦参 30 克、天花粉 15 克。嘱发作前二小时服一次，以后每 4～6 小时再服一次，上方分六次

服完，服一剂后，症状已控制，连服三剂，未见复发。［新医学，1977，（2）：308］

④**柴胡桂枝汤** 柴胡 黄芩 人参 半夏 甘草 生姜 大枣 桂枝 芍药

本方即小柴胡汤与桂枝汤两方并用。两方并用既能和解少阳，又能调和营卫。

疟疾初起患者证候表现往往不一。除了用和解法外，偏于表虚者可用桂枝汤；偏于里热盛者用白虎汤。

本方源于《伤寒论》，主治：外感风寒，发热自汗，微恶寒，或寒热往来，鼻鸣，干呕，头痛项强，胸胁痛满，脉弦或浮大。《证治准绳·幼科》把本方用于治：疟，身热多汗。现代实验研究认为本方有抗炎保肝及抗癫痫及镇静作用。

⑤**桂枝羌活汤** 桂枝 羌活 防风 甘草

本方即麻黄羌活汤方麻黄易为桂枝。桂枝与麻黄虽然都有发汗作用，但麻黄辛，苦、温。能开腠理而透毛窍，发汗作用较强；桂枝辛甘温，主要功用是温通经脉，通阳化气，发汗的作用较弱。二方都用于疟疾初发时先伤于寒后伤于风者，麻黄羌活汤适合"寒多无汗"表实之寒疟；桂枝羌活汤适用"热多有汗"表虚之风疟。

⑥**麻黄羌活半夏汤** 麻黄 羌活 防风 甘草 半夏

麻黄羌活半夏汤即在麻黄羌活汤中加半夏一味。方中所加半夏的剂量无从考证。半夏辛，温。入脾胃经，有良好的降逆止呕、燥湿化痰作用。寒疟或风疟两者如兼有呕恶甚的，均可加半夏，和胃降逆止呕。

⑦**桂枝羌活半夏汤** 桂枝 羌活 防风 甘草 半夏

桂枝羌活半夏汤即在桂枝羌活汤中加半夏一味。

⑧**白虎桂枝汤** 石膏 知母 甘草 粳米 桂枝 芍药 生姜 大枣

　　白虎桂枝汤即白虎与桂枝汤两方并用。桂枝汤主要作用是解肌发表，调和营卫。桂枝汤与白虎汤并用则有解肌和表兼清里热的作用。

　　本方当源于本书。古今均少见有用此方治疟。

【原文】　食疟痞[1]闷噫[2]恶食　草果小柴平胃①宜
　　　　　　疟里便硬大柴②③下　硝槟果朴量加之

【提要】　阐述食疟的证治。

【注释】　[1] 痞：pǐ，音匹。是指脘腹部痞塞胀满的一种自觉症状，而无块状物可扪及。

　　[2] 噫：yì，音易。噫者，饱食之息即嗳气也。

【白话解】　因饮食不节，损伤胃气复感受外邪，成为疟疾的，名为食疟。症见：寒去复热，热去又发寒，寒热交并，脘腹痞闷，噫气吐逆，不思饮食，宜小柴胡合平胃散加草果治疗。如果里积甚，大便硬而难下，用大柴胡汤加芒硝、厚朴、草果、槟榔治疗。

【按语】　食疟，是疟疾患者消化道症状表现明显的一种类型。临床症状除有寒热外，脘腹胀满、疼痛、恶心呕吐，腹泻明显，似肠胃炎，吐泻严重可发生休克。本书治疗用小柴胡汤以和解而除寒热，合平胃散以化湿除满和胃，加入草果，有温运脾阳化寒积的作用。小柴胡汤加入草果平胃散名为草果柴平汤。这里还提到了另外一种现象即便秘，这类患者感受疟邪外，除了机体反应性不同而出现消化道症状外，还与平时饮食不节，胃气受伤，宿有胃疾等有关，可见胸痞腹满而呕，大便硬而难下，本书用大柴胡汤加芒硝、厚朴、草果、槟榔以消磨积滞，有解表，下里积的作用，这是表里双解之法。

　　①**草果柴平汤**　草果仁　柴胡　黄芩　人参　半夏　甘草

生姜　大枣　陈皮　厚朴　苍术

　　草果柴平汤源于本书。本方即小柴胡汤合平胃散加草果。平胃散，源于《和剂局方》由苍术、厚朴、陈皮、甘草、大枣诸药组成，全方功用为燥湿健脾，适用于湿化脾胃，胸腹胀满，食欲不振，大便溏薄，苔白腻者。草果，为姜科多年生草本植物草果的果实。性味辛温。功能温中燥湿。主要用于治疗疟疾。全方合用则有和解表里，燥湿除满治疟的功用。

　　本方用于治疟除本书以外，其他医书少见。但小柴胡汤加草果治疟古今均有。例如《得效》：把小柴胡汤治疗伤暑发疟热多寒少，或但热不寒，咳嗽烦渴，小便赤。《皇汉医学》载有一女子病疟，热多寒少。一医用药而呕，一医用药反泄。诊时疟利并作，且呕，脉之但弦。投以小柴胡汤加芍药，未至五帖，诸证并瘳。另报道：以小柴胡汤加草果 4.5 克、常山 9 克、玉片 6 克、葛根 9 克、乌梅 3 枚于发病前 4～5 小时煎服，治疗疟疾 12 例，结果用药 1～2 剂全部治愈。[陕西中医药，1976，(4)：60] 现代实验研究表明，本方有抑制肝损害和促进肝细胞修复的作用。

　　②**大柴胡汤**　柴胡　黄芩　芍药　半夏　枳实　大枣　生姜　大黄

　　本方源于《伤寒论》。本为少阳、阳明二经并病立方。即小柴胡汤证同时又见有便秘、苔黄等证。所以本方用小柴胡汤去人参、甘草，加大黄、枳实、芍药而成。大黄配枳实攻阳明实热，消大便秘结；大黄配芍药治腹中实痛。诸药合用，其奏和解少阳，泻下阳明之功。本方适应证为往来虚热，胸闷呕恶，胸腹胀满，大便燥结不解或下利而不畅，口苦苔黄，脉弦有力。亦可用治食疟，里热甚，症见胸腹痞满而呕，大便硬而难下，因此又用大柴胡汤加芒硝、厚朴、草果、槟榔，在治疟的同时，和解、泄热、导滞并用。

《伤寒论》中本方无大黄，一般认为是转抄脱漏所致。《金匮要略》所载大柴胡汤有大黄二两。又《伤寒九十论》："……其初心烦喜呕，往来寒热，医初以小柴胡汤与之，不除。予诊之日，脉洪大而实，热结在里，小柴胡安能除之也。仲景云，伤寒十余日，热结在里，复往来寒热者，与大柴胡。二服而病除。"

本方现代应用于胆囊炎、胰腺炎等多种疾病，收到较好效果，实验研究认为本方有较好抗炎利胆作用。现代实验研究表明本方具有明显利胆和降低括约肌张力的作用，且不抑制括约肌的运动功能，对解除胆汁淤积有积极作用。其利胆作用有助于炎症的消退。

③**小柴胡汤** 柴胡 黄芩 半夏 人参 甘草 大枣 生姜

方中柴胡为少阳病专药，轻清升散，疏邪透表；黄芩苦寒，清少阳相火，配合柴胡，一散一清，共解少阳之邪。半夏和胃降逆，散结消痞；人参、甘草、生姜、大枣益胃气，生津液，和营卫，扶正以助祛邪。

本方出自《伤寒论》，广泛用于临床，主要用于肝胆系统疾病，妇科疾患以及邪在半表半里之间的少阳病证，如疟疾和内伤杂病而见少阳证者。

【原文】 疟疾已经汗吐下　　清解未尽寒热方
　　　　　清脾[①]白术青朴果　　小柴参去入苓姜
　　　　　气虚加参痰橘半　　　饮多宜逐倍姜榔
　　　　　渴热知膏天花粉　　　食滞麦曲湿泽苍

【提要】 阐述疟疾汗、吐、下后的清解法。

【白话解】 疟疾已经用过发汗、催吐、泻下等方法治疗后，未尽之邪可用清脾饮进一步清理和解。即白术、青皮、厚朴、草果、柴胡、黄芩、半夏、甘草、茯苓、生姜。气虚者加人参以补气；痰多的加橘红且增加半夏的量，达到化痰、和胃、止呕的作用；饮多者倍生姜加槟榔温化内停的水饮；口渴，发热甚者加知母、石膏、天花粉以生津清里热；有食滞的加麦芽、神曲以消化食滞；湿盛者加泽泻、苍术以健脾燥湿。

【按语】 疟疾是感受疟邪瘴毒引起，多发于夏秋季节。疟疾初发时临床表现可有多种多样，有偏于表者，偏于里者，在胸膈之间的等等，这都分别可以通过汗、吐、下的方法治疗。但本病部位在半表半里，且往往伴有湿热。故这里提出用清脾饮进一步清理和解以收完功。西医学认为同一种抗疟药的治疗效果，可因疟原虫种类，病人免疫状态及有无并发症等而有很大差别。因此为求达到根治的目的，临床上也常采用几种药物联合治疗。如此氯喹与伯氨喹啉合用等。

①清脾饮　白术、青皮、厚朴、柴胡、黄芩、半夏、甘草、茯苓、生姜。

本方柴胡、黄芩、半夏、生姜、甘草即小柴胡去人参、大枣，有和解表里之意。青皮，性味苦、辛、温，功效，疏肝破气、散积化滞。厚朴，性味苦、辛、温，功效燥湿散满，行气降逆。草果，性味辛温，主治疟疾。茯苓，辛味，甘、平，利水渗湿，健脾和中。白术，性味苦、甘、温，补脾燥湿利水。诸药和用有和解表里，燥湿散满，行气治疟的作用。

本方源于《济生方》卷一。原名为清脾汤。《济阴纲目》作清脾饮。《济生方》主治：瘅疟脉来弦数，但热不寒，或热多寒少，膈满能食，口苦舌干，心烦口渴，小便黄赤，大便不利。《济阴纲目》主治妊娠疟疾。西医学及文献中无报道。但方中药物如柴胡、黄芩、草果均是治疟的常用药物。

久疟 虚疟 劳疟

【原文】 久疟气虚脾胃弱　四兽益气等汤斟

劳疟鳖甲十全补　热除芪桂入柴芩

【提要】 阐述久疟、虚疟、劳疟的治疗。

【白话解】 久患疟疾，正气亏虚，脾胃虚弱，应当斟酌用四兽饮（方见卷次四十卷）或补中益气汤（方见卷次三十九）。治疗。疟病日久，疟邪久留，正气亏虚，遇劳易发作是谓劳疟，宜用十全大补汤加鳖甲。热盛者则除去黄芪、桂枝，加柴胡、黄芩。

【按语】 患疟日久，气血耗伤，脾胃也随之虚弱症见形体消瘦、不思饮食等，可用四兽饮或补中益气汤调补。四兽饮即六君子汤加草果、乌梅、生姜。功效：补气健脾、燥湿祛痰截疟。补中益气汤，功效：益气升阳，调和脾胃。二方功效不同，临床须根据具体情况应用。久疟患者若化痰治疟为先宜用四兽饮；若扶正补虚为主宜用补中益气汤。疟病日久，疟邪久留，正气亏虚，遇劳易发作是谓劳疟。劳疟无热者用十全大补汤大补气血，加鳖甲滋阴清虚热。鳖甲性味咸平，滋阴，散结消痞。《本草纲目》有"除劳疟、疟母"的记载。这里与十全大补汤合用，既能增强十全大补汤补气血作用，又能治疟。劳疟发热偏盛者去黄芪、肉桂加柴胡、黄芩，乃清解少阳之热之意。

西医学认为疟疾初发后有再燃和复发的不同。再燃是患者初发后，由于免疫力不强或治疗不彻底，血中疟原虫未完全消失，一旦患者免疫力下降，疟原虫即逐渐增殖而引起临床症状。疟疾发作停止后，由于存在持续性红细胞外期或迟发型子孢子的发育成熟，再次侵入红细胞，引起疟疾发作，称为复发。间日疟复发多在一年以内；三日疟多在二年以内，恶性疟无复发。再燃与复发的症状多较轻；其诱发且多与劳累、受寒等人体免疫力下降有关。因此，对此类患者进行扶正祛邪，提高人体免疫力的治疗很重要。

【附方】 诸疟发过三五次　　表里皆清截法先

未清截早发不已　　已清不截正衰难

截虚柴胡截疟饮①　　小柴梅桃槟常山

截实不二②陀僧散③　　烧酒冷调服面难

【提要】 阐述治疟方法的概况。

【白话解】 凡疟疾治疗方法，一般而言，发过三五次，无表里症状的就可以用截法。若表里未清截疟法用早了，则不但疟疾不能截断，反而缠绵不去，反复发作。若表里已清而不及时用截疟法治疗则易造成正衰邪盛，治疗就困难了。使用截疟药，要辨清人体的正气盛衰。正气不足宜用柴胡截疟饮。即小柴胡汤合乌梅、桃仁、槟榔、常山。正气盛实之人则宜用不二饮全方或密陀僧散。服时用冷烧酒、面南调服。

【按语】 疟疾初期临床表现往往表现不一。这里主张先清表里之邪，待表里之邪清之后又需及时截疟。即使截疟也宜根据患者体质，采用不同的方法治疗。这里表达的是治疟也须辨证论治的思想。这一思想和西医学也有吻合之处。西医学认为抗疟药首选氯喹、伯氨喹。但由于氯喹对心脏等的毒副作用，对老年人要慎重。又对于耐氯喹的恶性疟，则可选用青蒿素、磷酸咯萘啶等治疗。至于一些比较凶险的类型如脑型、胃肠型、过高热型疟疾等，除了抗疟治疗外也须采用一些对症治疗的措施以提高疗效。

①柴胡截疟饮 柴胡　黄芩　人参　半夏　甘草　常山桃仁　槟榔　乌梅

— 261 —

加生姜、红枣同煎，煎后汤渣一并露宿一夜，次日加温，疟未发前一、二小时服之。

本方以小柴胡汤和解表里，加桃仁和营活血；常山、槟榔祛邪截疟；乌梅生津和胃可减轻常山致吐的副作用。全方共奏祛邪截疟，和解表里之功。

柴胡截疟饮源于本书。其他文献中有关本方用于治疟的报道较少。但全国高等医学院校教材《中医内科学》第五版，第六版均引本方治疗正疟。方中常山所含的生物碱，对间日疟及三日疟均良好抗疟作用。槟榔含有多种生物碱，驱虫有效成分为槟榔碱。槟榔与常山合用有治疟作用。

②**不二饮全方**　鸡心槟榔要一雌一雄，若重二钱，则余药各二钱　常山　知母　贝母各等分

上锉，作一帖，酒一钟至八分，不可过熟，熟则不效，露一宿，临发日五更面南温服，冷服亦可，直至巳时食干物，若吃水便吐。

全方以槟榔、常山祛邪截疟。知母，性味苦寒，有清热泻火、滋肾润燥的功效。贝母有清热化痰散结的功效。全方主要功效是祛邪截疟、清热化痰、散结润燥。

不二饮方源于本书。其截疟作用主要是常山、槟榔。其他文献中引用不二饮全方治疟也少见。

③**密陀僧散**　密陀僧

研极细末，成人服七分，小儿酌量，冷烧酒调服，未发前，面南服之。

密陀僧，性味咸、辛、平，有毒。功效燥湿敛疮，坠痰镇惊，杀虫防腐。内服治痰积惊痫及久痢等证。外用治湿疹、疥癣、金创等。这里主要取其坠痰镇惊以截疟。

密陀僧散治疟当源于本书，其他文献中也未见引用本方治疟。密陀僧以前取自提炼银、铅时的副产物，多沉积于炉底。

据研究主要含以氧化铅；尚含二氧化铅，金属铅及砂等大杂物。今人也未有文献报道用此散治疟。

痎疟　疟母

【原文】　痎[1]疟经年久不愈　　疟母成块结癖瘕
　　　　　形实控涎或化滞　　攻后余法与前同

【提要】　阐述痎疟、疟母的证治。

【注释】　[1] 痎：jié，音结，古书上指疟疾的一种。

【白话解】　痎疟是终年不愈之疟病，又称老疟。疟母是久疟患者腹中结成积块。这类患者若形体充实可用控涎丹攻痎饮或用化滞丸攻积滞。经过攻消后，痎饮、积滞虽消而疟疾仍然未愈；可按前述治疟的方法治疗。

【按语】　控涎丹由甘遂、大戟、白芥子三味药组成。皆为峻下逐水药。这里主要用于祛痰逐饮。适于水饮停于胸膈或泛溢全身，形体尚实之人。化滞丸由木香、沉香、厚朴、槟榔、砂仁、藿香、橘皮、半夏、白术、枳实、大黄、黄芩、山楂组成。功效：理气化痰，消食积滞。控涎丹今人仍在用，但主要用于治疗水肿。如江如逊治疗1例肾病综合征患者，其全身浮肿四月余，加重半月。入院后1月经中西药治疗病情明显好转，但全身浮肿消退不理想。改服控涎丹，次日尿量明显增加，由每日1200毫升增到2600～2800毫升，腹围1周由98厘米降至77厘米，1周后辅以真武汤、六君子汤等，前后共服本方15天，患者无不良反应，继以六君子汤，济生肾气丸，八珍汤巩固疗效。住院两月，基本痊愈出院。[河南中医，1981，（6）：32]。化滞丸全方运用较少文献报道。疟母的治疗，目前常用鳖甲煎丸，调补气血，破瘀通络。

西医学认为疟疾慢性期脾肿大显著，且质地硬。肝不仅肿大也能引起肝硬化。据认为，三日疟经久未愈的部分患者，可有肾病综合征。临床表现主要为全身性水肿、蛋白尿，腹水，最后导致肾功能衰竭。治疗可与疟疾、疟母的证治互参。

【附方】 疟在夜发三阴疟　　桂麻柴物杏易桃[1]
　　　　鬼疟尸注[1]多恶梦　　恐怖苏合[2]效功高

【提要】 阐述三阴疟、鬼疟的证治。

【注释】 [1] 尸注：死后复传于旁人。

【白话解】 疟疾每在夜间发作的，名为三阴疟。症状是发寒的时间少而发热的时间多，宜用桂枝汤、麻黄汤、小柴胡汤、四物汤四汤合剂来治疗，并除去麻黄汤中杏仁改加桃仁，名为桂枝麻黄柴胡四物去杏仁加桃仁汤。有一种叫鬼疟的，发作也在夜间，由于是尸气注之所传染，比之三阴疟则多见夜多恶梦，时生恐怖，宜用苏合香丸治之。

【按语】 疟疾在夜间发作谓之三阴疟，是由于营卫之气白天行三阳经（太阳、少阳、阳明），晚上行于三阴经（太阴、少阴、厥阴）。邪入偏于半里，陷于阴分，因而发作在夜间。夜间发作伴有恶梦、惊恐之状者，乃邪陷阴分，扰于心神，神不守舍之征，病情较重。古人以为是由于传染上了死人的恶气所致（尸注），因此用苏合香丸辟秽开窍。西医学强调疟疾发作的规律性与否，以及病情的轻重与疟疾初期或异种疟原虫混合感染有关。恶性疟原虫由于发育周期短，发热期较长，故热型多不规则，常无间歇期。恶性疟常出现严重而危险的症状，如所谓脑型疟疾中的谵语、昏迷、头痛、抽搐，甚至精神错乱、狂躁等。这些症状和鬼疟的临床表现有相近之处，因此，可以认为鬼疟是一种较为凶险的疟疾类型。

①桂枝麻黄柴胡四物去杏仁加桃仁汤 桂枝　芍药　甘草
生姜　大枣　麻黄　桃仁　柴胡　黄芩　人参　半夏　当归

川芎　熟地

本方源于本书。该方由桂枝汤、麻黄汤、小柴胡汤、四物汤合成并去杏仁加桃仁组成。由于三阴疟的产生主要是营血不足，邪陷阴分所致。因此本方除了通常治疟的祛风散寒，和解营卫外并去杏仁加四物汤、桃仁以补血活血，扶正托邪外出。

本方的应用，一般以寒邪重的，麻黄汤分量加重；风邪重的，桂枝汤的分量加重；寒热相等的，以小柴胡汤为主方；血虚的四物汤分量加重，如此随证加减。现代文献中无发现用该方治疟。

②**苏合香丸**　白术　朱砂　诃黎勒皮　麝香　香附　丁香　沉香　荜拨　檀香　青木香　安息香　犀角屑各二两　熏陆香　苏合香　龙脑香各半两

捣筛，白蜜和为丸，如梧桐子大，每服四丸，藏之密器中，勿令泄药气。

该方组成与《和剂局方》同名方的药物组成相似，功效均是行气化浊，辟秽开窍。本方用苏合香、麝香、冰片、芳香开窍为主；辅以犀角清心解毒；朱砂镇心安神；沉香、木香、檀香、香附、丁香、荜菝、安息香、熏陆香，行气化浊；白术、苍术、诃子涩气，以防香窜药物过于伤气。本方特点是集中大队辛香的药物于一方中，以行气、化浊、辟秽、开窍，是温开的代表方。

苏合香丸名同药不同的有较多，如《证治宝鉴》、《活人方》、《张氏医通》、《寿世新编》等均有各自的苏合香丸但其主药，功效大致相同，均为辟秽开窍而设，主治外感风寒暑热，山岚瘴气、尸浸鬼注客邪，内伤生冷瓜果难消之物，寒凝湿滞郁痰积滞之气以致心腹绞痛，呕吐泄泻，中风，癫狂，干、湿霍乱诸证。今人用于治疗流脑、中风、精神分裂证等属于阴寒痰浊内闭者。疟疾，冷瘴症见神昏谵语者也主张用苏合香丸辟秽开窍。

霍乱总括

【原文】 挥霍[1]变乱生仓卒　　心腹大痛吐利兼

吐泻不出干霍[2]乱[3]　　舌卷筋缩入腹难

【提要】 阐述霍乱证候的概况。

【注释】 [1] 挥霍：摇手曰挥，反手曰霍，形容病变只在一挥之间。

[2] 霍：迅速之意，即发病急，变化快。

[3] 乱：逆乱之意，即清浊相干，中焦气机升降逆乱。

【白话解】 霍乱发病很快，顷刻之间诸症已挥霍缭乱地发生了。症状特点是心窝及腹部疼痛，痛势甚剧，上吐如喷，下泻如注。另有一种干霍乱，又称绞肠痧，症状是想吐吐不出，想泻泻不下。霍乱如出现患者舌向口内卷入，男子睾丸随筋缩而入腹内，病情危重，治疗困难。

【按语】 《内经》时期，对本证的病因病机已有一定的认识。《素问·六元正纪大论》："不远热则热至……热至则身热，吐下霍乱。"《灵枢·五乱》："清气在阴，浊气在阳，……清浊相干，乱于肠胃，则为霍乱"。唐·孙思邈在《备急千金要方》中已强调饮食所伤在霍乱发病中的重要性。指出："原夫霍乱之为病，皆为饮食，非关鬼神"。隋唐时期，已对本病证的一些变证分别立论。如《诸病源候论》有"霍乱呕吐候"、"霍乱下痢候"、"霍乱转筋候"等论治。《外台秘要》："此病有两种，一名干霍，一名湿霍，干霍死者多，湿霍死者少"；"干霍霍状，心腹胀满，绞刺疼痛，烦闷不可忍，手足逆冷，甚者流汗如水，大小便不通，求吐不出，求痢不下，须臾不救，便有性命之忧。"清代王孟英，根据寒热的不同，以区别寻常霍乱与时行霍乱。《随息居重订霍乱论》有："热霍乱流行似疫，世之所同也。寒霍乱偶有所伤，人治所独也。"由此可见清代已认识到本证不仅有轻重之分（干霍乱、霍乱）而且还有流行性与非流行性。因此可以认为中医霍乱与西医霍乱含义并不完全一致。中医霍乱的概念含义较广，当包含以急性吐泻为主要临床表现，病情急重的疾病。如西医学急性胃肠炎、食物中毒等，也包括霍乱。西医学所谓的霍乱，是由霍乱弧菌所致的烈性肠道传染病。病人和带菌者是主要传染源，传染途经是被污染的水、食物、手或苍蝇、蟑螂为媒介污染食物，经口感染。临床上以剧烈吐泻，严重脱水，肌肉痉挛和周围循环衰竭为特征。典型病例有吐泻期：呕吐常发生于腹泻1～2次之后，呈喷射状，多无恶心。时间约数小时至2日。脱水虚脱期：由于脱水，电解质大量丢失，可引起腹直肌和腓肠肌的痛性痉挛，即俗称绞肠痧。本期一般持续数小时至2日。反应期或恢复期：多数经治疗可恢复，少数患者因重度休克，肾功能损害严重，死于尿毒症。整个病程约3～7日，长者可达10天以上。此外，临床分型还有轻型：较多见，腹泻次数3～5次。中型：有典型的泻吐表现，脱水症状明显，脉细数，血压下降，收缩压在90～70mmHg之间，尿量减少。重型，吐泻频繁，脱水严重，血压低，甚至不能测出，脉数弱，尿及少或无尿。爆发型，亦称干霍乱，罕见。起病急骤，不待吐泻出现，即循环衰竭而死亡。

【附方】　霍乱风寒暑食水　　杂邪为病正气方[1]
　　　　　藿苏陈半茯苓草　　芷桔腹皮厚朴当
　　　　　转筋[1]木瓜吴萸入　　暑合香薷湿入苍
　　　　　湿热六一甘露饮[2]　　寒极乌附理中汤[3]
【提要】　阐述霍乱分型论治。

【注释】 ［1］转筋：俗称抽筋，这里指津液脱失致腓肠肌挛急所致。

【白话解】 霍乱之病是风、寒、暑、食、水邪杂凑所致。治疗可用藿香正气散，即藿香、苏叶、陈皮、半夏、茯苓、白芷、桂枝、大腹皮、厚朴。转筋加木瓜、吴萸。偏伤于暑，合香薷饮，即二香汤。偏伤于湿，加苍术。暑热甚者用六一散加辰砂名益元散（见三十九卷中风），或甘露饮。寒极甚者用炮川乌、炮附子合理中汤（见三十九卷类中风）。

【按语】 霍乱强调的是起病急骤，卒然发生，吐泻并作，腹痛或不痛的病证。其含义较广，既包括西医学的由霍乱弧菌所引起的烈性传染病，又包括急性胃肠炎、食物中毒等。因而认为其形成因素有饮食不当和外感时邪二大类，后者包括感受暑湿、贪凉等。病机则是邪乱于肠胃之间，致使中焦气机升降逆乱，清浊相干。按其临床表现一般有寒霍乱、热霍乱和干霍乱之分。寒霍乱有轻、重之分。轻者病起泻下稀粪，继则下利清稀或米泔水，不甚秽臭，腹痛或不痛，伴有胸膈痞闷，四肢不温，苔白腻、脉濡数。重者吐泻不止，吐泻物如米泔汁，面色苍白，眼眶凹陷，指腹干瘪，手足厥冷，头面汗出，筋脉挛急，频见转筋，舌淡，脉沉微。治疗，轻者藿香正气散，芳香化浊，散寒燥湿。重者附子理中汤，温阳益气。热霍乱也有轻重之分。轻者，吐泻交作，腹痛如绞，吐出物酸腐热臭，泻出物多为黄色水液，心烦口渴，或有发热，苔黄腻、脉数。重者，吐泻骤作，呕吐呈喷射样，泄泻如注，泻下如米泔，臭秽难闻，伴有发热、口渴、腹中绞痛，甚则转筋拘挛，舌红，苔黄，脉濡数。治疗：轻者用燃照汤，芳香化浊、清热除烦。重者用蚕矢汤，清热除湿、舒筋和络。干霍乱，卒然腹中绞痛，吐泻不得，烦躁闷乱，甚则面色青惨、四肢厥冷、脉沉伏。治疗用玉枢丹，辟秽化浊，利气宣壅。此外，极重之证皆可出现亡阴、亡阳之征。

西医学就霍乱弧菌所致的霍乱来说，临床根据本病的轻、中、重型，主要采取输液，抗休克以及应用抗菌素治疗。急性胃肠炎，食物中毒也是以对症处理为主。

①**藿香正气散** 藿香三两 紫苏 白芷 大腹皮 茯苓各一两 白术 陈皮 半夏曲 厚朴姜制 桔梗 甘草炙各二两

为末，每服二钱，水一盏，姜三片，枣一枚，煎至七分，热服。

藿香正气散以藿香芳香化湿，解暑发表为主药。紫苏辛温发表，白芷辛香散分，桔梗开宣肺气，三者均能加强霍乱的解暑发表作用。厚朴、大腹皮燥湿除满；半夏曲，陈皮和胃降逆；白术，茯苓健脾利水，这些药均有协助，加强霍乱芳香化湿的作用。甘草甘缓和中，调和诸药，共奏芳香化湿，解暑发表和中的作用。

藿香正气散源于《太平惠民和剂局方》卷二。《准绳·类方》认为该方有除山岚瘴气之功。《医方新解》则认为有解表和中，理气化湿之功。因此《方剂大辞典》载此方主治：外感伤，内感食滞，或内伤寒湿，夏伤暑湿，山岚瘴疟诸证。《中医内科学》（五版教材）用于治疗轻证寒霍乱。近来主要治疗暑湿感冒，急性胃肠炎，甚至于酸中毒等。如杨秀景报道的本方加减治疗酸中毒98例（其中因肠炎失水者54例；糖尿病酮症酸中毒21例；急性肾炎尿毒性酸中毒23例）服用时停用碳酸氢钠。结果治愈46例，好转40例，无效12例，总有效率为87.7%。[湖南中医杂志，1988，（3）：43]据报道，认为本方有较广的抗菌作用和解痉镇痛作用。

②**甘露饮**(五苓甘露饮) 茯苓 泽泻 猪苓 白术 桂枝 石膏 滑石 寒水石

方中五苓散有通阳化气，健脾利水的作用。加石膏，辛、甘、大寒，清热泻火；滑石甘，寒，清解暑热，利水渗湿；寒水石，辛、咸、大寒，清热泻火。三药与五苓散合用则增加了清热解暑，加强了利水渗湿功用，全方有清热解暑，化气利水的功用。故用于暑湿甚的霍乱。

甘露饮出于本书。方中五苓散《伤寒论》原用本方治太阳病表邪未解，内传太阳之腑，以致膀胱气化不利，遂成太阳经腑同病之蓄水证。以后扩展用于水肿、泄泻、痰饮以及霍乱属湿浊为患有表邪者。近代文献临床应用涉及范围更广，结核性胸膜炎、慢性充血性心力衰竭、急慢性肾炎、肥胖症、产后尿潴留等。本方加石膏、寒水石、滑石即为甘露饮。功用在本方基础上加强了清热解毒，利水渗湿作用。因而本书用于治疗暑热甚之霍乱。甘露饮用于治疗暑热甚之霍乱，其他文献中少见报道。文献中一般都主张用灭燋照汤或蚕矢汤治疗该型霍乱。

③二香汤　即藿香正气散合香薷饮　方见"霍乱总括"、"类中风总括"。

二香汤出于本书，本方把藿香正气散合香薷饮是为了加强祛暑解表，化湿和中的功用。从方药组成可知本方适应证，其应用范围大体和藿香正气散相似，祛暑解表，化湿和中的作用当强于藿香正气散。近年来文献中少见用二香汤全方治霍乱。

噎膈翻胃总括

【原文】　三阳[1]热结伤津液　干枯贲幽魄不通
　　　　　贲门不纳为噎膈　幽门不放翻胃成
　　　　　二证留连传导隘　魄门应自涩于行
　　　　　胸痛便硬如羊粪　吐沫呕血命难生

【提要】　阐述噎膈、翻胃的形成及证候。

【注释】　[1] 三阳，指胃、大肠、小肠三腑。五脏属阴，六腑属阳。这三腑皆属于阳，故谓之三阳。

【白话解】　三阳热结，灼伤津液。胃之上口为贲门，胃之下口即小肠上口为幽门，大肠之下口为魄门。三腑津伤，三门干枯，水谷出入之道不得流通矣。贲门干枯，则所进食物传输通道狭窄，食入不能顺利而下，发为噎膈。幽门干枯，则胃中输送腐热消化之物通道狭窄，故食入反出，发为翻胃。二证留连日久，则大肠传导之路狭隘，故魄门燥涩不利，大便难下。如有胸痛如刀刺状，胃肠津液烁伤日久，大便如羊粪状，再见吐稀沫，呕血，病情以入难治阶段，预后不良。

【按语】《素问·阴阳别论》说："三阳结谓之膈"。对于"三阳"后世医家还有其他见解，如《医贯》："三阳结为之膈，三阳者，大肠、小肠、膀胱也，结谓结热也"。《景岳全书》："盖三阳者，太阳也，手太阳小肠也，足太阳膀胱也。小肠属火，膀胱属水，火不化则阳气不行而转导失职，水不化则阴气不行而清浊不分，此皆致继之由也。"。可供参考。

噎膈的形成，《太平圣惠方·卷第五十卷》认为责之于"寒温失宜，食饮乖度。或恚怒气逆，思虑伤心，致使阴阳不和，胸膈痞塞，故名膈气也。"《证治要诀·痞塞》认为其病机"……乃是痰为气所激而上，气又为痰所膈而滞，痰于气搏，不能流通。"《医贯·噎膈》还把噎膈与翻胃及关格进行了鉴别："噎膈、翻胃、关格三者名各不同，病源迥异，治宜区别，不可不辨也。噎膈者，饥欲得食，但噎塞迎逆于咽喉胸膈之间，在胃口之上，未曾入胃，即带痰涎而出，若一入胃，无不消化，不复出来，惟男子年高者有之，少无噎膈。翻胃者，饮食倍常，尽入于胃，但朝食暮吐，暮食朝吐，或一两时而吐，或结之一日一夜，腹中胀闷不可忍而复吐，原物酸臭不化，此已入胃而反出，故曰翻胃，男女老少皆有之。关格者，粒米不欲食，渴喜茶水饮之，少顷即吐出，复求饮复吐，饮之以药，热药入口即吐，冷药过时即出，大小便秘，名曰关格。关者下不得出，格者上不得入也"。现在一般认为，凡属吞咽梗噎不顺，甚至饮食难下，或食入即吐的一类疾病，皆属噎膈范围。西医学的疾病中主要是食管癌、贲门癌。食管炎、贲门痉挛、食管憩室等表现的症状大多以噎塞不顺为主，少有"食入即吐"的膈证。翻胃主要是胃、十二指肠的疾病，如炎症、溃疡等致使幽门痉挛、水肿、狭窄，引起胃排空障碍，出现脘腹痞胀、宿食不化、朝食暮吐等症状者。

【附方】　五汁①大黄②清燥热　　丁沉君子③理虚寒

便秘壅遏应利膈④　　吐逆不止汞硫⑤先

利膈小承参草木　　归藿槟桃麻蜜丸

汞一硫二研如墨　　老酒姜汁服即安

【提要】　阐述噎膈翻胃证治。

【白话解】　噎膈、翻胃，症见燥热者治用五汁饮、大黄汤。证虚寒者治用四君子汤加丁香、沉香（即六君子理中汤）。症见积热壅滞，大便秘结难下，治用人参利膈丸。症见中阳不足，寒饮上逆致呕吐不止的治用汞硫散。

【按语】　本病初期，多以标实为主。初始是痰气交阻于食管，出现吞咽梗噎不顺，继之则气滞血瘀，出现痰、气、瘀相互搏结，食管通降受阻，本虚先是出现阴津枯槁。阴津枯槁的形成除了饮食难进，气血生化乏源外，还与标实证的化火伤阴有关。如气郁化火、痰，瘀蕴之生热等。终则阴损及阳，出现气虚阳微证。本节证治，已现本虚候。阴虚燥热用五汁饮、大黄汤滋阴液，清燥热；阳气虚寒用六君子理中汤温中调气。其他变证随证而治。西医学以食管癌为例的话，早期症状可见进食时有梗噎感，或伴有胸骨后、剑突下疼痛。后期则食物咽下困难、食物返流。晚期则出现消瘦、贫血、营养不良、失水或恶病质等体征。治疗一般对较早期患者宜采用手术治疗。较晚期病例，且病变位于中、上段而年龄较高或有手术禁忌证者，则放射治疗为妥。其他则可采取补液等对症治疗。

①**五汁饮**　生姜汁　鲜竹沥　鲜芦根汁　荸荠汁　甘蔗汁

临时斟酌多少，和匀凉服。不甚喜凉的，重汤炖温服亦可。

方中生姜汁、鲜竹沥，清热化痰，和胃降逆；鲜芦根汁、荸荠汁、甘蔗汁，滋阴润燥。全方具有滋阴润燥，清热化痰，和胃降逆的作用。

五汁饮源于本书。即取五种药物的汁，以清热滋润，濡养胃中之干燥。噎膈患者出现燥热甚，津亏热结，饮水可下，固体食物难入时，用流汁食物、药物对症处理的古今方药较多。如《证治汇补·噎膈选方》中的五汁饮，（芦根汁、生姜汁、韭汁、沉香汁、竹沥）。《医方集解》的韭汁牛乳饮（韭菜汁、牛乳等）。

全方用本书的五汁饮，文献未见报道。《中医内科学》五版教材治津亏热结型噎膈的五汁安中饮是由韭汁、牛乳、生姜汁、梨汁、藕汁组成。

②**大黄汤**　大黄切片

用生姜汁同炙，大黄片变黑黄色，量人强弱，每服二、三钱，加陈仓米一撮，葱白二茎，煎去滓服。

大黄汤源于《续本事》卷三。方中大黄性味苦寒，功效泄火凉血，攻急导滞，行瘀通经，用生姜汁炙则有和胃降逆作用。陈米，有和胃生津之功。葱白，通阳散结。全方主要功效为攻积导滞、和胃生津。

本书大黄汤全方用于治疗噎膈，文献中未见报道，但大黄作为一味攻击导滞，泻火行瘀的药物治噎膈是常用的药物。据现代药理研究大黄除了有泻下、抗菌作用外，还有抗肿瘤作用。

③**六君子理中汤** 人参 白术 茯苓 甘草 干姜 丁香 沉香

六君子理中汤当出于本书。方中四君子汤健脾益气；干姜温中；丁香温中降逆；沉香调中降气。诸药合用则有温中健脾，降逆调气。

六君子理中汤治疗噎膈虚寒证，主药是四君子汤健脾益气以利生化。四君子汤是补气的一张基本方剂，诸证见气虚证皆可以此方加味治疗。据研究报道四君子汤还有明显的抗突变和肿瘤作用，可延长腹水型 S180 小鼠的存活时间。六君子理中汤全方用于治疗噎膈则少见报道。

④**人参利膈丸** 木香 槟榔 枳壳 厚朴 大黄 人参 当归 藿香 甘草 桃仁 火麻仁

上为细末，蜜为丸，如梧桐子大，每服三、五十丸，食后淡饮下。

人参利膈丸源于本书。方中大黄、厚朴、枳壳，清热通腑；木香、槟榔，理气导滞；桃仁、火麻仁，活血润肠；藿香化湿和中；人参、当归、甘草，益气养血。噎膈一证，临床上往往表现为本虚标实。标实是气滞，痰浊、血瘀交互搏结；本虚是气血不足为主。本方既有治标药物，如木香、枳壳、桃仁等，又有治本药物如人参、当归等；由于患者积热壅滞、大便难下，故加大黄、厚朴、枳壳寓小承气汤之意，清热通腑。因而本方适于噎膈证伴有积热壅滞者。

人参利膈丸，《卫生宝鉴》也有同名方。但药物略有不同。本书该方增加了桃仁、火麻仁二味，加强祛瘀、润肠作用。治噎膈标实证，根据偏于痰气搏结为主，还有痰瘀互结为主治方较多。如《丹溪心法》利膈化痰丸，《医学心悟》启膈散，《兰室秘藏》通幽汤等。其他文献中少见有用本书的人参利膈丸治噎膈的报道。

⑤汞硫散　水银一钱　硫黄二钱

研如墨色，老酒姜汁调服。

汞硫散当源于本书。方中水银辛、寒有毒，杀虫、攻毒、降逆，硫黄酸、热有毒，补火助阳通便。功效：补火助逆，降逆止吐。因此，本方的适应证为噎膈中阳不足，寒饮上逆出现吐逆者。

汞硫散，水银化合物现已不用或罕用。硫黄今人有单味用于治疗胃反（翻胃）的报道。其他文献中未见有用本方治噎膈之报道。

【原文】　气少血枯四物汤　痰多气滞二陈流①
　　　　　余者亦同呕吐法　竭思区昼待天休

【提要】　阐述噎膈、翻胃证治及预后。

【白话解】　气少者宜四君子汤补养元气；（方见卷四十虚劳）血枯者宜四物汤补养血液，痰多宜二陈汤健脾和胃，燥湿化痰（方见卷四十一痰饮）；气滞的宜用二十四味流气散疏散气机以助脾胃运化的功能。其余一般新发病，未至气血亏虚者，其治法可按照呕吐法治疗。此病例到了后期，虽然极力治疗亦不过人事以待天命也。

【按语】　噎膈一证初期以标实为主，气滞痰湿、血瘀交结于食管、胃口，饮食不得下，气血生化乏源，阴津日益枯槁，而成虚实夹杂之证。晚期阴伤及阳，可见气血不足，气虚阳微诸证。治疗初期重在理气、化痰、行瘀，后期重在扶正，根据气血阴阳不足而分别用以滋阴养血，益气温阳。噎膈是一难治病，历代医家把其列"风、痨、鼓、膈"四大顽证之一，预后不良。

①二十四味流气散　紫苏　陈皮　青皮　厚朴　炙甘草

香附各四两　木通　槟榔　肉桂　大腹皮　木香　草果　莪术

各一两半　赤茯苓　白术　人参　木瓜　白芷　枳壳　半夏

麦门冬　沉香　大黄煨　丁香皮各一两

上药为末，每服三钱，姜四片，枣二枚，水煎服。

二十四味流气散当源于本书。《和剂局方》引《集验方》有廿四味流气饮，药物相同，剂量不同。本方特点是大队理气导滞药中加了人参、白术、赤茯苓、炙甘草、麦门冬、木瓜、半夏、生姜益气养阴和胃。本方功效：理气化痰导滞。益气养阴和胃。

根据二十四味流气散的药物组成、功效，可知本方适于噎膈证初期，痰气交阻食管、胃口的治疗。文献中运用该方治疗噎膈者未见。今人治疗噎膈初期，痰气交阻者多用"启膈散"。启膈散的功效为理气开郁，化痰润燥，与本方颇为相近。

呕吐哕[1]总括

【原文】　有物有声谓之呕　　有物无声吐之征

无物有声哕干呕　　面青指黑痛厥凶

【提要】　阐述呕吐哕的概念。

【注释】　[1] 哕：yuè，音悦，呕吐，这里指干呕。

【白话解】　呕、吐、哕三者的概念是，有物（胃容物），有声（气逆上冲不能抑制发出的声音）称为呕；有物无声称为吐；无物有声称为哕，也叫做干呕。此类疾病如见面色青，指端黑腹中痛，四肢厥冷皆是病情凶险的征象。

【按语】《内经》对呕吐的病因有一定的认识，如"诸呕吐酸，……皆属于热"、"寒气客于肠胃，厥逆上出，故痛而呕也。"至汉代《金匮要略》已有呕吐哕专篇证治的论述。而且还认识到呕吐也是人体排出胃中有害物质的保护性反应。因此也提出了不可止呕的治疗禁忌，如："夫呕家有痈脓，不可止呕，脓尽自愈。"张景岳又将呕吐分为虚实二大类，对后世辨治呕吐有较大影响。西医学认为呕吐是指胃内容物或一部分小肠内容物通过食管从口腔逆流出来的一种复杂的放射动作。可分为恶心、干呕，与呕吐三个阶段，恶心常为呕吐的前驱感觉；往往伴有头晕流涎、脉缓、血压下降等迷走神经兴奋症状。引起呕吐的疾病繁多，如消化系统疾病，胃炎、胆囊炎、肝炎……。周围感觉器官病变的急性迷路炎，内耳眩晕症等；心脏疾病如：心肌梗死、充血性心力衰竭等；其他还有胃肠道梗阻、药物或毒素刺激。中枢性呕吐如引起颅内压增高的脑膜炎、脑溢血等；代谢与内分泌疾病中的肝功能衰竭、糖尿病酮中毒、尿毒症、早期妊娠等呕吐；高级神经中枢功能紊乱的神经性呕吐、精神过度紧张等；其他还有急性感染性疾病和药物作用；如吗啡、哌替啶、洋地黄等。由此可知引起呕吐的原因很多，病情轻重差别也很大。

【附方】 呕吐半姜为圣药　气盛加橘虚蜜参
热盛姜连便闭下　寒盛丁萸姜六君

【提要】 阐述呕吐证治。

【白话解】 治呕吐最有效药物为半夏、生姜（即小半夏汤）。因气盛上逆的加橘红名橘皮半夏汤。气虚胃津不足的用半夏、白蜜、人参，名大半夏汤。呕吐伴大小二便闭而不行者有实热与虚寒的不同。实热者用黄连半夏汤；虚寒者用丁萸六君汤。

【按语】 虽然呕吐可将胃内的有害物质排出体外，而起到保护机体的作用；但是频繁剧烈的呕吐也可导致水电解质紊乱和酸碱代谢失调，营养障碍等，因此后者必须积极治疗。呕吐在辨证治疗过程中，首先应辨虚实。如病程急，来势急，吐物较多，或伴有恶寒发热等表证者，多偏于邪实。反之，病程较长，来势徐缓，吐出物的量较少，或伴有精神倦怠，乏力等症者，多为虚证，重在祛邪，如外邪犯胃，宜疏风散邪；痰饮内停，宜温化痰饮。虚证，重在调理脾胃，气虚者，健脾和胃；阴虚者，滋阴养胃等。

本节讨论的呕吐证治，有虚有实。

①**小半夏汤**　半夏　生姜

小半夏汤源于《金匮要略》。方中生姜性味辛，微温，温中止呕解毒，还有发汗的作用。半夏，性味辛温，有毒。功效是降逆止呕，燥湿化痰，消痞散结。二者都是止呕吐的良药，二者同用，既提高了止呕的作用，生姜又能解半夏之毒性。因此，本节认为二药是止呕圣药。

小半夏汤历来均作为治呕吐的主要方剂。《圣济总录》认为本方主治，霍乱呕吐涎沫，医反下之，心下作痞。《医宗必读》主治，定吐，开胃、消食。《医学入门》主治，呃逆，谷气入口即吐，及发汗后水药不下。今人用本方稍作加味后治疗各种原因引起的呕吐。

病案举例：

陈某某，男，53岁，因慢性胃窦炎伴息肉样变而行胃次全切除术，术后第六天发生胆汁性呕吐，持续70多天不能进食，而行二次手术（松懈粘连），但呕吐未能缓解。予中药旋覆代赭汤、泻心汤、左金丸等加减以及益气养阴，生津和胃等剂治疗亦无效。改用小半夏汤加人参，方用半夏9克，生姜9克，别直参9克（另煎），浓煎40毫升，分两次服，连服五剂后呕吐止，并能进食。[上海中医药杂志，1979，（4）：25]

②**橘皮半夏汤**　半夏　生姜　橘皮

橘皮半夏汤源于《千金》卷十八，《宣明论》卷九谓之橘皮半夏汤。本方可以看作由小半夏汤加橘皮组成。橘皮，性味辛、苦、温。功效理气健脾、燥湿化痰。与生姜、半夏共用则有理气化痰，和胃降逆的功效。主治脾胃气滞，痰湿内停以致胃气上逆的呕吐证。

橘皮半夏汤主治肺胃虚弱，好食酸冷，寒痰停积，呕逆恶心，涎唾稠粘，或积吐，粥药不下，手足逆冷，欲吐不吐昏瞆闷乱；或饮酒过多，中寒停饮，喉中涎声，干哕不止。现在多用于脾胃气滞、脘腹胀闷、恶心呕吐、痰湿壅滞、咳嗽痰多等证。

③大半夏汤　半夏　人参　白蜜

大半夏汤源于《金匮要略》，方中人参，性味甘、平，大补之气、生津安神。蜂蜜，性味甘、平，润肺补中，润肠缓急，解毒。加上半夏，降逆止呕。全方功效，益气养阴，和胃降逆。主治，胃气虚弱，反胃呕吐诸证。

大半夏汤《金匮要略》主治胃反呕吐。《金匮要略心典》主治胃反呕吐者，胃虚不能消谷，朝食而暮吐也。《古方选注》：大半夏汤，通补胃腑之药，以人参、白蜜之甘，厚于半夏之辛，则能兼补脾脏，故名其方曰大。以之治胃反者，胃中虚冷，脾因湿动而不磨谷，胃乃反其常道而为朝食暮吐。今人认为本方适用于胃气虚弱，反胃呕吐，精神疲乏，大便干结之证。临床上多用于治疗顽固性的神经性呕吐及幽门梗阻等症。

④黄连半夏汤　黄连　生姜　半夏

黄连半夏汤当源于本书。由小半夏汤加黄连组成。黄连，性味苦、寒，功效，清热燥湿，泻火解毒，与生姜、半夏一起共奏清热燥湿，和胃降逆之功。主治湿热留胃肠，胃气上逆的呕吐诸证。

橘皮半夏汤与黄连半夏汤均可视为小半夏汤的加味。黄连半夏汤适于湿热积于中焦。上下不得宣通，用辛通苦降之法，使上下得以通降，则呕吐便止。

⑤丁萸六君汤　丁香　吴茱萸　干姜　人参　白术　茯苓
甘草

丁萸六君汤源于本书。方由四君子汤加干姜、吴萸、丁香组成。四君子汤健脾益气。干姜，性味辛、温。功效，温中回阳，温肺化痰蠲饮。吴萸，性味辛、苦，大热。功效，温中止痛，降逆止呕。丁香，性味辛、温。功效，温中降逆。诸药共用则有健脾温中，化饮降逆的作用。主治，久病气虚，胃中有寒饮所致的呕吐。

丁萸六君汤。文献中全方用于治疗呕吐者少见。但对于脾胃虚寒见呕吐者常用四君子汤加干姜、吴萸之类的药物治疗。丁香的运用，今人是治疗呕逆常与柿蒂配伍；治呕吐，常与半夏同用。

【原文】　润燥止吐五汁饮　芦荠甘蔗竹沥姜
　　　　　呕吐不下硫汞坠　积痛作吐化滞良

【提要】　阐述胃阴不足及重证呕吐的治疗。

【白话解】　胃中津液枯槁的呕吐治宜润燥止吐，方用五汁饮（见噎膈篇）。如呕吐诸药治疗无效或汤药与饮料一经入口随即吐出的，宜重坠镇逆，用硫汞散。（见噎膈篇）如呕吐因寒气阻滞，吐时脘腹胀满作痛，治疗可用化滞丸（见心腹诸痛）。

【按语】　本节胃阴不足之呕吐，临床多见于久呕不愈或热病伤阴。即朱肱《活人书·呕吐》所谓的"无阴则呕"。常用方为麦冬汤（人参、麦冬、粳米、甘草、半夏、大枣）或益胃汤（人参、麦冬、生地、玉竹、冰糖）。呕吐频作，目前常用重镇降逆药物是代赭石，硫汞散已少用。代赭石，性味苦、寒，有镇逆，平肝，止血作用。据现代药理研究，有镇静中枢神经的作用。化滞丸适于寒积气滞的呕吐患者，方中沉香、厚朴、白术、橘皮、木香、砂仁、槟榔、藿香理气散寒止痛，山楂、枳实、大黄、黄芩、半夏，导滞和胃止呕。如见有食积于湿热交阻于胃肠而致呕吐者，今人常用枳实导滞丸（大黄、黄芩、黄连、枳实、神曲、白术、茯苓、泽泻）。

诸泄总括

湿泻　濡泻　水泻　洞泻　寒泻
飧泻　脾泻　肾泻

【原文】　湿胜濡泻即水泻　　多水肠鸣腹不疼
　　　　　寒湿洞泻即寒泻　　鸭溏清澈痛雷鸣
　　　　　完谷不化名飧泻[1]　土衰木盛不升清
　　　　　脾虚腹满食后泻　　肾泻寒虚晨数行

【提要】　阐述湿泻、濡泻、水泻、洞泻、寒泻、飧泻、脾泻、肾泻的证候特点。

【注释】　[1] 飧泻：飧：sūn，音孙。飧泻，指泻下以完谷不化为特征。

【白话解】　湿泻，即是濡泻，也是水泻，大便泻下如注，肠中鸣响，腹不痛，这是因为水湿过甚的缘故。洞泻与寒泻，是由于寒湿交并寒重于湿所致，泻下之物如鸭屎之溏（又名鸭溏），腹中绵绵作痛有声，小便清白。飧泻的症状特点是所泻之物完谷不化，好像没有经过腐化似的上食物。这是由于脾胃虚寒，肝气太盛伐脾，脾气不升下陷所致。脾泻是脾气虚弱，不能运化水谷精微，清浊不分混杂而下。肾泻是肾阳不足，不能温煦脾胃。腐熟水谷，证候特点是每在五更时分，腹中隐痛，肠鸣泄泻。又称五更泻。

【按语】　泄泻一病，《内经》以"泄"称之，汉唐方书多包括在"下利"之内，唐宋以后才统称"泄泻"。泄者，漏泄之意，大便稀薄，时作时止，病势较缓；泻者，倾泻之意，大便直下，如水倾注，病势较急，但本书的泻包括泄与泻。《圣济总录》着重阐述泄泻的发病与脾胃功能失调有关："脾胃者土也，其气冲和，以化为事，今清浊相干，风邪久干于胃；中气不能运化，而食物完出，夕食谓之飧，食之难化于夕，故谓之飧泄。"并还根据不同的临床表现分之为"水泻"、"濡泻"、"洞泻寒中"及"鹜溏"等。

西医学把这类疾病统称为"腹泻"，认为是由于肠黏膜分泌增多，肠腔内渗透压升高，肠吸收障碍或吸收面积减少以及肠蠕动过快等所致。根据病程长短又分急性和慢性（泄泻持续或反复发作超过2个月）。急性腹泻，起病急骤，每天排便可达10余次，粪便量多而稀薄甚至全稀水样便。可伴有肠鸣、腹痛或排便时有里急后重。慢性腹泻，起病缓慢，或由急性腹泻转为慢性，每日排便数次。粪便中都可含粘液、脓血或未消化物质。

食泻　胃泻　饮泻　痰泻　火泻
暑泻　滑泻　大瘕泻

【原文】　伤食作泻即胃泻　噫气腹痛秽而粘
　　　　　渴饮泻复渴饮泻　时泻时止却属痰
　　　　　火泻阵阵痛饮冷　暑泻面垢汗渴烦
　　　　　滑泻日久不能禁　大瘕今时作痢看

【提要】　阐述食泻、胃泻、饮泻、痰泻、火泻、暑泻、滑泻、大瘕泻证候特点。

【白话解】　饱食过量，损伤脾胃而成泄泻者，名为食泻，又称胃泻。症状是嗳腐吞酸，腹痛，泻下物气秽难闻且粘滞。饮泻的特点是渴而饮，饮而泻，泻而复渴，渴而复饮，因饮而复泻。因痰而致泻的特点是有时泻，有时又不泻，或泻多泻少不等，泻出物带有痰沫。火泻，腹内痛一阵，泻一阵，泻后并喜冷饮。暑泻，多发于长夏时节，泻出物稠粘垢秽，小便短赤，神烦口渴。滑泻，是泄泻日久，中气下陷，往往泻后肛门脱出。大瘕泻，泻时腹痛里急后重，欲泻不得，也就是现在所说的痢疾。

【按语】 泄泻的分型（分类）比较繁杂。明·戴思恭《证治要诀》对各种因素引起的腹痛也有一般精要的论述："泻黄腹痛者，湿也；泻白腹痛者，寒也；痛一阵泻一阵，泻后涩滞者，火也；痛一阵泻一阵，泻后痛减者，食也；腹中胀痛，泻后不减者，肝气也；……腹中绞痛，下无休时者，气食交并也；腹中隐痛，下如稠饮者，痰也。"目前中医内科学教材，一般按起病方式分暴泻，久泻。暴泻常见证型有寒湿泄泻、湿热泄泻、伤食泄泻；久泻则分脾虚、肾虚、肝郁型。

西医学主要按解剖位置结合致病源分类。如急性腹泻分为急性肠道疾病（如细菌性食物中毒、急性肠道感染、消化不良等），急性中毒所致腹泻（如植物类急性中毒、动物类急性中毒、药物刺激及毒性反应等）全身性疾病（如败血症、变态反应性胃肠道病、尿毒症等）。慢性腹泻分为消化系统疾病（肠源性腹泻、胃源性腹泻、胰源性腹泻、肝胆疾病腹泻等）全身性疾病（甲亢、药物或食物过敏性腹泻，嗜酸粒细胞性胃肠炎、神经官能症中的结肠激惹综合征等）。

泄 泻 死 证

【原文】 泄泻形衰脉实大 五虚[1]哕[2]逆手足寒
　　　　 大孔[3]直出无禁止 下泻上嗽命多难

【提要】 阐述泄泻危重证的证候特点。

【注释】 [1] 五虚：指脉细，皮寒，气少，水浆不入，大便不禁也。

[2] 哕：呕吐，这里指干呕。

[3] 大孔：肛门宽松不能收缩。

【白话解】 泄泻日久，正气虚衰，形体消瘦，而脉反实大，这是一种证虚脉实，脉证不符的逆候。如果有脉细、皮寒、少气、水浆不入，大便泻而脱肛难收的脏气衰竭之候，并见干呕四肢冷，肛门整个脱出，不能回缩，更见下泻不减，上见咳嗽不已，这是下损及上，肺肾交亏的难治之证。

【按语】 泄泻次数每日数次，饮食如常，说明胃气未败多轻证。泻而不能食，形体消瘦，暴泻无度，一日十余次以上，甚或滑脱不禁，均属重证。西医学认为，大量腹泻时，可引起脱水、电解质失衡与代谢性酸中毒等严重后果，甚至休克，危及生命。

【附方】 湿泻胃苓① 分清浊　寒泻理中附子② 添
　　　　　　飧泻升阳益胃③ 治　倍加芍药减黄连
　　　　　　脾泻参苓白术散④　扁豆四君莲肉攒
　　　　　　薏苡山药缩砂桔　肾泻二神⑤四神丸⑥

【提要】 阐述湿泻、寒泻、飧泻、脾泻、肾泻的治疗。

【白话解】 由于湿多而成泻的。用胃苓汤，燥湿健脾，通阳利水，分清泌浊。因寒而泻的，用附子理中汤（见卷三十九类中风）。温中散寒，健脾益气。飧泻乃风木侮土，用升阳益胃汤，补中气，升下陷阳气。脾虚作泻，用参苓白术散，补气健脾胜湿。肾虚作泻，用二神及四神丸，补火升土，温阳固涩。

【按语】 本节讨论湿泻、寒泻、飧泻、脾泻、肾泻的治疗。现在临床湿泻、寒泻，一般作为寒湿泄泻治疗。主方用藿香正气散芳香化湿，解表散寒；脾泻和肾泻与脾虚泄泻、肾虚泄泻证治大致相同。飧泻一般归属在脾虚泄泻中。西医学中，湿泻、寒泻一般出现在急性腹泻中；其余则主要出现在慢性腹泻中。

①**胃苓汤**　陈皮　厚朴　苍术　甘草　桂枝　茯苓　泽泻　猪苓　白术

本方名同药不完全相同的也有数方，如《增补内经拾遗》卷三引《局方》，方中是肉桂一钱。《保婴撮要》卷七无苍术。《得效》卷五，用五苓散、平胃散合，并用紫苏、乌梅煎汤送下。本书胃苓汤按原书，是平胃散去生姜、大枣，合五苓散。平胃散，燥湿健脾；五苓散，通阳化气，健脾利水。化湿与利湿并用治疗湿泻。

本方主治，伤暑烦渴引饮，所下入水。今人常用于治疗寒湿内阻，停饮夹食，腹痛水泻，小便不利等症。现行《中医内科学》教材中，胃苓汤不作为泻的主方。体弱患者感受寒湿，以里湿为重，症见，胸闷腹胀，小便短少，肢体倦怠，舌苔厚腻者，才用本方燥湿健脾，淡渗分利。

②**附子理中汤**　方见"类中风总括"。

③**升阳益胃汤**　方见"内伤外感辨似"。

④**参苓白术散**　白扁豆　人参　白术　茯苓　甘草　山药　莲子肉　桔梗　薏苡仁　砂仁

本方也有名同药不同的现象，如《片玉痘疹》卷五、《幼科指南》卷下等。这里的参苓白术散当源于《太平惠民和剂局方》并用枣汤调服。方中四君子汤健脾益气，加山药、扁豆、莲子肉、砂仁、大枣增强补脾和胃的作用；米仁，健脾渗湿；桔梗载药上行。共奏健脾补气，和胃渗湿之功。主治，脾胃虚弱，饮食不消，或吐或泻等证。

参苓白术散《太平惠民和剂局方》主治脾胃虚弱，饮食不进，多困少力，中满痞噎，心悸气喘，呕吐泄泻，及伤寒咳噫。《证治准绳·幼科》主治久泻，及大病后、痢后消渴。现代适用于治疗久泻中的脾虚泻泄型。症见大便时溏时泻，迁延反复，完谷不化，饮食减少，食后脘闷不舒，稍进油腻食物，则大便次数增多，面色萎黄，神疲倦怠，舌淡苔白，脉细弱。

病案举例：

某女，48岁，有腹泻史，经常腹痛肠鸣。近数月来每日均泻稀便二、三次，胃纳不佳，饮食乏味，形瘦神疲，舌质淡苔白，脉虚弱无力。此脾虚湿注，治宜健脾渗湿，拟参苓白术散主之。处方：西党参9克、怀山药12克、炒扁豆9克、薏苡仁12克、苦桔梗3克、缩砂仁（杵冲）3克、炒莲肉9克、炙甘草3克。三剂后，腹泻停止，在服七剂，胃纳增加，大便正常。［福建中医药，1965，（5）：39］

现代药理研究表明：本方能增加肠管对水及氯化物的吸收，而且在大剂量时能抑制肠管的收缩，此类作用可能与参苓白术散促进水湿运化和治疗脾虚泄泻有关。对胃肠收缩活动的影响，似有一种以抑制为主，兴奋为辅的胃肠活动调整剂作用。

⑤二神丸　肉豆蔻　补骨脂

二神丸本方源于《本事》卷二。用法上，补骨脂四两（炒香）、肉豆蔻二两（生）为细末，加大肥枣四十九个，生姜四两，切片同煮，枣烂去姜，取枣剥去皮核，每服三十丸，盐汤送下。方中补骨脂，性味辛、苦，大温。功效补肾助阳。肉豆蔻，性味辛、温。功效涩肠止泻，温中行气。二药和用，温补肾阳，固涩止泻。主治，脾肾虚寒，五更泄泻，不思饮食，或久泻不止。

现在用二神丸治泻，文献未见报道，但方中肉豆蔻能促进胃液分泌及肠蠕动，大量则有抑制作用。

⑥四神丸　肉豆蔻　补骨脂　五味子　吴茱萸　生姜红枣

本方可看做是二神丸加五味子、吴茱萸组成。五味子，性味酸、温，功效敛肺滋肾，生津敛汗，涩精止泻。吴茱萸，性味辛、苦、大热。功效温中止痛，降逆止呕，杀虫。诸药合用，旨在温脾暖肾，涩胀止泻。

四神丸主治《内科摘要》：脾胃虚弱，大便不实，饮食不思，或泻痢腹痛。《证治准绳·疡医》：小腹作痛或产后泄泻，肚腹作痛。《济阴纲目》：五更作泄。现代用于治疗肾虚泄泻。症见：黎明之前脐腹作痛，肠鸣即泻，泻下完谷，泻后则安，形寒肢冷，腰膝酸软，舌淡、苔白、脉沉细。

病案举例：

患者 9 年多经常腹泻，大便溏薄不成形，每日泻 3～5 次，无脓血便及里急后重症，曾经中西药治疗未效。实验室检查：大便有脓球少许。X 线钡剂灌肠透视和摄片所见：结肠充盈良好，但结肠外形较细，结肠袋较浅，尤以乙状结肠、降结肠和横结肠为明显。诊为过敏性结肠炎。入院后先用参苓白术散治疗，虽有一定效果，但不巩固；后考虑到久病入肾，可能为肾泻，故改用四神丸，每天三次，每次 6 克。药后泄泻即渐减少，服药 20 天后，大便已成形，每天 1～2 次；又续服 10 天，大便正常，腹痛已止。停药观察一个月，疗效巩固。［上海中医药杂志，1965，(10)：13］

【原文】　食泻实下虚消导①　　饮泻实者神佑斟
　　　　　虚者春泽②甘露饮③　　痰泻实攻虚六君
　　　　　火泻草芍苓连葛④　　暑泻红曲六一⑤匀
　　　　　滑泻八柱⑥理中附　　粟壳乌梅诃蔻寻

【提要】 阐述食泻、饮泻、痰泻、火泻、暑泻、滑泻的治疗。

【白话解】 伤食泄泻，如果患者体强气壮而食积重者，属实证，宜用大承气汤（见卷三十九中风）或化滞丸（见卷四十三，心腹诸痛）。如体弱气虚而积食轻的，属虚证，宜用枳实丸消补并施，用平胃散（见卷四十虚劳），燥湿运滞，健脾和胃。因饮、痰内停而泻者，实证用神佑丸（见卷四十一咳嗽）以导气燥湿，逐饮利水。由于本丸性多峻烈，当酌情适量而用，不可过量。虚证用春泽汤或五苓甘露饮，即甘露饮（见本卷霍乱），益气健脾化饮。痰泻实者宜攻逐，虚者用六君子汤（见卷四十虚劳）补气健脾，化痰燥湿。火泻用芍药芩连葛根汤，清热燥湿。暑泻用青六散，清暑湿，利小便。滑泻用八柱散，即附子理中汤加罂粟壳、乌梅、诃子、肉豆蔻。温补脾肾，助阳固涩。

【按语】 本节讨论了食泻、饮泻、痰泻须按虚、实辨证治疗，以及火泻、暑泻、滑泻的治疗。现代痰泻、饮泻、食泻，主方多用保和丸消食导滞；火泻、暑泻都归入湿热泄泻，主方用葛根芩连汤，清热利湿。滑泻可归肾虚泄泻，用四神丸。西医学中滑泻，主要出现在慢性腹泻中，其余各泻，则以急性腹泻为多。治疗则针对各自产生的原因。

①**枳术丸** 枳实麸炒，一两　白术二两

同为极细末，荷叶裹烧饭为丸，如梧桐子大，每服二、三钱，开水送下。

枳术丸源于《内外伤辨惑论》卷下。方中枳实，性味苦、微寒。功效破气消积，泻痰除痞。白术，性味苦、甘、温。功效补脾燥湿，利水，止汗。又用荷叶裹饭为丸，升养胃气。诸药共奏健脾消痞胜湿之功。

枳术丸《内外伤辨惑论》中主要治疗脾虚气滞，饮食停

聚，胸脘痞满，不思饮食。现代多用于消化不良、慢性胃肠炎及肝炎等病。

②**春泽汤** 人参 桂枝 茯苓 猪苓 泽泻 白术

春泽汤，名同药不同的有数方，如《保效》、《普济方》、《医钞类编》等。这里的春泽汤当源于《医方集解》。药物由五苓散加人参组成。五苓散，通阳化气，健脾利水。人参性味甘、平。功效大补元气，补肺益脾，生津，安神。诸药共用有补气健脾，利水渗湿之功。

春泽汤，《医钞类编》卷十是人参、白术、茯苓、泽泻、猪苓、肉桂、甘草（炙），主治，脾虚泄泻，小便不利。本书的春泽汤全方用于治疗泄泻，文献少见报道。现代用于治疗癃闭脾气不升型。但春泽汤中的五苓散，却是一张通过利小便而实大便的常用方剂，主治患者下利，矢气多者。

③**五苓甘露饮** 见"甘露饮"。

④**芍药芩连葛根汤** 芍药 甘草 黄芩 黄连 葛根

芍药芩连葛根汤，当源于本书。方中芍药、甘草，缓急止痛；黄芩、黄连，清热燥湿；葛根解肌透表。全方有解肌透表，清热止泻，缓急止痛的作用。

该原方用于治泻少见报道。但本方可看做是葛根黄芩黄连汤加芍药组成。后者是治疗目前湿热泄泻的主要方剂。症见：泄泻腹痛，泻下急迫，或泻而不爽，粪色黄褐，气味臭秽，肛门灼热，烦热口渴，小便短黄，苔黄腻，脉滑数或濡数。

⑤**青六散** 滑石 甘草 红曲

青六散，源于《丹溪心法》卷二，由六一散加红曲组成。原书用法：上药为末，饭为丸，梧桐子大。每服五七十丸，白汤送下。治泄泻，与清化丸同用。与六一散淡渗利水，清热解暑。红曲，性味甘、辛、温。功效消食和胃。诸药和用则有清热解暑，渗湿止泻，消食除积之功。

青六散主治《丹溪心法》：泄泻、产后腹痛或自利、血痢。《医方考》：血痢者，此方主治。《赤水玄珠》：此方专清六腑湿热，故名"青六"。目前用全方治泻，文献未见报道。

⑥**八柱散**　附子　人参　白术　干姜　甘草　罂粟壳　乌梅　诃子　肉豆蔻

八柱散与《寿世保元》卷三所载同名方略有不同。后者主要药味中无乌梅，在用法上，载有：上锉一剂。加生姜一片，乌梅一个，灯草一团，水煎温服。本方即附子理中汤加罂粟壳、乌梅、诃子、肉豆蔻组成。附子理中汤，温中祛寒，健脾补气。罂粟壳、乌梅、诃子、肉豆蔻皆为收敛药，有涩肠止泻作用。诸药和用则有温中祛寒，健脾益气，涩肠止泻的作用。

八柱散，原书主要治疗肠胃虚寒，滑泻不禁。目前虽然用该全方治疗暑泻少见报道，但附子理中汤及乌梅、诃子、肉豆蔻等药物均是治疗久泻不已的常用方药。

【原文】　口糜泄泻虽云热　　上下相移亦必虚
　　　　　　心脾开窍于舌口　　小肠胃病化职失
　　　　　　糜发生地通连草①　　泻下参苓白术宜
　　　　　　尿少茯苓车前饮②　　火虚苓桂理中③医

【提要】　阐述口糜泄泻证治。

【白话解】　口疮糜烂泄泻一证，虽然古书上无记载，以理推之，虽云属热，然其上发口糜下泻即止，泄泻方止，口糜即生。观此上下相移之状，是心脾两经之热上下相移所致。心脾之热上发则口舌糜烂，这与心开窍于舌，脾开窍于口有关。心脾之热下移小肠、胃府，则运化失司，故下注泄泻。口糜发时，晚间宜服泻心导赤散，以泻心与小肠之火。下泻时应在早晚服用参苓白术散（见前节）以助运化。若小便甚少，下泻不止，宜用茯苓、车前子饮，利水导热。若服寒凉药对口疮仍无效，这是虚火上泛，宜用苓桂理中汤，温中利水，引火归原。

【按语】 泄泻与口舌糜烂并见的病证，临床上较常见的当属"烟酸缺乏症"。形成原因除了食物中缺乏烟酸、色氨酸外，也可由于长期腹泻、吸收不良等使烟酸缺乏而诱发此证。早期，舌尖与边缘充血发红，以后全舌、口腔黏膜、咽部红肿，伴有表浅溃疡。病程久者，可见舌乳头萎缩，全舌光滑干燥。腹泻，大便往往呈水样或糊状，也可带血，量多而恶臭。此外，这类患者有皮炎，对称出现在肢体暴露部位，早期状似晒斑，颜色绯红发痒，与周围皮肤有清晰界限，可伴有疱疹与皮肤破裂。慢性期皮肤色素沉着，呈棕黑色，并有脱屑现象。治疗主要是补充烟酸、色氨酸。调整好胃肠功能，治好腹泻有利于烟酸、色氨酸的吸收，促进本病的治愈。

①**泻心导赤散** 黄连 生地 木通 甘草梢 竹叶

泻心导赤散即导赤散加黄连。当源于本书。据《方剂大辞典》载，本方加灯心为引，水煎服故治之。导赤散，功能清心火，利小便。黄连，性味苦、寒。功能清热燥湿，泻火解毒。导赤散加黄连不仅加强了清热泻火的作用，并可燥湿止泻。

泻心导赤散，全方用于治疗口糜并见泄泻者文献少见报道。文献中多见用导赤散加味治疗口糜（口腔溃疡）。如用本方加黄连5克，黄芩、黄柏各7克，治疗1例口腔溃疡10年不愈患者，共服7剂而愈，未见复发。[辽宁中医，1980，(3)：25]任迅年治疗30例疱疹性口炎，烦躁口渴加黄连、麦冬；大便干结加大黄、黄芩，疗程2～4天。结果：显效20例，有效8例，无效2例。[中西医结合杂志，1987，(2)：118]

②**茯苓车前子饮** 茯苓 车前子

茯苓车前子饮，当源于本书，由茯苓、车前子二味药组成。茯苓，性味甘、平。功效利水渗湿，健脾和中。车前子，性味甘平。功效利水通淋，止泻明目，祛痰止咳。二药合用加强了利水渗湿止泻的作用。

茯苓车前子饮用于治疗患者小便甚少，泻下不止，其理论基础是"利小便可以实大便"。茯苓对脾运化失常的泄泻用之有标本兼顾之效。泽泻利水而治泻，轻者可单独用；较重可配茯苓，泽泻等同用。因此，虽无文献报道仅用此方治小便甚少并泄泻者，但这二味药对此类病证仍是很常用的药物。

③苓桂理中汤　人参　白术　甘草　炮姜　肉桂　茯苓

苓桂理中汤，当源于本书，由理中汤加肉桂、茯苓组成。理中汤，功用温中祛寒，健脾补气。茯苓则有健脾和中，利水渗湿的作用。肉桂，性味辛、甘，大热。功效温中补阳，散寒止痛。茯苓，性味甘、平。功效利水渗湿，健脾和中。诸药和用，这里则有健脾温中，降火（虚火上泛）利水之功。

苓桂理中汤本节用于治疗中焦阳虚，虚火上泛的口糜泻。其他文献中未见类似报道。但从本方理中汤温理脾胃，加肉桂引火归原，茯苓分量加倍以增强降火利水之功来看，应有一定疗效。因火降（湿热下行），则口糜自然消失，水利则湿热从小便排出，泄泻自止。

据药理研究报道，肉桂有扩张血管作用。桂皮油能刺激胃肠道，使消化功能亢进，能解除胃肠的痉挛性疼痛，排除消化道积气，抑制肠内的异常发酵。体外试验对致病真菌有抑制作用。

痢 疾 总 括

【原文】　大瘕[1]小肠大肠泻　　肠澼滞下古痢名
　　　　　外因风暑湿蒸气　　内因不谨饮食生
　　　　　白痢伤气赤伤血　　虚寒微痛热窘疼
　　　　　实坠粪前虚坠后　　湿热寒虚初久称

【提要】　阐述痢疾形成及证候特点。

【注释】 [1] 瘕：xiá，音霞。肚子里结块的病。这里指痢疾的一种。

【白话解】 大瘕泻、小肠泻、大肠泻、肠澼、滞下都是古代文献中关于痢疾的名称。痢疾的形成，外因是由于感受了风、暑、湿邪，内因是饮食不洁。痢疾有白痢、赤痢之分。白痢是便下白色粘液为主，病在气。赤痢便下脓血，病在血。以腹痛辨别痢疾的虚寒实热。虚寒痢，腹痛比较轻，实热痢腹痛比较重，同时下迫肛门，肛门有灼热痛的感觉。痢疾病人常有肛门下坠的感觉，其临床表现也有虚实之分。实证，大便前感到肛门下坠，便后下坠感消失。如果大便后肛门仍有相争感属虚。此外，痢疾初起多属湿热，久痢不止多属虚寒。

【按语】 中医对本病的认识较早，《内经》将本病称为"肠澼"、"赤沃"。《难经》又有大肠泻、小肠泻、大瘕泻之分。《金匮要略》将痢疾与泄泻统称为"下利"。至东晋、葛洪，才把本病称为"痢"以区别一般泄泻。《诸病源候论》载有 21 种痢疾候，并以痢色之赤白分热与寒；以起病缓急，病程长短分新久痢。孙思邈的《千金要方》称本病为"滞下"。痢疾的起病原因主要是感受湿热，疫毒之邪和饮食不节或不洁所致。此外，也有七情内伤和脾胃虚弱所引发此病的论述。如《证因脉治》"七情内伤痢之因，忧愁思虑则伤脾，脾阴既伤，则转输失职，日饮水谷，不能运化，停积肠胃之中，气至其处则凝，血流其处则泣，气凝血泣，与稽留之水谷互相胶固，者脾家壅滞，而贼邪传肾之症作矣"。证之临床，此因往往是休息痢的发作的诱因。又，张景岳有"脾肾虚弱之辈，但犯生冷，极易作痢"之说。证之临床这往往和久痢的形成有关。痢疾的分类，目前主要分湿热痢、寒湿痢、疫毒痢、阴虚痢、虚寒痢、休息痢以及噤口痢等。本节关于痢疾的寒热虚实辨证也可供参考。

西医学除了细菌性痢疾外，其他阿米巴痢疾、慢性非特异性溃疡性结肠炎等在疾病过程中也可出现"痢"的证候，因此，临床上也往往参照本病论治。以细菌性痢疾为例，它是痢疾杆菌引起的肠道传染病。主要病变为结肠黏膜弥漫性炎症。临床以发冷、发热、腹痛、腹泻、里急后重及粘液脓血便为特征。传染源主要为病人及带菌者。传播途径主要是被污染的食物、饮水、食具经口感染。但疾病发作与否和人体的体质强弱，季节的变化有很大的关系。当人体受凉、疲劳或饮食不当等因素而致胃肠功能紊乱时，就有利于痢疾杆菌粘附于肠黏膜的上皮细胞表面，并侵入上皮细胞，在细胞内繁殖。而后侵入黏膜固有层，引起肠黏膜炎性反应，导致局部黏膜缺血、缺氧，黏膜上皮细胞变性、坏死，脱落后形成浅表性溃疡，临床出现腹痛、腹泻、脓血便。痢疾杆菌裂解释放的内毒素从肠壁吸收入血，引起发冷，发热等全身中毒症状。根据起病的缓急，病程长短，临床一般分急性和慢性二大类。急性痢疾中又有普通型、轻型、中毒型之分；慢性痢疾则有慢性迁延型、急性发作型和慢性隐匿型。

噤口痢　水谷痢　风痢　休息痢
热痢　寒痢　湿痢　五色痢

【原文】 噤口饮食俱不纳　　水谷糟粕杂血脓

风痢坠重圊[1]清血　　休息时作复时停

热痢鱼脑稠粘秽　　寒痢稀澥[2]白清腥

湿痢黑豆汁浑浊　　五色相杂脏气凶

【提要】 阐述各种痢疾的鉴别要点。

【注释】 [1] 圊：qīng，音青。厕所。

[2] 澥：xiè，音泻。《齐都赋》云："海旁曰勃，断水曰澥也"这里指痢下水样稀便。

【白话解】 噤口痢是痢下不能进饮食。水谷痢则痢下脓血，夹有不消化的食物残渣。风痢的症状是便下清血似肠风，但肛门有坠痛感。休息痢的特点是痢下时发时止，日久不愈。热痢是痢下粘稠，如鱼脑一样，气秽甚重。寒痢是痢下白色清稀粘液，有腥臭气。湿痢是痢下如黑豆汁。五色痢是痢下脓血气秽如腐肉臭，病势最为凶险。

【按语】 痢疾临床上以腹痛腹泻，里急后重，下痢赤白脓血为主证。一般起病急，以畏寒、发热开始。发热同时或数小时后，出现腹痛腹泻等消化道症状。腹痛多为阵发性，位于脐周或左下腹部。腹泻每日 10～20 次左右，大便初为水样或黄色糊状，后转为粘液脓血便，每次量少，并伴有明显里急后重。病程 1～2 周。由于感邪的轻重，体质的强弱，临床症状轻重，急慢差异较大。本节噤口痢和五色痢均属较重的类型。噤口痢的症状特点是下痢而不能进食，或下痢呕恶不能食；主要是胃失和降，气机升降失常所致。证有虚实。实证是由于湿热、痰毒蕴结所致；虚证是脾胃素虚久痢胃气虚逆而致。五色痢也有虚实之分，如《时病论·五色痢》："如初起者为实，日久者为虚，里急后重者为实，频频虚坐者为虚，脉实有力者为实，脉虚无力者为虚。"其他还可从病程、年龄与体质、伴有症状诸方面辨别，寒热虚实。以下痢颜色为例的话，一般认为："痢下白冻或白多赤少者，多为湿重于热，邪伤气分，其病浅。若纯白质稀，或如胶陈如鼻涕者，为寒湿伤于气分，若白而滑脱者，多属虚寒。痢下赤陈，或赤多白少，多为热重于湿，邪伤血分，其病较深。纯血鲜红者，为热毒炽盛，热迫血行所致。痢下赤白相杂，多为湿热夹滞，阻于肠胃，气血俱伤，深浅皆及。痢下紫黑色者，多属血瘀，或为'热伤血深，湿毒相瘀'。若色紫暗而便质稀淡者，为阳虚。若色较黑，便质浓厚异臭者，多属火盛。"西医学中急性痢疾也分轻重。轻者，全身症状轻，无明显发热，腹泻每日 3～5 次，大便为黄色糊状或水样，带有少量粘胨。重者（中毒型）多见于儿童，起病急，发病快，多数突然寒战、高热、不久出现神昏、惊厥、血压下降、脉差缩小、四肢厥冷、尿量减少等周围循环衰竭症状，肠道症状大多不明显。年老体弱的成年人则肠道症状明显，因此以脱水、代谢型酸中毒和感染性休克为突出表现。慢性病程久者可有消瘦、贫血、维生素缺乏等表现。

痢 疾 死 证

【原文】 水浆不入痢不止　气少脉细皮肤寒
纯血噤口呕脏气　身热脉大命难全

【提要】 阐述痢疾危重证的证候特点。

【白话解】 如果痢疾不能进食的，是胃气将绝，不论何种疾病，有胃气的尚可治，胃气绝的难治。痢疾也是如此。痢疾见到下利不止，水谷不入，是胃气将绝；呼吸低微，脉象沉细，四肢及皮肤阴冷的是阳气将绝。痢下纯粹是血，又不能进食，时常想呕吐的，这是脏气将绝。痢疾身热不退，而见脉大的，是阴气将绝。以上均属于痢疾凶证，可以危及到生命。

【按语】 本节所述乃是痢疾凶死重证，分别叙述了痢疾胃气将绝、脏气将绝、阴气将绝的临床辨证，属于临床所见噤口痢的范畴。随着西医学的研究进展，虽是重证，目前可以通过中西医共同治疗，提高疗效，如选择有效抗生素的结合应用，补充血容量，改善微循环功能等大部分是能救治的。

【附方】 初痢表热宜仓廪[1]①　里热冲心大黄连②
寒痢理中诃蔻缩　附白桂赤不须言

【提要】 阐述痢疾见有表证及热痢、寒痢的治疗。

【注释】 ［1］廪：lǐn，音凛。米仓。

【白话解】 初痢有表证发热者，不宜攻下，应先解表邪，以仓廪汤治疗。里热盛，上冲心作呕，噤口痢者，当先攻其里，用大黄黄连汤。寒痢宜用理中汤（见四十卷，虚劳总括）加诃子、肉豆蔻、砂仁。如是白痢加附子；赤痢加肉桂。

【按语】 解表法治痢，金元时期的刘河间就已提到过。如"表邪缩于内，当散表邪而愈"。至清代，喻嘉言在总结前人的基础上，结合临床提出了"逆流挽舟"法的治疗。逆流挽舟的代表方有人参败毒散和荆防败毒散。这两种方子已被作为治疗痢疾初起而见表证的代表方。热痢，是里热盛的痢疾，用苦寒药物，清热燥湿通腑，对此，朱丹溪的见解可供参考："初得之时，元气未虚，必推荡之，此通因通用之法。稍久气虚，则不可下。壮实初病，宜下。虚弱衰老久病宜升提。"寒湿痢，现在常用温中燥湿，调血行气的方法治疗，代表方是"不换金正气散"。若寒气伤阳，症见痢下不止，状如鸭溏，畏寒不渴，四肢欠温，腹中微痛，苔薄白，脉沉迟，则宜用理中汤温中健脾，或酌情加肉豆蔻等涩肠止痢。

①**仓廪汤** 人参　甘草　羌活　独活　柴胡　前胡　桔梗　枳壳　川芎　茯苓　陈廪米

仓廪汤方出《传信适用方》卷二，名见《医方类聚》。由败毒散加陈仓米五六十粒组成。败毒散，益气解表，散风祛湿。加陈仓米，护养胃气，加强了养护中气，托邪外出的作用。全方有扶正祛邪的作用。

仓廪汤全方用于治痢少见文献报道。但败毒散是治疗痢疾初起见有表证的代表方。卢祥元报道治1例发热38.7℃，脓血便日十余次，里急后重，伴呕吐4日患者，经抗生素等治疗，效果不显；脉弦而数，重按不足，舌淡苔薄黄。用本方加槟榔、制川军化裁6剂，即告愈。[中医杂志，1986，(8)：66]

②**大黄黄连汤** 大黄 黄连

大黄黄连汤当源于本书。用法是酒煎服。《治痢指南》引作"大黄黄连酒"。方中大黄，性味苦、寒。功效泻火凉血、攻积导滞。黄连，性味苦、寒。功效清热燥湿，泻火解毒。二药合用治痢则有清热燥湿，泻火通滞的功用。

大黄黄连汤全方用于治痢未见文献报道。但是，这二味药物均是治痢的常用药物，常与其他方剂合用治痢。《本草纲目》谓大黄主治："泻痢赤白、里急腹痛、小便淋沥、实热燥结、潮热谵语、黄疸诸火疮。"大黄据现代药理研究报道，大黄蒽衍生物有强大的抗菌作用，其作用机制是对细菌的核酸和蛋白质的合成有明显抑制作用。黄连对痢疾杆菌、大肠杆菌等均有较强的抗菌作用。

【原文】 初痢内外无大热 芩连枳木芍归榔[①]
桂草尿涩滑石倍 痢数窘痛入大黄

【提要】 阐述初痢无表证的治疗。

【白话解】 痢疾初起，外无表热，内热不盛，宜用芍药汤。其药物组成为黄芩、芍药、枳实、木香、当归、槟榔、甘草、肉桂。小便赤涩加滑石，下痢次数多，下坠痛甚，加大黄。

【按语】 本节所述痢疾类型当属现在所谓的"湿热痢"，症见：腹痛，里急后重，痢下赤白脓血，肛门灼热，小便短赤，苔黄腻，脉滑数。该型与西医学急性菌痢的普通型相近。

①**芍药汤** 芍药 黄芩 黄连 当归 枳壳 槟榔 肉桂 木香 甘草

方中黄芩、黄连，清热化湿解毒；芍药、当归、甘草，行血和营，缓急止痛；木香、槟榔、枳实，理气导滞；肉桂，既能散湿热之结，又能防黄芩、黄连苦寒太过。

芍药汤名同药不同的方剂有许多。如《圣济总录》、《产乳备要》、《幼幼新书》等。《保命集》卷中芍药汤，无枳实有大黄。肉桂是官桂。本方《保命集》主治泻痢。《杏苑》主治湿热壅郁，气血不得宣通，下痢脓血者。《明医指掌》主治妊娠痢疾，腹痛口渴，后重里急之证。现代本方是治疗湿热痢的主要方剂。

据报道用芍药汤去大黄，制成芍药合剂，治疗杆菌性痢疾54 例，全部治愈出院。芍药合剂与磺胺类药物治疗杆菌性痢疾之疗效作对照，并无逊色。其中有 4 例急性菌痢和 1 例慢性菌痢曾用磺胺类药物治疗无效，改用本方而收效。芍药合剂对肠炎疗效亦佳，在应用中无任何副作用。

【原文】　痢疾下后调气血　　宜用香连和胃汤①
　　　　　黄芩芍药香连草　　陈皮白术缩砂当
　　　　　赤虚更加椿榆炒　　白虚参苓共炒姜
　　　　　噤口参连②石莲子　　贴脐王瓜藤散③良

【提要】　阐述痢疾攻法治疗后调气血的方法。

【白话解】　痢疾经用攻法后，痢下虽然减轻，但气血已伤，宜调气血。用黄连和胃汤，药物组成为黄芩、芍药、木香、黄连、甘草、陈皮、白术、砂仁、当归。赤痢日久体虚的加椿根白皮、炒地榆。白痢日久气虚者，加人参、茯苓、炒干姜。噤口痢中气已虚的用人参、黄连、石莲子汤即参莲开噤汤治疗。此外，还可以用王瓜藤散贴脐部，也有开噤止痢作用。

【按语】　痢疾由于疾病的特点，发热，排便次数多，病程较长等会损伤正气（气血），所用药物又大部分为苦寒燥湿导滞之品也宜损伤气血津液。因此在治疗过程中，当病情基本得到缓解后，须适当顾护正气（气血），这样有利于疾病的恢复和彻底治愈。西医学也注意这方面的内容，如主张卧床休息，给予少渣、富有营养、易消化、无刺激性的食物。病情重、营养不良的患者，还可考虑给予补液输血等。

①**香连和胃汤** 黄芩 芍药 木香 黄连 甘草 陈皮 白术 缩砂仁 当归

本方是芍药汤去枳实、槟榔、肉桂。加陈皮、白术、砂仁而成。枳实、槟榔、肉桂，行气导滞散结，这些药物的去除和陈皮、白术、砂仁，健脾利气的药物增加，说明本方已转化为一个扶正祛邪并进的处方。一方面清湿热，一方面养血调血，健脾和中。

香连和胃汤当源于本书。全方治痢的报道，文献未见报道。根据辨证论治的原则运用芍药汤，这是治疗该种类型痢疾的基本方法。现代常用该方加减治疗痢疾。如"湿热痢"兼饮食结滞加莱菔子、山楂；湿重于热，去当归、黄芩加茯苓、陈皮、厚朴、苍术等。

②**参连开噤汤** 人参 黄连 石莲子

全方由人参、黄连、石莲子三味药组成。方中人参，性味甘、平。功效大补元气，补肺益脾。生津安神。黄连，性味苦、寒。功效清热燥湿，泻火解毒。石莲子，性味苦、寒。功效清热除湿，开胃进食。诸药和用，有清热除湿，益气开胃的作用。

参连开噤汤当源于本书。全方用于噤口痢，未见文献报道。《丹溪心法》有参连并用治疗噤口痢记载："噤口痢者，……又方，人参二分，姜汁炒黄连一分浓煎，终日细细呷之，如吐则再服"。现代临床噤口痢一般分虚实治疗。实证用开噤散（源自《医学心语》）由人参、黄连、石莲子、石菖蒲、丹参、陈皮、茯苓、冬瓜子、陈米、荷叶蒂组成。虚证，脾胃虚弱用六君子汤加石菖蒲、姜汁；胃气虚败，元气欲脱用参附汤。

③**王瓜藤散**　用王瓜藤、茎、叶（须用经霜过的），晒干烧灰研末，用香油调匀，贴在脐上。

王瓜为葫芦科多年生草质藤本植物。原书中所用藤、茎、叶等功效当与平时所用王瓜根相近。王瓜性味苦、寒。有清热解毒，生津、活血化瘀等功效。这里用外敷的方法治疗，也是取其此功效。

王瓜藤散方源于本书。王瓜藤散外敷治噤口痢也未见文献报道。现常用田螺捣烂，入麝香少许，纳入脐中，治疗噤口痢。

【原文】　久痢寒热乌梅①治　　寒虚滑痢养脏汤②
　　　　　　参术肉蔻归诃桂　　芍药罂粟草木香

【提要】　阐述久痢寒热错杂与虚寒型的治疗。

【白话解】　痢疾病寒热错杂，日久不愈的可用乌梅丸治疗。如虚寒久痢不治的可用真人养脏汤治疗。药物组成为人参、白术、肉蔻、当归、诃子、肉桂、芍药、罂粟壳、甘草、木香。

【按语】　痢疾的治疗，根据辨证论治的原则，对于新感实证，热证者，宜清化湿热，调和气血，忌用收涩之品。久痢属虚证、寒证者，宜补虚温中，收涩固脱。虚实夹杂者宜攻补兼施。西医学慢性菌痢（病程超过 2 个月以上）也有慢性迁延型、急性发作型和隐匿型之分。治疗除了用抗生素针对病源外，还主张给予有营养的食物或输液、补血等支持疗法。

①**乌梅丸**　乌梅　细辛　桂枝　人参　附子　黄柏　黄连
干姜　蜀椒　当归

共研末，蜜为丸。

方中附子、干姜、桂枝、细辛、蜀椒辛温祛寒；黄连、黄柏苦寒清热燥湿；人参补气；乌梅敛阴；当归补血。全方既能祛寒，又可清热且有调补气血的作用。

乌梅丸源于《伤寒》，原为治蛔厥证而设。这里根据辨证用于痢疾见寒热错杂者。《圣济总录》用于：产后冷热痢，久下不止。现把本方列为休息痢见虚实夹杂，寒热互见的治疗主方。

病案举例：

张某某，男，38岁，已婚。主诉：腹痛，少腹下坠，大便带白色粘冻，八余年。反复发作，久治不愈，每当发病时，腹部下坠有便意，轻微里急后重，大便日行6至8次，粪便色白如涕，不带血，有腥臭味，服西药痢特灵等效果不佳，又多次服中药芩、柏、连和参苓白术散等亦不见显效，病情时重。1975年6月来本院就诊时，脸色苍白少华，体倦乏力，形体消瘦，口苦口干粘，但饮食如常，脉缓滑无力，舌质红，苔薄白稍腻。余深思，患者罹病日久，收涩止痢，健脾止泻等法，前医用之罔效，不宜重蹈覆辙，古人有训："初痢则泻，久痢则补"，"久病多虚，新病多实"。本证当属寒热错杂，正气虚惫之证。余将乌梅丸变汤剂加减治之，药物：乌梅30克，细辛3克，桂枝9克，党参9克，米壳6壳，黄连9克，诃子肉15克，炒扁豆30克，干姜炭12克，煅龙牡各30克。水煎服。六剂服后，腹痛下坠除，大便日行减至2至3次，粪便中粘冻物大减，有阳气鼓舞回升之象，按原方续进十剂，第三次来诊，大便粘液止，日行一次，粪便色黄成行。以参苓白术散加减以巩固疗效，随访至今未发。[河南中医，1984，(5)：32]

②**真人养脏汤** 罂粟壳 诃子 木香 肉豆蔻 肉桂 人参 白术 当归 白芍 生甘草

方中人参、白术、甘草补中气；肉桂、肉豆蔻温中祛寒；木香调气；当归补血；芍药和营；诃子、罂粟壳止涩收敛。全方温中固涩，调理气血。

方源于《太平惠民和剂局方》。现主要用于虚寒痢。

【原文】 水谷调中益气治　　湿痢香连平胃方[①]

　　　　　虚湿风痢胃风[②]治　　桂粟八珍减地黄

【提要】 阐述水谷痢、湿痢的治疗。

【白话解】 水谷痢是脾胃虚弱，运化无力所致，治宜调中益气汤（方见四十卷，内伤总括）。湿痢是湿邪化热，粘滞肠胃，传化失常所致，以香连平胃散治疗。湿痢而中虚者，宜用胃风汤，药物组成为肉桂、粟米、八珍汤减去生地黄。

【按语】 水谷痢，以方测证，该类患者当属现今虚寒痢中伴脾虚气陷者，症见痢疾日久，少气乏力、脱肛。脉虚弱。湿痢有虚有实，似与现今休息痢相近。休息痢中湿热症状较轻，痢下时作时止、脘腹胀闷，苔腻脉濡者属实。湿痢未发或中虚者属虚证。休息痢或虚寒痢的临床表现与西医学慢性菌痢中的急性发作型和慢性迁延型相近。急性发作型的特点是，每当受凉、饮食不当，劳累或精神紧张而出现急性菌痢症状，但全身中毒症状较轻。慢性迁延型的特点是急性菌痢后常有轻重不一的痢疾症状。大便时干时稀或长期腹泻，带有粘液脓血。腹部可有压痛。病程久者可有消瘦、贫血、维生素缺乏，营养不良、劳力减退等表现。

①香连平胃散 黄连　木香　陈皮　苍术　厚朴

方由香连丸加陈皮、厚朴、苍术组成。后三味药是《太平惠民和剂局方》平胃散的主要药味，故名香连平胃散。方中香连丸清热化湿止痢。陈皮，性味辛、苦、温。功效健脾燥湿化痰。厚朴，性味辛、苦、温。燥湿除满。苍术，性味苦、温。燥湿健脾。全方有清热化湿止痢，健脾燥湿除胀的功用。

香连平胃散当源于本书。全方用于治痢少见文献报道。但香连丸和平胃散都是治痢的常用方剂。香连丸《太平惠民和剂局方》主治湿热痢疾。现代用于治疗休息痢中湿热较轻的类型。平胃散在寒湿痢等类型中也常与其他方药合用治疗痢疾。

②**胃风汤**　人参　白术　茯苓　甘草　当归　白芍　川芎　肉桂　粟米　一方无甘草

方由八珍汤去地黄加肉桂、粟米组成。八珍汤调补气血，粟米护胃气，肉桂，性味辛、甘、大热。功效温中补阳，散寒止痛。全方主要的功用是，调补气血，温中和胃。

胃风汤当源于本书。全方用于治痢未见文献报道。《丹溪心法》曾有"壮实初病宜下，虚弱衰老久病宜升"的治痢原则。以后根据患者阴阳气血的不足都有不同的滋补方药运用。六君子汤、理中汤、独参汤、补中益气汤都是现代常用的方药。

五色痢　休息痢治法

【原文】　五色休息皆伤脏　涩早滞热蕴于中
　　　　　补之不应脉有力　日久仍攻余法同

【提要】　五色痢、休息痢治法

【白话解】　五色、休息二痢皆因止涩太早，或湿热蕴结之邪下之未尽而致脏气受伤。用了补法无效，脉象实而有力，说明体内仍有实邪。因此即使病程较长，治疗仍然要用下法。其他痢疾的治疗与此法同。

【按语】　五色痢有虚证和实证之分。实证是肠中之滞热未尽，过早使用止涩药，或毒留肠中所致，表现为里急后重较甚，脉实有力。虚证是由于痢后脏腑之气已伤，脾肾二虚，表现为脐下急痛，频频虚坐，脉虚无力。如肾阴亏竭，则下痢脓血杂色而稠粘，滑泄无度，脐下急痛，发热烦渴，病情较重。休息痢是初痢之后，长期迁延不愈，时发时止。发时大便次数增多，大便经常或间有赤白粘冻。未发时则以脾胃阳虚的临床表现为主。本节所要提示的是治痢应按其证候的虚实寒热，确定其治疗原则。即辨证论治的思想。这一思想不仅对病程较长、脏气已伤的五色痢、休息痢适用，对初痢、暴痢也适用。辨证论治既是指导临床工作的理论原则，又是解决实际问题的具体方法，是临床工作者必须重视和掌握的。

疸 证 总 括

【原文】　面目身黄欲安卧　　小便浑黄疸病成
　　　　　已食如饥饱烦眩　　胃疸谷疸酒疸名
　　　　　女劳额黑少腹急　　小便自利审瘀生
　　　　　黄汗微肿皆湿热　　阴黄重痛厥如冰

【提要】　阐述各型黄疸及黄汗的特点。

【白话解】　面目身黄，但欲安卧，小便黄浑，此黄疸病已成。如已食如饥，勉强吃饱则发生心烦，头目眩，此欲作胃疸。胃疸，即谷疸。由于饮酒过度而致黄疸是谓酒疸。女劳疸者，黄疸而额黑，少腹急，小便自利。此外，也有瘀血发黄者，症状也有少腹急，小便自利但额不黑须审察。黄汗者，汗出黄色染衣，面目微肿，是由于素体湿热内蕴，汗出入水洗浴所得。阴黄的临床表现是身重而痛，手足厥冷如冰，面目身黄晦暗而滞。

【按语】　黄疸一病，为我国历代医家重视，论述内容丰富，有较完整的理法方药体系。病名始于《内经》，如"身痛而色微黄，齿垢黄，爪甲上黄，黄疸也"、"目黄者，曰黄疸"等。至张仲景，已初步形成了理法方药完整的论治体系。张仲景把黄疸分为"黄疸"、"谷疸"、"女劳疸"、"酒疸"、"黑疸"五种。其中谷疸由饮食内伤所致，主要症状为头眩身黄，心胸不安，腹满寒热。若"酒疸下之，久久为黑疸，目青面黑，心中如啖蒜齑状，大便正黑，皮肤爪之不仁，其脉浮弱，虽黑微黄，故知之。"现代一般将黄疸分为阳黄、急黄、阴黄。本节原文中的阴黄是指《伤寒论·阳明篇》中的寒湿在里所致的黄疸。其症状是：身重而痛，手足厥冷如冰，脉沉，身如熏黄色暗。

西医学按黄疸发生的机制一般分为，溶血性、肝细胞性和阻塞性3种。临床表现除巩膜、黏膜和皮肤黄染外，溶血性黄疸，急性者，症状危重而急，表现为寒颤、高热、头痛、呕吐等，并伴血红蛋白尿，严重者可出现急性肾功能衰竭；慢性溶血者症状缓和，多为遗传性和家族性，多呈轻度和波动性黄疸，常伴肝脾肿大和不同程度的贫血。肝细胞性黄疸临床表现主要为乏力、恶心、食欲不振、腹胀等肝细胞损害的征象，严重者可有出血倾向。阻塞性黄疸临床表现随阻塞的程度而逐渐加重。完全阻塞时可出现皮肤瘙痒，尿液呈红茶色，粪便可变为灰白色和陶土色，并可见心动过缓、皮肤黏膜出血倾向。

另外还有一种黄汗病症状是：时常出汗，所出的汗，颜色好像黄柏汁一样，如染上衣服则不容易洗去，面目微肿。

疸 病 死 证

【原文】 疸过十日而反剧　色若烟熏目暗青
　　　　喘满烦渴如啖蒜　面黧[1]汗冷及天行

【提要】 黄疸重症的临床特点。

【注释】 [1]黧：lí，音梨，指黑里带黄的颜色。

【白话解】《金匮要略》有"黄疸之病，当以十八日为期，治之十日以上瘥，反剧者为难治也。"因此，病人患黄疸，通过治疗十日以上，病情反而加剧。阳黄者变为黄色如烟熏，目光无神青暗。阴黄者而色黧黑伴冷汗出。各种黄疸病人出现气喘、腹满、口渴、心烦、胸中有吃大蒜样的辛辣、疼痛感，都预后不良。此外，还有一种具有传染性的黄疸，即瘟黄，也非常危重。

【按语】 黄疸重症的论述，《诸病源候论》中有"卒然发黄，心满气喘，命在顷刻，故云急黄也。"《沈氏尊生书》"又有天行疫疠，以致发黄者，俗谓之瘟黄，杀人最急。"西医学判断黄疸的预后，除了观察黄疸及其他症状外，还须结合病史、体格检查、实验室检查和起病原因。就黄疸色泽而言，溶血性黄疸呈柠檬黄色。先天性非溶血性黄疸均呈金黄色。原发性胆汁性肝硬化呈黄绿色。急性和亚急性肝炎晚期其巩膜呈金黄色，皮可呈橘黄色，后者是不能挽回的象征。肝外胆管梗阻的巩膜呈黄绿、绿黄甚至翠绿色，但肝管癌呈金黄色。疾病早期巩膜往往有光泽，晚期巩膜、皮肤呈暗黄灰滞无光泽。实验室检查内容很多，但肝功能检查中如出现血清胆红素明显升高而转氨酶迅速下降，呈"胆酶分离"现象时，常提示预后不良。

【附方】 表实麻黄茵陈酒①　里实茵陈栀大黄②
　　　　　无证茵陈栀子柏③　尿少茵陈五苓汤④

【提要】 阐述黄疸表实、里实、里热、小便短少证的治疗。

【白话解】 黄疸表实无汗者，治宜麻黄茵陈醇酒汤。里实大便不通用茵陈蒿汤，药物组成为茵陈、栀子、大黄。表里均无实证，仅为湿热在里者用栀子柏皮汤，药物组成为茵陈、栀子、黄柏。尿少可用茵陈五苓散。

【按语】 黄疸的形成原因不同，临床表现也各异，临床上须根据寒热虚实的不同，分别采用不同的方法治疗。《医门法律》有云："黄疸得之外感者，误用补法，是谓实实。得之内伤者，误用攻法，是谓虚虚。"本节所述，虽然皆属阳黄范畴，但治疗不同。有表证者宜解表清热利湿；里实者宜清热利湿，佐以泻下。湿重于热宜利湿化浊，佐以清热。无表证，无里实而湿热交蒸宜泄热利湿。西医学则强调治疗病因。根据不同类型的黄疸有时也作一些对症处理。例如，溶血性黄疸，贫血明显，需输血。肝细胞性黄疸，补充维生素。阻塞性黄疸见有瘙痒者，使用少量抗组胺药物以及抗感染治疗等。

①麻黄茵陈醇酒汤 麻黄 茵陈 醇酒

方中麻黄，性味辛、微苦、温。功效发汗、解表，宣肺平喘，利水。茵陈，性味苦、平。功效清热利湿，退黄疸。醇酒，活血。全方有清热，利湿退黄的作用。

麻黄茵陈醇酒汤当源于本书。全方用于治黄疸，其他文献未见报道。对于阳黄兼有表证者，目前一般主张用麻黄连翘赤小豆汤。方由麻黄、连翘、赤小豆、生梓白皮、杏仁、生姜、甘草、红枣组成。李学清用本方治疗1例黄疸患者，3剂后体温恢复正常，饮食增加，细胞增多。原方去麻黄加板蓝根，继服15剂黄疸消退，又服15剂，各项化验恢复正常，痊愈。

②茵陈蒿汤 茵陈六两 栀子十四枚 大黄二两

上三味，以水一斗，先煮茵陈，减六升，内三味，煮取三升，去滓，分温三服，小便当利，尿如皂角汁状，色正赤，一宿腹减，黄从小便去。

方中茵陈，清热利湿退黄。栀子，性味苦、寒。清热泻火利湿，使湿热从小便而下。大黄，清热通腑，使湿热从大便而下。三药合用，清热湿热，前后分消退黄。

茵陈蒿汤源于《伤寒论》。原文适应证是："伤寒七、八日，身黄如橘子色，小便不利，腹微满者，茵陈蒿汤主之。"
《伤寒来苏集》谓："症在阳明之里，当泻之于内，故立本方，
是逐秽法。"现临床本方是治疗阳黄，热重于湿的代表方。马
有度报道，统计应用本方治疗急性病毒性肝炎，证属湿热者
1184例，近期治愈率在95％以上，有效率达100％。韩德五
等报道，用四氯化碳制成大白鼠的急性肝损伤，观察本方及其
组成各药对肝损伤的防治作用。实验结果表明：接受药物治疗
的动物，其肝细胞的肿胀，气球样变，脂变及坏死，均有程度
不同的减轻、肝细胞内蓄积的糖原与核糖核酸含量有所恢复或
接近正常，血清谷丙转氨酶活力下降，为茵陈蒿汤的退黄作用
和治疗肝炎提供了形态和功能学基础。

③**栀子柏皮汤**　栀子十五枚　黄柏二两　甘草一两

水四升，煮取一升半，去滓，分温再服。

方中山栀清热泻火利湿。黄柏，性味苦、寒。清热燥湿，
泻火解毒。全方有清热利湿退黄的功用。

茵陈栀子柏皮汤当源于本书。据《删补名医方论》认为栀
子柏皮汤方中之甘草，当是茵陈。若按此说，本方即《伤寒
论》之栀子柏皮汤。此说存疑。实际上现在的栀子柏皮汤无茵
陈是甘草。按通行说法，茵陈栀子柏皮汤当源于本书。虽然全
方用于治黄疸少见报道，但这三味药物无疑均是治黄疸的常用
药。《卫生宝鉴》有"身热大小便如常而发黄者，治用仲景栀
子柏皮汤加茵陈。"之说。

④**茵陈五苓散**　茵陈二钱　猪苓二钱　茯苓二钱　泽泻二钱
桂枝二钱　白术二钱

水二钟，煎一钟，不拘时服。

方中茵陈清热利湿退黄。五苓散，通阳化气，健脾利水。
诸药合用则健脾利水，清热退黄。

茵陈五苓散《卫生宝鉴》："身热大小便如常，小便不利而

发黄者，治用茵陈五苓散。"《医学正传》引《活人书》：伤寒或伏暑发黄，小便不利，烦渴。现代用于治疗阳黄，湿重于热者，症见：身目色黄，身热不扬，头昏而重，胸闷纳呆，便烂，小便黄，苔黄腻，脉濡缓。据报道用茵陈五苓散治疗传染性肝炎3例，肝功能均转为正常，黄疸指数迅速下降，其中一例肝功能损害较严重，故恢复较长。治疗过程无副作用，肝脏肿大及消化系统症状逐步消失，精神恢复迅速。

【原文】　谷疸热实宜乎下　不实宜用胃疸汤[①]
　　　　　茵陈胃苓减草朴　连栀防己葛秦方

【提要】　阐述谷疸寒湿证的治疗。

【白话解】　谷疸有中焦湿热证和中焦虚寒所致的寒湿证。湿热实证可用茵陈蒿汤（见上节）若寒湿重的治用胃疸汤，即茵陈、苍术、陈皮、白术、茯苓、猪苓、泽泻、黄连、栀子、防己、葛根、秦艽。

【按语】　《金匮要略·黄疸篇》原文："阳明病，脉迟者，食难用饱，饱者发烦头眩，小便必难，此欲作黄疸。虽下之，腹满如故，所以然者，脉迟故也。"一般认为，该条文是指太阴虚寒，不能运化水湿，湿郁而致黄疸。该类型的黄疸临床上也有偏湿重还是偏寒重之别。偏于湿重的，燥湿除满为主。偏于寒重的，温中化湿为主。此类疸证现今与阴黄，寒湿阻遏型相近。

①胃疸汤　茵陈　白术　苍术　陈皮　葛根　茯苓　猪苓泽泻　防己　黄连　栀子　秦艽

　　方子组成由茵陈四苓汤加苍术、陈皮、葛根、防己、黄连、栀子、秦艽。方中四苓汤、陈皮、防己、葛根，健脾升阳渗湿。黄连、山栀、秦艽、茵陈，清湿热而退黄。全方偏重于健脾升阳渗湿。因而适用于黄疸，寒湿阻遏，偏于湿重者。

本方当源于本书。全方用于治疗黄疸，其他文献未见报道。阴黄《卫生宝鉴》有"皮肤凉又烦热，但卧水中，喘呕，脉沉细迟无力而发黄者，治用茵陈四逆汤……"现代常用代表方是茵陈术附汤。若偏于湿重的加苍术、厚朴、陈皮等。

【原文】　酒疸虚茵解醒[1]汤①　实用栀豉枳大黄②
　　　　　黄汗一味蔓菁散③　　石膏茵陈芪术防④

【提要】　阐述酒疸、黄汗的治疗。

【注释】　[1] 醒：chéng，音呈。喝醉了神志不清。

【白话解】　酒疸有虚实之分。虚证用茵陈解醒汤。实证用栀子大黄汤，药物组成为栀子、豆豉、枳实、大黄。黄汗可用蔓菁一味治疗。如卫气虚者用加味玉屏风散，药物组成为石膏、茵陈、黄芪、白术、防风。

【按语】　酒疸是嗜酒过度，湿热内蕴熏蒸肝胆所致。由于病程的长短，体质的强弱，故也有虚实之分。酒疸的治疗，《金匮要略》有："酒黄疸，心中懊憹或热痛，栀子大黄汤主之。"黄汗《金匮要略》原文"问曰：黄汗之为病，身体肿，发热汗出而渴、状如风水，汗沾衣，色正黄如柏汁，脉自沉，何从得之？师曰：以汗出入水中浴，水从汗孔入得之，宜芪芍桂酒汤主之。"刘景祺认为黄汗以水肿为重，黄疸为轻，且不像黄疸。现代一般认为黄汗是湿热内郁所致，其证候特点是汗出色黄，染衣着色，常伴见口中粘苦，渴不欲饮，小便不利，苔黄腻，脉弦滑。

①**茵陈解醒汤**　木香五分　人参　猪苓　茯苓　橘皮各一钱半　白术　干姜　神曲　泽泻各二钱　青皮　砂仁　蔻仁各一钱　葛花　茵陈各五钱　上药为极细末，每服三钱，白汤

调下。

方中茯苓、猪苓、泽泻、白术即四苓散，健脾渗湿。人参大补元气，补益肺脾。干姜、温中散寒。神曲、消食和胃。木香、青皮、橘皮、砂仁、蔻仁，行气燥湿健脾。葛花，性味甘、平。功效解酒，醒胃、止渴。茵陈，清热利湿退黄。全方有温中健脾，分消醒酒的作用。

本方源于本书。全方用于治疗酒疸，其他文献少见报道。但是，方中四苓散、茵陈、人参、陈皮、木香、干姜等目前在治疗阳黄、阴黄中都是常用的药物。

②栀子大黄汤　栀子十四枚　豆豉一升　枳实五枚　大黄一两

上四味，以水六升，煮取二升，分温三服。

方中栀子，清热泻火，除烦去湿；大黄，清热通腑；枳实，破气消积；豆豉，除烦，解渴。豆豉与山栀同用可加强除烦作用。诸药同用能透胃中郁热，泻胃肠积热。

栀子大黄汤源于《金匮要略》。原方是"酒黄疸，心中懊侬或热痛，栀子大黄汤主之"。适用于黄疸湿热内蕴，积于肠胃，上冲于心者。由于本方豆豉尚有发汗解表作用，因此，一般认为该方适用于阳黄初起或兼有表证者。但文献中少见有关用全方治疗黄疸的报道。

③蔓菁散　蔓菁

研细末，每服二钱，日三次井华水调服，小便色白则愈。

蔓菁即芜菁，性味苦、辛、甘、平。功效开胃下气，利湿解毒。

本方源于本书。《圣济总录》也有蔓菁散。蔓菁散治黄汗少见文献报道。《圣济总录》该方用于治疗"阴㿗肿缩"。《金匮要略》治黄汗用芪芍桂酒汤。方由黄芪、芍药、桂枝、苦酒组成。今人治黄汗实证一般用龙胆泻肝汤。

④**加减玉屏风散**　石膏　茵陈　黄芪　白术　防风

方中玉屏风散益气固表止汗。石膏，性味辛，甘，大寒。清热泻火。茵陈，清热利湿退黄。因此，全方有固表止汗，清利湿热的功效。

加味玉屏风散源于本书，治黄汗虚证未见文献报道。但玉屏风散是治疗自汗的常用方。现代把玉屏风散作为治疗自汗的主方。据报道，虚证患者服用本方后免疫力（周围血象中的白细胞，血清免疫球蛋白，淋巴细胞转化率等）得以改善，病情好转。

【原文】　女劳实者膏滑麦①　女劳虚者肾疸②医
　　　　　升阳散火减去芍　　加芩柏曲四苓俱

【提要】　阐述女劳疸的治疗。

【白话解】　女劳疸有实有虚。实者治宜石膏散，药物组成为石膏、滑石、大麦；虚者治宜肾疸汤。即升阳散火汤减去芍药加黄芩、黄柏、神曲、白术、茯苓、猪苓、泽泻。

【按语】　女劳疸，《金匮要略》认为本证是得之于房劳醉饱。病机是黄疸日久伤肾，房劳过度引起肾虚瘀热内结所致。症状特点是身黄、额上微黑，膀胱急，少腹满，小便通利，大便色黑，傍晚手足心热而反觉恶寒。本节所述，该证有虚有实。实者有湿热，虚者是湿热侵及血分。因此，实者清热利湿为主，虚者须升阳散火，这是湿热蕴结下焦日久，化燥伤阴动火之故。按女劳疸的临床表现，西医学的急、慢性肝炎，肝硬化病人后期伴有黄疸者可见到。这类患者还经常伴有胁下积块胀痛、肤色暗黑、额上色素沉着、舌质暗红、脉弦细等，严重者可发生鼓胀。

①**石膏散**　煅石膏　飞滑石各等分

研末，每服二钱，大麦汤调服。

石膏，性味辛、甘、大寒。清热泻火，收敛生肌。滑石、性味甘、寒。功效，利水渗湿。大麦，和胃益气。全方有和胃益气，清热湿热之功。

石膏散源于《千金方》卷十。主治，女劳疸，日晡所发热恶寒，小腹急，身体黄，额黑，大便溏黑，足下热。全方用于治女劳疸，其他文献少见报道。

②肾疸汤 升麻五钱 苍术一钱 防风 独活 柴胡 羌活 葛根各一钱半 人参六分 甘草三钱 黄芩三钱 黄柏二分 神曲六分 白术 茯苓 猪苓 泽泻各三钱

分二贴，水煎，食前稍热服。

方中升麻、防风、羌活、独活、柴胡、葛根、升举阳气。阳气不下陷，阴火归位则虚热可退。人参、白术、茯苓、甘草、四君子汤健脾益气。神曲，消食和胃。黄芩、黄柏、猪苓、泽泻、清下焦湿热之用。女劳疸虚证是肾虚瘀热夹湿热内侵。本方既有升阳散火，利湿清热的治标作用，又有健脾益气之本作用，故用于女劳疸虚证。

肾疸汤当源于《兰宝秘藏》，该书中本方有藁本无黄芩。《兰宝秘藏》主治肾疸目黄，甚至浑身黄，小便赤涩。《嵩崖尊生》主治女劳疸，日久发热恶寒，额黑出汗手足热，腹胀如水，大便黑时溏，身目黄，小便不利。全方用于治疗女劳疸其他文献少见报道。方中四君子汤，黄芩、黄柏等也是治黄疸的常用药物。

积聚总括

【原文】 五积六聚本难经　七癥八瘕载千金
肠覃石瘕辨月事　痃[1]癖[2]之名别浅深
脏积发时有常处　腑聚忽散无本根

癥类积痃瘕聚癖　肠满汁溢外寒因

【提要】　阐述积聚概况及其成因。

【注释】　[1] 痃：xián，音弦，这里指腹内积块的病

[2] 癖：pǐ，音匹，这里指腹内积块的病。

【白话解】　积聚、癥瘕都是腹中积块的病。五积六聚，本乎《难经》。七癥八瘕载于《千金方》。肠覃、石瘕也是腹内积块的病。其辨别是根据月经的正常与否。月经正常者是肠覃，不正常者是石瘕。痃癖的辨别主要是积块部位的深浅。外而浅者谓之痃，内而深者谓之癖。积者属脏，发有常处，部位固定。聚者在腑，时聚时散，聚者有形，散者无形，部位不固定。癥病，积块固定类似于积、痃。瘕病，积块时聚时散，部位不固定，类似于聚、癖。这类疾病大都由于喜怒不节损伤脏气，饮食不节损伤六腑，以致脏腑不能运化水谷精微，停聚于体内或外受风寒，内与气血食物搏结而成。

【按语】　五积是指心之积名叫伏梁，肺之积名叫息贲，脾之积名叫痞气，肝之积名叫肥气，肾之积名叫奔豚。六聚按所发部位有孙络、缓筋、募原、膂筋、肠后、输脉之分。七癥即蛟、蛇、鳖、肉、发、虱、米癥。八瘕即青、黄、燥、血、脂、狐、蛇、鳖瘕。肠覃、石瘕都是妇女病。肠覃是积块在肠外，腹部膨隆，外观看似有孕，但月经仍按时而来。石瘕是积块在胞中，腹部也膨隆似孕，但月经却不按时而行。痃是积块外结于募原肌肉之间，癖是内结于膂脊肠胃之后。

积聚、癥瘕的病名目前中医教材中仍在使用。肠覃、石瘕、痃癖已很少出现。具体的五积、六聚、七癥、八瘕的病证名已几乎不用了。现关于积聚的概念表述是：腹内结块或胀或痛的病证。积证触之有形，固定不移，痛有定处；聚证触之无

形，聚散无常，痛无定处。癥、疝与积同类；瘕、癖与聚证同类。肠覃、石瘕基本属积证范畴。其形成原因主要与情志所伤、饮食不节、感受寒湿和它病演变而来，如：黄疸、疟疾、血吸虫病等。发病机制主要是肝脾受损，气滞、血瘀、痰积而致。

西医学中凡各种原因引起的肝脾肿大，腹腔及盆腔肿瘤等，多属"积"之范畴；胃肠功能紊乱、痉挛等则与"聚"证相近。

积 聚 难 证

【原文】 积聚牢坚不软动　　胃弱溏泻不堪攻

奔豚[1]发作状欲死　　气上冲喉神怖惊

【提要】 阐述积聚难治证的证候特点。

【注释】 ［1］豚：tún，音屯。指小猪，奔豚，如小猪奔跑

【白话解】 积聚病证，积块牢固不动，坚硬不软，则病深矣。如若又胃气虚弱，大便溏薄则不能承受攻法。奔豚是五积之一，发作时的症状是，病人自觉有气自少腹上冲，至咽喉则烦乱不安，头晕目眩，甚至晕倒，状如欲死状。此时若病有惊恐的神色，这些都是难治的证候。

【按语】 积聚病证，主要是指积证，如积块坚硬又伴有胃痛，饮食减少、便烂等证，病情往往已到了中、末期。这时治疗已不能单用攻法，活血化瘀，祛瘀软坚。必须兼调脾胃，补益气血。但效果已较差。

奔豚气由于有反复发作的特点，时间一长，正气必然受其影响而虚弱，以致身体难以支持，因此，肾积奔豚在五积之中也算是难治的一种积证。

积 聚 治 法

【原文】 积聚胃强攻可用　攻虚兼补正邪安

气食积癖宜化滞　温白①桃仁②控涎丹

【提要】 阐述积聚各期的治法。

【白话解】 积聚治疗大法为攻法。但具体运用须以胃气强弱为依据。胃气强，能够食才可用攻法。如胃气弱的病人，治当攻补兼施，使邪去而正不伤；扶正而不助邪。至于攻法有气、血、痰、食的不同。由气滞形成的可用秘方化滞丸（见卷四十虚劳总括）。食积所致可用温白丸。血瘀为主可用桃仁煎。由痰涎形成的可用控涎丹。（见卷三十九，痰病）。

【按语】 积聚的治疗，目前一般把聚证和积证分而论治。聚证重在调气，积证重在活血。聚证以疏肝理气，行气消聚为原则。积证以活血化瘀，软坚散结为原则。聚证按其不同的临床类型，肝气郁滞、食浊阻滞等分别采用木香顺气散，六磨汤、枳术丸、六君子汤等。积证则按初、中、末期分别用失笑散、金铃子散；膈下逐瘀汤、六君子汤；八珍汤、化积丸等治疗。积证如果是肿瘤的话，除在辨证施治的基础上选方用药外，尚可结合运用一些有抗肿瘤作用的中草药，例如藤梨根、蚤休、白花蛇舌草、半边莲、干蟾皮、猫人参等。

西医学的治疗主要是针对原发病。属于功能性的疾病，如胃肠功能紊乱等则以调整胃肠功能为主，如是实体肿瘤，早期主张手术治疗。中、晚期则以放疗、化疗为主。

①**温白丸**　即万病紫菀丸倍川乌。　　紫菀　菖蒲　吴茱萸柴胡　厚朴各一两　桂枝　桔梗　茯苓　皂角　干姜　黄连各八钱　人参　蜀椒　防风　巴豆　羌活　独活各五钱　川乌八钱

上为末，入巴豆研匀，炼蜜丸如桐子大，每服三丸，渐加至五丸七丸，生姜汤送下，食后临卧服，有孕忌服。《局方》

减羌活、独活。

方中柴胡、厚朴、桔梗，疏理气机；桂枝、干姜、蜀椒、川乌、吴萸辛温散寒；紫菀、菖蒲、皂角合桔梗、茯苓化痰散结，黄连清积聚之蕴热；羌活、独活、防风，走表开泄腠理；巴豆，性味辛、热，温下寒积；人参合茯苓，健脾益气，勿令祛邪药物伤正。全方主要功用是理气化痰，温里祛寒，消癥除积。

温白丸《普济方》、《医方类聚》、《儒门事案》等医书中都有名同药不同的方剂记载。这里的温白丸，当源于《元戎》，即"万病紫菀丸"倍川乌。《奇效良方》又作万应紫菀丸。《局方》本方减羌活、独活。温白丸《元戎》等书主治：久患痃癖如碗大，及诸黄病，每地气起时，上气冲心，绕脐绞痛，一切虫咬，十种虫病，十种蛊病，及胃冷吐食，呕逆恶心，饮食不消，天行时病，妇人多年月露不通，或腹如怀孕多血，天阴即发；十二种风，顽痹不知年岁，昼夜不安，梦与鬼交，头多白屑，或哭或笑，如鬼魅所着，腹中生疮。本方其他文献少见记载。目前治疗积证，一般按病的初、中、末三期分而诊治。初期治以理气活血，通经消积，方用，金铃子散合失笑散。中期治以祛瘀软坚，兼调脾胃，方用膈下逐瘀汤。末期治以大补气血，化活血瘀，方用八珍汤合化积丸。《局方》的五积散虽集解表、散寒、祛湿、化痰、行气、活血、通经利水、温中、止痛于一炉，但也仅适于积证初起兼有外感表证及其所致的一些气机不通的证候，其他积证并非所宜。本方亦然。

②桃仁煎　桃仁　大黄各一两　䗪虫炒，五钱　朴硝一两

上药共研为末，先以醇醋一斤，用沙锅慢火煎至半钟，下末药搅良久，为小丸，前一日不吃晚饭，次晨用温酒送下一钱，泻下恶物如豆汁、鸡肝；如不泻，次日再服，见鲜血即

停药。

　　方中桃仁性味苦、甘、平。功效活血化瘀，润肠通便，大黄，性味苦、寒，功效清热凉血，逐瘀通腑。虻虫，性味苦、微寒。功效破血消瘀，通经散结。朴硝，性味咸寒。功效泻热润燥，软坚通便。全方有活血散积、清热通腑的功用。

　　桃仁煎方源于《千金》卷四，主治：带下，经闭不通。《医略六书》主治：血首屈一指、血积，脉涩洪大。

　　本方其他文献少见全方运用的记载。但方中的药物都是治疗积证的常用药物。以方测证，该方适于现在积证的初、中期治疗。

疝 证 总 括

　　【原文】　经云任脉结七疝　　子和七疝主于肝

　　　　　　　肝经过腹环阴器　　任脉循腹里之原

　　　　　　　疝证少腹引阴痛　　冲上冲心二便难

　　　　　　　厥吐瘕癥狐出入　　溃脓癃秘木癀[1]顽

　　【提要】　阐述疝证病机证候总括。

　　【注释】　[1] 癀：tuí 音颓，疝病的一种。

　　【白话解】《素问·骨空论》有云：任脉发生病变，在男子则为七疝，在女子则为带下瘕聚。所谓瘕聚，就是女子的疝气。这是由于任脉起于中极之下，循腹中线而上行，因此，疝气属于任脉病。张子和则认为七疝属于肝。这是由于肝的经络经过腹部绕于生殖器故也。七疝的症状，冲疝是少腹痛引睾丸，气上冲心，大、小便不通畅。厥疝是少腹痛引睾丸，肝气冲逆于胃而作呕吐。瘕疝是少腹部气胀不舒，并有癥块或左或右作痛。狐疝是卧则入腹，立则出腹入囊，似狐一样出入无常是故得名。溃疝是少腹痛引睾丸，耻骨联合肿突得像黄瓜一样，内有脓血。癃疝是少腹痛引睾丸，小便不通。癀疝是少腹不痛，阴囊肿大顽硬，表皮麻木不仁。

【按语】 本节所述疝病及七疝病名，分见于《内经》各个篇章。由上可知，《内经》所述疝病，范围较大，不仅有睾丸、阴囊肿痛的睾丸之疝，而且还有腹中攻筑作痛，牵引上下的腹中之疝。《诸病源候论·疝病诸候》中也有七疝，分别是：厥、癥、寒、气、盘、附、狼疝。从所述症状看，狼疝与狐疝相似，其余都是腹痛疾患，当属腹中之疝范围。《儒门事亲》也有七疝之分。分别是寒、水、筋、血、气、狐、疝。按其描写的症状看，除筋疝外，其余均有阴囊、睾丸的肿胀疼痛，因此主要属睾丸之疝。

西医学的急、慢性附睾炎、睾丸炎、鞘膜积液、睾丸肿痛、腹股沟斜疝、股疝等主要属睾丸疝范畴。而胃肠痉挛、肠道激惹综合征、消化不良性腹痛等则主要属腹中疝之范畴。

疝证同名异辨

【原文】 鱼疝便毒溃鱼口　瘭癥七坠筋即疳
　　　　 水疝胞痹皆癀疝　冲如小肠腰痛连

【提要】 阐述疝病证同名不同的辨别。

【白话解】 有人认为血疝就是便毒鱼口。瘭疝就是癞疝。气疝就是睾丸偏坠。筋疝就是下疳，水疝小便不通，胞痹即膀胱气，皆癀疝也。冲疝即是小肠气不过疼痛牵连到腰部。

【按语】 疝气病的分类，名目繁多，以致造成名称混乱，现将各疝鉴别归纳如下：

血疝的症状：少腹两旁发时有块顶起，大如黄瓜，内部出血渗入脬囊，结成痈脓疼痛，脓少血多，它与便毒鱼口完全不同。便毒鱼口都生于少腹之下、腿根之上折纹缝中，属肝肾二经，初起像杏核一样大的核，逐渐增大像鹅卵，坚

硬木痛，微热不红，令人寒热往来，脓少血多，溃后即成
鱼口。

癥疝的症状，少腹部疼痛牵引睾丸，耻骨联合的地方肿突
像黄瓜一样，里面有脓血。它与癞疝的少腹不痛，阴囊肿大，
表皮顽麻不仁而且坚硬完全不同。

气疝虽然是睾丸偏坠肿痛，但是上自腰部下至阴囊都是疼
痛的，而且是遇怒即发，气平则已，这与狐疝的平卧则上收，
站立则下坠，有其差别的。

筋疝与下疳，虽然有其相似的地方，但也有其区别。如
筋疝阴茎中作痛，筋脉痉缩，或表皮作痒，或阴茎作肿，或
经脉弛缓不收，并有白色的东西像精液随着小便流出，这与
下疳的初起小便淋漓涩痛，阴茎逐渐肿痛，甚至腐烂是有区
别的。

水疝的症状是：阴囊肿，阴部出汗，若以手按少腹部，可
以听到水的流动冲击声；胞痹的症状是：小便闭涩不通，少腹
膀胱部以手按之，感觉气的症状是：少腹肿痛，小便不通。三
者虽然都有少腹部蓄水现象，但是与癞疝的少腹部疼痛牵引睾
丸，小便不通，有所区别。冲疝的症状是：少腹疼痛牵引睾
丸，同时有气上冲到心窝部，与小肠气的少腹疼痛牵引睾丸，
虽然是相同，但是小肠气还牵连腰部，并且没有气上冲的
现象。

这里血疝、便毒鱼口、冲疝、小肠气、胞痹、膀胱气病变
部位以腹部为主。癥疝、癞疝、气疝、水疝的病变部位以睾丸
为主。筋疝与下疳病变部位以阴茎为主。狐疝则与西医学的腹
股沟斜疝相近。

诸 疝 治 法

【原文】 治疝左右分气血 尤别虚湿热与寒

寒收引痛热多纵　湿肿重坠虚轻然

【提要】　阐述疝病的辨治方法。

【白话解】　疝病的治疗，凡左侧睾丸肿痛的，病在血分；右侧睾丸肿痛的病在气分。因于寒者，收引而痛甚；因于热者，纵而痛微。因于湿者，肿而重坠；因于虚者，也可有肿坠，但轻轻然不重也。

【按语】　本节根据病变部位确定疾病病在气分、血分的方法，目前已少用。根据症状辨病在寒、在热、在虚、在湿的方法可供参考。目前主张按睾丸之疝与腹中之疝来辨证。腹中之疝由于涉及面较广，常须与"腹痛"、"肠痈"、"奔肠气"、"虫痛"等病证比较、鉴别，故讨论、研究的较少。睾丸之疝，《实用中医内科学》主要分五种证候辨治。①寒疝：阴囊肿硬发冷，睾丸痛引少腹、喜暖畏寒，舌苔白，脉象沉弦或沉迟。②水疝：阴囊水肿，状如水晶，或痛或痒，或囊湿出水，舌苔薄腻、脉弦。③气疝：阴囊肿胀偏痛，少腹有下坠感或疼痛，时缓时急，舌淡苔薄，脉弦。④狐疝：阴囊一侧肿大，时上时下，如有物状，卧则入腹，立则入囊，胀痛俱作。⑤癫疝：阴囊肿硬重坠，如升如斗，麻木不知痛痒。这些证候，西医学主要散见于，急、慢性附睾炎、睾丸炎、鞘膜积液，睾丸肿痛、腹股沟斜疝等疾病中。

【附方】　中寒冷疝归芍附　桂索茴楝泽萸苓①
　　　　　　外寒入腹川乌蜜　肉桂芍草枣姜同②

【提要】　阐述寒疝的治疗。

【白话解】　寒疝的治疗应分别外寒、内寒。因于内寒者，可用当归温疝汤，药物组成为当归、白芍、附子、肉桂、延胡索、泽泻、小茴香、川楝子、吴茱萸、白茯苓。因于外寒者，可用乌桂汤，药物组成为川乌、蜂蜜、肉桂、白芍、炙甘草、生姜、大枣。

【按语】　目前关于寒疝的治疗分寒实证和虚寒证。寒实证的临床表现是阴囊肿硬而冷，甚则坚硬如石，控睾而痛，畏寒喜暖，苔薄白，脉沉弦。治以椒桂汤（川椒、桂枝、高良姜、吴萸、小茴香、柴胡、青陈皮）。温经散寒，疏肝理气。虚寒证的临床表现有，阴囊肿胀而冷，按之不坚，腹中切痛，痛引睾丸，形寒足冷，手足不仁，舌淡苔白，脉沉细而迟，治以暖肝煎（肉桂、小茴香、乌药、沉香、当归、杞子）散寒行气，养血和肝。

①**当归温疝汤**　当归　白芍　附子　肉桂　延胡索　泽泻　小茴香　川楝子　吴茱萸　白茯苓

方中附子、肉桂、吴萸，皆辛温之品，有温经散寒的作用。小茴香、川楝子、延胡索，理气止痛。茯苓、泽泻，健脾除湿。当归、白芍养肝和营。全方有散寒止痛，除湿养肝的功用。

②**乌桂汤**　川乌　蜂蜜　肉桂　白芍　炙甘草　生姜　大枣

方中川乌，性味辛，温。功效祛风除湿，散寒止痛。肉桂也是辛热之品，有温中补阳，散寒止痛之功。因此二药同用有逐寒止痛之功。白芍、甘草，缓急止痛。蜂蜜、生姜、红枣调和诸药，且有减轻川乌毒性的作用。诸药共用则有逐寒止痛，缓急和营的作用。

当归温疝汤和乌桂汤均源于本书，全方用于治疗寒疝，其他文献未见。但方中所用药物如吴萸、小茴香、肉桂、当归等均是治寒疝常用的。例如，吴萸，《本草纲目》谓其"开郁化滞，治吞酸，厥阴痰涎头痛，阴毒腹痛，疝气，血痢，喉舌口疮"。小茴香，《本草从新》谓其"开胃下食，调中止呕，疗小肠冷气，癫疝阴肿"。

【原文】 外寒内热乌栀炒①　　水酒加盐疝痛安

　　　　　　癫疝不分新与旧　　三层茴香②自可痊

【提要】 阐述寒疝，外寒内热及癫疝的治疗。

【白话解】 寒疝见外为寒邪闭束，内有郁热者，治用乌头栀子汤。煎煮药物用水酒、盐，取其行血止痛，故云"疝痛安"。癫疝的治疗，无论发病新与久，皆可用三层茴香丸治疗。

【按语】 寒疝，除了上述有外寒、内寒之分外，还有外有寒郁内有郁热者。这里表达的是一种辨证论治的思想。由于寒疝一类疾病，起病原因复杂，临床表现各异，因此临床当随证而治。癫疝，由于病性较稳定，因此无论发病新久皆可用一方治疗。西医学关于睾丸疾病的辨治，以附睾炎为例。临床分急性和慢性。急性者，发病急，阴囊肿痛明显，站立时加重，并向腹股沟放射，常伴有高热，附睾肿大局部有触压痛。炎症重者阴囊皮可见红肿，甚至有脓肿形成。慢性者，常感一侧阴囊坠痛不适，并向腹股沟放射。有不定期的附睾肿胀疼痛病史。附睾轻度增大，变硬及轻度压痛。治疗以抗生素为主。慢性患者，若有频繁急性发作或化脓性附睾炎史可将附睾切除。由此也可见该类疾病临床证候较复杂之一斑，故治疗须随证而异。

①**乌头栀子汤**　川乌头炮　栀子仁炒，各三钱

水二钟，煎一钟，空心服（本书用水酒、盐煮药）

方中乌头，辛温散寒止痛。栀子，性味苦、寒。功效清热泻火，凉血解毒。并用水酒、盐煮药。故本方既可散外寒止痛，又可清内热，并有和营的功用。

324

本方源于本书。全方用于治疗疝证文献少见报道。但方中药物，尤其乌头是散寒止痛的常用药物。高楚荣等用乌头酊直流电离子导入法进行镇痛研究，证明有较好疗效。

②**三层茴香丸** 第一料：大茴香拌盐，五钱，炒和盐秤 川楝子去核炒 沙参—两 木香—两

上为细末，水煮蜜糊为丸，如梧桐子大，每服三钱，空心盐汤下，日三服，才完，便接第二料。

第二料：照前方加荜拨—两，槟榔五钱，共前药六味，重五两半，为末，糊丸，服法如前，未愈，服第三料。

第三料：照前两方加白茯苓四两，制香附—两，共前八味，重十两，糊丸，服法同前。

本方源于《百一》卷十五。原书作"三增茴香丸"。方中第一料，大茴香、川楝子、木香、沙参。大茴香，又称八角茴香。性味、功效与小茴香相近，理气止痛，调中和胃。与木香、川楝子同用加强理气止痛作用。沙参有和胃及防理气药香燥伤阴的作用。第二料加荜拨、槟榔，是进一步加强了温中散寒，理气止痛的作用。第三料，是白茯苓、制香附，而其他医书中为白茯苓、附子。前者是加强了理气止痛，健脾渗湿作用。后者是加强散寒止痛，健脾渗湿作用。

三层茴香丸，原书主治肾与膀胱俱虚，为邪气搏结，遂成寒疝，伏留不散，脐腹撮痛，阴核偏大，肤囊壅肿，重坠滋长，有妨行步，瘙痒不止，时行黄水，浸成疮疡；或长怪肉，屡治不瘥，致令肾经闭结，阴阳不通，外肾肿胀，冷硬如石，渐渐大者。本方疗效不仅解除症状，而且可以断根。现代寒疝治方，实证用椒桂汤；虚证用暖肝煎。三层茴香丸用于治疗癞疝，痰湿瘀结型偏于气滞者。症见，阴囊肿大粗厚，坚硬重坠，麻木不知痛痒，四肢重着，舌质紫暗，苔白，脉滑或沉弦。

【原文】　醇酒厚味湿热疝　　不谨房劳受外寒

　　　　　苍柏①香附青益草　　茴索查桃附子煎

【提要】　阐述湿热疝的治疗。

【白话解】　疝气的发生，除了房劳过度，又受外寒，损伤任脉之外，还有饮食不节，嗜食醇酒厚味，酿成湿热下注，侵犯肝经，成为疝气。对此治疗可用十味苍柏散药物组成为苍术、黄柏、香附、青皮、益智仁、甘草、小茴香、山楂、延胡索、桃仁、附子。

【按语】　湿热疝，现在一般认为是水疝中的一个类型。它可由寒湿型水疝郁久化热所致，也可由其他原因导致湿热内生所致。西医学认为睾丸的鞘膜正常时脏层与壁层之间有少量浆液，当鞘膜的分泌和吸收功能失去平衡及鞘膜本身或邻近器官出现病理改变，渗出液过多或吸收障碍时，都可能引起鞘膜积液。并认为水疝主要指的就是鞘膜积液，而其中伴有感染者，大多即为湿热疝。

　①十味苍柏散　苍术　黄柏　香附　青皮　益智仁　甘草小茴香　山楂　延胡索　桃仁　附子

方中黄柏、苍术清下焦湿热；香附、青皮、小茴香理气；桃仁、延胡索活血；附子散寒；益智仁、甘草，暖脾和胃；山楂消食化积。诸药合用则有清热除湿，理气活血，散寒止痛。

本方源于《丹溪心法》。本书方中有山楂。原书主治疝气作痛。其他文献少见报导。现代治疗水疝，湿热型均主张用《景岳全书》大分清饮。方由栀子、猪苓、茯苓、泽泻、木通、枳壳、车前子组成。

【原文】　膀胱水疝尿不利　　五苓①茴楝与葱盐

瘕硬血疝宜乎下　大黄皂刺[2]酒来煎

【提要】 阐述膀胱气、水疝、血疝的治疗。

【白话解】 膀胱气与水疝临床表现都有少腹部蓄水，小便不利的症状，因此治疗两者都可用茴楝五苓散治疗。血疝症见少腹两旁坚硬突起如黄瓜，瘀血渗透入脬囊，结成痈脓，因此治疗宜用下法，方用大黄皂刺汤。

【按语】 这里的膀胱气，与现在《实用中医内科学》所谓气疝相近。水疝，与目前所谓的水疝中寒湿型相似。这二者都有阴囊坠胀，小便不利等故本书一并治疗。血疝，这里主要指小腹近外生殖器部位的痈肿，现在一般按外科手术治疗。若是内治则用抗生素或清热解毒药物。

①茴楝五苓散　桂枝　猪苓　茯苓　泽泻　白术　小茴香　川楝子

方由五苓散通阳化气行水。小茴香、川楝子理气正痛。全方有化气行水，理气止痛的功用。

本方当源于本书。全方用于水疝、膀胱气少见文献报导。现在治疗水疝，寒湿型用五苓散加木香、橘核。治气疝实证用天台乌药散；虚证则用补中益气汤。

②大黄皂刺汤　大黄　皂角刺各三钱

酒煎服

方中大黄，攻积导滞，凉血行瘀。皂刺，性味辛，温。功效消肿排脓。二药合用则有攻积导滞，行瘀排脓之功。

本方当源于本书。全方用于治疗血疝少见文献报导。但是这二味药治疗疝气也是较常用的。《本经》谓大黄“下瘀血，血闭寒热，破癥瘕积聚，留饮宿食，荡涤肠胃，推陈致新，通利水谷，调中化食，安和五脏”。据现代药理研究，大黄蒽醌衍生物有强大的抗菌作用。体外试验最为敏感的细菌为葡萄菌、链球菌，其次有伤寒杆菌、痢疾杆菌、大肠杆菌等。皂角刺，《本草经疏》谓："刺功用与荚同，第其锐利能直达疮所，为痛疽，妒乳，疗肿未溃之……药"。

【原文】 血分寒疝女产后　脐腹连阴胀痛疼

羊肉一斤姜五两　当归三两水八升①

【提要】 阐述血虚寒疝的证治。

【白话解】 血虚寒疝的症状是，脐周腹痛连及前阴胀满疼痛，可用当归生姜羊肉汤治疗。

【按语】 本节之寒疝属腹痛范围，即腹中之疝的一种。它是由于血虚，腹部经脉失于荣养，脉络绌急所致。它和现在的血虚腹痛型相近。可见于妇女产后，或久病血虚之腹痛之人。

①**当归生姜羊肉汤**　当归三两　生姜五两　羊肉一斤

以水八升，煮取三升，温服七合，日三服。如寒多的加生姜成一斤，痛而多呕的加橘皮二两。加生姜的，亦加水五升，煮取三升二合，服之。

方中当归，养血和血；羊肉，补虚温阳；生姜，祛寒温中。全方有温中散寒，补血缓痛的作用。

本方源于《金匮要略》。原书主治："寒疝腹中痛及胁痛里急"；"产后腹中疠痛"；"腹中寒疝，虚劳不足"。《本草衍义》载治：一妇人产当寒月，寒气入于产门，脐下胀满，手不敢犯，此寒疝也。医将治之以抵当汤，谓其瘀血。予教之曰：非其治也，可服张仲景羊肉汤，二服而愈。目前本方治疗类似的腹痛一般用四物汤加炙甘草、炙黄芪，或黄芪建中汤治疗。

【原文】　冲疝厥疝痛上攻　脐悸奔豚气上行

　　　　　吴萸一味为君主　肉桂泽下白茯苓①

【提要】　阐述冲疝、厥疝的证治。

【白话解】　冲疝和厥都有气冲上攻，奔豚气也有冲气上攻。虽然病种不同，但都有气冲上攻之证候，故都可以用夺命汤治疗。该方以吴茱萸为君药，其他有肉桂、泽泻、白茯苓。

【按语】　冲疝、厥疝都属腹中之疝的范畴。现在《中医内科学》一般归入"腹痛"病证。按其临床表现主要属寒性腹痛，包括寒湿内阻和中脏虚寒。西医学认为中下腹痛，其部位主要在脐周，性质呈钝痛或阵发性绞痛，常伴有肠鸣音增加，多为肠道病变所表现的肠绞痛。形成原因较多，可由功能失常造成肠平滑肌痉挛，或由肠道炎症、寄生虫病及各种原因造成的肠梗阻所引起。

①夺命汤　吴茱萸　肉桂　泽泻　白茯苓

方中吴茱萸，温中止痛，降逆止呕，杀虫；肉桂，温中补阳，散寒止痛；茯苓，健脾渗湿；泽泻，利水。全方有温阳止痛，降逆除湿的作用。

本方当源于本书。全方用于治疗冲疝、厥疝的文献未见报导。但方中君药吴茱萸是厥阴肝经的主药，其暖厥阴治寒疝的作用为历代医家所袭用。如《伤寒论》中的吴茱萸汤，治呕而腹满或干呕吐涎沫等证。《本经》谓其"主温中下气，止痛……"。《本草纲目》谓其"开郁化滞，治吞酸，厥阴痰涎头痛，阴毒腹痛，疝气，血痢，喉舌口疮"。目前中医学院《中医内科学》治寒湿内阻型腹痛，首选方是天香正气散。中脏虚寒型腹痛是小建中汤。

【原文】 气疝诸疝走注痛　青木香附吴萸良

　　　　　巴豆拌炒川楝肉　乌药荜澄小茴香①

【提要】 阐述气疝的证治。

【白话解】 气疝与各种疝病一样，都是少腹部和阴囊游走不定，时发时止的疼痛，治用青木香丸，药物组成为青木香、吴茱萸、香附、荜澄茄、乌药、小茴香、川楝子、巴豆等。

【按语】 气疝目前有虚、实之分。实证，症见阴囊肿胀偏痛，少腹结滞不舒，痛无定处，以胀为主，时因愤怒、号哭引发，苔薄，脉弦。虚证，症见阴囊肿胀偏痛，反复发作，遇劳即发，少腹胀痛有下坠感，小便短涩不畅，舌淡边有齿印，苔薄，脉弱无力。本节所述仍为实证气疝。西医学中易复性疝，包括腹股沟疝、股疝等与本节描写相近。

①青木香丸　青木香五钱　吴茱萸酒醋浸炒，一两　香附醋炒，一两　荜澄茄五钱　乌药五钱　小茴香五钱　川楝子五钱用巴豆仁二十一粒，研碎，炒拌

为末和匀，葱汁为小丸，每服三钱，酒或盐汤送下。

方中青木香即马兜铃的根。性味苦，微辛，寒。功效顺气止痛，解毒，消食，除风湿。香附、乌药、小茴香、川楝子均为理气止痛治疝药，与青木香同用增强理气止痛作用。吴茱萸、荜澄茄均为温中散寒，行气止痛药。诸药合用有温中散寒，理气止痛治疝的作用。

本方当源于本书。全方用于治疗气疝，文献少见报道。现代治气疝实证，首选方为天台乌药散。该方木香为广木香，并用乌药、茴香、川楝子等理气药，温中散寒用高良姜。西医学关于该类疝的治疗主张用手术方式，如疝囊高结扎术、疝修补术和疝成形术等。非手术疗法则有疝带治疗和局部用医用胶或硬化剂注射于疝环及腹股沟管内，使之粘连硬化而疝不得

复出。

【原文】 楝实①狐疝一切疝　楝肉茴香马蔺芫

三萸二皮各一两　乃宜急灸大敦[1]安

【提要】 阐述狐疝的治疗。

【注释】 ［1］大敦：穴位名，在足大趾甲后毛际处，属肝经穴。

【白话解】 茴香楝实丸是治疗狐疝的方剂，并适用于治疗其他疝气，其药物组成为川楝子、小茴香、马蔺花、芫花、吴茱萸、山茱萸、食茱萸、青皮、陈皮。如再灸肝经大敦穴，以疏通肝经，则疗效更为迅速。

【按语】 狐疝的临床特点是，阴囊偏有大小，时上时下，似有物状，卧则入腹，立则入囊，胀痛俱作。据此，与西医学的易复性腹股沟疝相似。该症除腹股沟区有肿块外，常无其他症状，仅偶尔有些胀痛。肿块常在站立、行走、咳嗽或劳动时出现，呈梨状或半球形。用手按肿块并嘱病人咳嗽，可有膨胀性冲击感。如病人平卧休息或用手将肿块向腹腔推送，肿块即可向腹腔回纳而消失。手术治疗是该种疝病的有效方法。

①茴香楝实丸　川楝子　小茴香　马蔺花　芫花醋炒焦黑吴茱萸　山茱萸　食茱萸　青皮　陈皮各一两

为末，醋糊为丸，每服二钱，酒吞服。

本方以川楝子、小茴香为主药，有疏理温化肝经的郁滞、主治疝气的作用。佐以马蔺花行血利尿，芫花逐水，青皮、陈皮化气解郁，山茱萸温疏肝胃经络，共奏温经消疝的作用。如再灸肝经大敦穴（在足大趾甲后毛际处）以疏通肝经，则疗效更为迅速。

本方源于《圣济总录》原名楝实丸，《医学发明》谓茴香楝实丸，其他《普济方》、《宣明论》均有名同药不同的方。本书中的茴香楝实丸全方用于治疗狐疝未见文献报道。原书主治：小肠受邪控睾引少腹痛，同名类似方中《普济方》主治小肠控睾证。《宣明论》主治：小肠病结上而不下，痛冲心肺。现代治疗本病证用导气汤为主方（川楝子、茴香、广木香、吴茱萸）。

医宗金鉴

杂病心法要诀（原书卷次四十三）

头痛眩晕总括

【原文】 头痛痰热风湿气　或兼气血虚而痛

在右属气多痰热　左属血少更属风

因风眩晕头风痛　热晕烦渴火上攻

气郁不伸痰呕吐　湿则重痛虚动增

【提要】 阐述头痛眩晕的形成原因及诸型证治。

【白话解】 头痛眩晕的病因大致可分为痰浊上扰、热邪内炽、风寒（热）外束、湿浊熏蒸、气机阻滞以及气虚血亏这几种。以发病部位来说，以右侧头痛眩晕较甚的，大多由于气虚、痰浊或热邪而致病；以左侧为甚的，大多以阴血亏虚或肝血亏虚，虚风内动的居多。因感受风寒（热）之邪而头痛眩晕的称为头风痛；因热邪炽盛，上攻清窍而头痛眩晕的，多伴有心烦口渴；因气机郁滞而头痛眩晕者，可出现精神不振，意志不伸；因痰浊上泛而致病者，多伴恶心欲吐，呕吐痰涎；因湿浊熏蒸而致病者，多感觉头部沉重，抬举不起；因气血亏虚而致的头痛眩晕，动则头痛眩晕加剧。

【按语】 头痛与眩晕是两个不同的症状，头痛是以头部疼痛为主证。头痛一证，首见于《内经》。《素问·五脏生成》云："头痛巅疾，上实下虚，过在足少阴、巨阳，甚则入肾。"《灵枢·经脉》："膀胱，足太阳也。是动则病冲头痛，目似脱，项如拔……。"张仲景在《伤寒论》中论及太阳、阳明、少阳、厥阴病均有头痛之见证，并加以辨证论治，以辛温发汗之剂发散风热治太阳头痛，以承气汤通腑泻下治阳明头痛，以吴茱萸汤温散厥阴寒邪治厥阴头痛。隋代《诸病源候论》书中认识到"风痰相结，上冲于头"可致头痛。宋代陈无择在《三因极一病证方论》中指出头痛当详审三因。金元时期，李东垣将头痛分为内伤头痛和外感头痛，在《内经》和《伤寒论》的基础上，补充了太阴头痛和少阴头痛，并首创分经用药的方法，对后世影响深远。《丹溪心法》指出"头痛多主于痰，痛甚者火多，有可吐，可下者"的病因学说，并补充了痰厥头痛和气滞头痛之名。明代王肯堂在《证治准绳》中对头痛的病因病机多有阐发，认为"浅而近者名头痛"，"深而远者为头风"。总之，头为"诸阳之会"、"清阳之府"，六淫之邪外袭，或直犯清空，或循经络上干；或痰浊瘀血痹阻经络，致使经气壅遏不行；或气虚清阳不升；或血虚经脉失养；或肾阴不足，肝阳偏亢；或情志怫郁，郁而化火，均可导致头痛的发生。其病因虽多，约之不出外感内伤两端。

西医学认为头痛是许多疾病的一个常见症状，颅内病变、颅外病变、全身性疾病和神经官能症都能引发头痛。头痛的产生机制甚多，主要有脑血流量增加、颅内高压使血管和脑膜受牵引，或由于病原体的毒素刺激脑膜和颅内血管使之扩张而引起头痛。常见病如三叉神经痛为电击样或火烙样剧痛；流行性感冒有双侧眼球后的剧烈疼痛；高血压头痛为钝痛或跳痛；脑供血不足者大多为跳痛、胀痛或搏动性痛；神经官能症头痛性质多样，主要有重压感、紧箍感、刺痛、麻痛和胀痛等。颅内感染性疾病、急性脑血管疾病、颅内占位性疾病往往病情严重，头痛也较剧烈，属祖国医学"真头痛"范畴。

眩晕是目眩与头晕的总称，眼花或眼前发黑，视物模糊为目眩，感觉自身或外界景物旋转，站立不稳为头晕，两者一般同时出现，故并称。眩晕最早见于《内经》，称为"眩冒"、"眩"，如《素问·至真要大论》说："诸风掉眩，皆属于肝。"《灵枢·海论》说："髓海不足则脑转耳鸣，胫酸眩冒"等。这些关于眩晕病因病机的观点，直接影响后世医家对眩晕的认识。金元时期的朱丹溪力倡"无痰不作眩"之说，明代徐春甫的《古今医统大全·眩晕门》以虚实分论眩晕，而《景岳全书》则特别强调因虚致眩。综合历代医家对眩晕病因病机的认识，可归纳为"阴虚风动、肝阳上亢、气血亏虚、清阳不展、脑失所养；肾精不足，髓海不充；痰湿中阻，清阳不升。可见眩晕以内伤为主，辨证以虚证为主，而头痛病因有外感和内伤两方面，临证又以实证为多。头痛和眩晕可单独出现，也可同时出现。

西医学认为眩晕是多个系统发生病变时所引起的主观感觉障碍，是一种自身或外界景物的运动性幻觉，是自觉的平衡感觉障碍，或空间位象的自我体会错误。前庭系统功能障碍是产生眩晕的主要原因，其主要症状有旋转性眩晕、耳鸣及听力障碍、眼球震颤，并伴有恶心、呕吐、面色苍白、出汗、血压下降等植物神经症状。

头痛眩晕死证

【原文】　真头脑痛[1]朝夕死　手足厥逆至节青
　　　　　泻多眩晕时时冒[2]　头足大痛目瞀[3]凶

【提要】　阐述头痛眩晕的两个危重证候及其表现。

【注释】　[1] 真头脑痛：即真头痛。头痛的危重证候之一，发作时头痛剧烈，引脑及巅，手足逆冷至肘膝关节，系病邪入脑所致，常危及生命。

[2] 冒：两眼失神、昏花。

[3] 瞀：mào，音冒，两眼失神，昏花。

【白话解】 真头痛发作时头部连脑疼痛剧烈，朝发夕死，手足四肢冰冷，上肢冷过肘关节，下肢冷过膝关节，证势十分凶险。如又因泻利之后出现眩晕而且时常双目失神的表现，并且头部突然剧烈痛疼，两眼昏花恍惚，亦是属于危重证候。

【按语】 脑为人体的重要脏器，古称："脑为髓海，真气所聚，不能受邪，受邪则不治，"真头痛病位在脑，故病情严重，有"朝发夕死，夕发朝死"之说。隋·巢元方《诸病源候论·膈痰风厥头痛候》云："……或数岁不已，久连脑痛，故云膈痰风厥头痛，若手足寒冷至节即死。"宋·陈无择《三因极一病证方论·头痛证治》论述了真头痛的成因："或上穿风府，陷入于泥丸宫而痛者，是为真头痛，不可以药愈，夕发旦死，旦发夕死，责在根气先绝也。"严用和《济生方·头痛论治》云："痛引脑巅，甚而手足冷者，名曰真头痛，非药之能愈。"可见此证极其凶险，死亡率高，相当于西医学颅内感染性疾病、占位性疾病及急性脑血管意外等病症。如各种原因引起的脑炎，头痛剧烈，多在全头部，呈搏动性痛、跳痛或撕裂样痛，脑肿瘤患者，颅内压增高，故头痛常伴有呕吐、视乳头水肿等颅内高压征。脑血管意外患者发病当时也可有较为剧烈的头痛，其后病人陷于昏迷，蛛网膜下腔出血患者头痛呈刀割样、爆炸样或斧劈样，脑动脉血栓形成的前驱期及起病时也多有头痛发作。高血压脑病发作时除头痛剧烈外，还伴有颅内高压表现，并出现多种脑部损害征。原文中提到的"手足厥逆至节"实际上是一种休克的表现，手足部血液循环处于低灌流状态而致四肢冰凉。

【附方】 头风嗜鼻热荜茇① 湿盛瓜蒂入茶茗[1]
　　　　　风盛日久三圣散 内服芎芷石膏②灵

芎芷石膏菊羌藁　　苦加细辛风防荆
热加栀翘苓薄草　　便秘尿红硝黄攻

【提要】 阐述风邪、湿邪所致头痛的证治。

【注释】 ［1］茗：míng，音名，茶的别称。

【白话解】 凡因风邪夹热引起的外感头痛，可用荜茇散少许，搐入鼻中，使之作嚏而止痛。因湿邪致头痛者，可用瓜蒂、松萝茶二味研末，用少许嗜入鼻中，使之流出黄水自愈。若头痛日久不愈属风盛的，宜外用三圣散（卷次三十九）嗜鼻，内服芎芷石膏汤，以散风泻热；寒重疼痛明显的，于上方中加入细辛以散寒止痛；风邪较甚兼有头昏眼花者加防风、荆芥以疏散风邪；热重者可加入栀子、连翘、薄荷、甘草以疏风清热；大便秘结，小便短赤者，可加入芒硝、生大黄以通便泻火。

【按语】 因风为百病之长，且伤于风者上先受之，故在六淫外袭所致头痛中以风邪致病者最多。风邪常兼夹时气为患，或直犯清空，或循经上干。若风邪袭表，太阳经受邪，寒凝血滞，经脉不畅，则见头痛项强而恶寒战栗；风热袭表上犯清空，则头胀痛甚至如裂，身热心烦；若太阳表证不解入里同阳明合病者，则见头痛剧烈，兼有大便秘结，小便短赤。湿浊中阻致头痛者，因湿浊内生上蒙清窍，阻遏清阳而致，症见头痛且闷重，伴有呕恶痰涎。风寒头痛治宜疏风散寒，以川芎茶调散加减治之。风热头痛治宜祛风清热，以芎芷石膏汤为主方。湿邪头痛治宜祛湿降逆，半夏白术天麻汤治之。

风邪所致头痛相当于西医学因感冒、过敏性疾病，鼻窦炎等病所致头痛。治疗多以解热镇痛药和抗生素为主。

①**荜茇散** 荜茇一味，用猪胆汁拌过，研末。外用少许，嗜入鼻中。

荜茇散组成仅为荜茇一味，研末嗜鼻，荜茇性升浮而有散邪止痛之功，可治风邪外受夹热之头痛。

　　荜茇散在古代医学著作中，同名者甚多，单用多为治疗偏头痛和牙痛。正如李时珍在《本草纲目》中说："荜茇为头痛、鼻渊、牙痛要药，取其辛热能入阳明经散浮热也。"现代药理研究证明荜茇挥发油确有镇痛、镇静、解热作用。

　　②芎芷石膏汤　川芎　白芷　石膏　菊花　羌活　藁本

水煎服。

　　方中川芎芳香走窜，长于行血中之风，祛血中之风，为临床治疗外感头痛之要药。白芷散风止痛，善治阳明前额头痛；菊花、石膏疏风清热；羌活、藁本性温升散，温散风寒，如热盛可改用黄芩、薄荷以辛凉清解。全方疏散风邪、清热止痛，可除风热头痛。

　　芎芷石膏汤源于本书，多治疗风热头痛，功效不菲，但方中羌活、藁本偏于辛温，对热盛者不宜，可改用黄芩、薄荷、山栀以辛凉清解。如热盛津伤者，可加用知母、石斛、天花粉等清热生津药。

　　【原文】　风热便利茶调散　　雷头[1]荷叶苍与升①

　　　　　　　　痰热滚痰②芎作引　　虚寒真痛附参芎③

　　【提要】　阐述风热、痰热、虚寒头痛及雷头风证的主方。

　　【注释】　[1]雷头：即雷头风。发作时头面肿痛，耳内鸣响如雷声，头皮和面部起疙瘩，恶寒壮热。多为湿热夹痰上冲，属于西医学的过敏性疾患。

　　【白话解】　风热引起的头痛，可用川芎茶调散（卷次三十九），其药简便易服。再有雷头风证，可用由荷叶、苍术与升麻组成的清震汤；由痰热引起的头痛，用滚痰丸加川芎作药引，真正的虚寒头痛，可用人参芎附汤，药物组成为附子、人参、川芎。

【按语】　风热头痛乃风热上炎，侵扰清空所致。症见头痛而胀，甚则头痛如裂，伴发热或恶风，面红目赤，口渴欲饮，便秘溲黄。痰浊头痛为脾失健运，痰浊中阻，上蒙清窍，清阳不展而致，症见头昏蒙痛，胸脘满闷，呕恶痰涎，苔白腻，脉滑或弦滑。若痰浊郁久化热，症见口苦，大便不畅，苔黄腻，脉滑数。虚寒证的头痛因阳虚寒凝，血脉运行不畅，脑失濡养而致，症见头痛绵绵，每兼眩晕，神疲乏力，形寒肢冷，下利清谷，舌淡苔白，脉沉细无力。雷头风证多为外客风邪，内有伏饮，风邪夹热上扰清空，兼痰湿阻滞气机而致。症见病迅若雷霆之速，头面肿痛，耳内鸣响如雷声，头面起疙瘩肿块，或恶寒壮热。风热头痛治宜疏风清热，以芎芷石膏汤加减；痰热头痛应以清热化痰降逆为治，半夏白术天麻汤主之；虚寒头痛宜温阳散寒，治以麻黄附子细辛汤化裁。雷头风证宜用疏风清热、化痰降逆之法，方用清震汤。

以上几种类型的头痛，大致对应西医学中血管神经性头痛，治疗上多以对症处理，选用 5 - 羟色胺对抗剂如甲基麦角酸丁醇酰胺，苯噻啶等，β肾上腺素受体阻滞剂，单胺氧化酶抑制剂等。平时可有规律地服用小剂量的镇静剂以预防头痛发作。

①清震汤　苍术　升麻　荷叶
水煎服。

方中苍术辛苦温，祛风除湿；升麻辛甘微寒，清透升散解毒；荷叶苦平，升清散瘀行水，苍术、升麻合用有发表透邪之功，荷叶性平可制约苍术、升麻温寒之性，使本方不寒不热。

清震汤源于金·刘河间《素问病机气宜保命集·大头论》。本方药味入脾胃经，不治已病治未病，见肝之病先实脾，"实"并非完全以补益为主，以祛邪为主为实，清气得升，邪气当散，邪去正安。治土则中宫不得以痰浊助风之威使风从上散；风散则木不得风威乘土传中。现代医籍已少谈雷头风证之名。

病案举例：

曹某，男，41岁，单位职工。1986年1月10日因面部麻木，出现肿块，反复发作求诊，其服用抗过敏药则消，但不服时又起。发作时，或于行走间，或于夜半睡眠中，或公共场所等突然发作，部位不定，或颜面头皮、或口唇眼睑，此起彼伏，头晕耳鸣、眩晕、恶风，历时数日，惟夏季不发。先后在多处医院医治，注射与口服抗过敏药均不能根治，且愈发愈频。视其唇肿如牛唇，右上睑高肿，头皮数处如桃李大肿块，患处肤色正常，头痛、眩晕、耳鸣、恶风，体温、饮食、两便均正常，脉浮紧，舌淡苔白，素体健壮。拟用：清震汤加味：升麻15克，苍术15克，白芷15克，藁本12克，白附子10克，防风10克，干荷叶1枚。3剂，每日1剂，煎分2次服，尽剂病愈，原方继进3剂巩固，至今未复发。[江西中医药，1995，26（6）：32]

②**滚痰丸** 大黄、片黄芩各240克，礞石30克，沉香15克

上为细末，水丸梧桐子大。每服四五十丸。

方中礞石攻逐下行；大黄苦寒荡涤实热，开痰火下行之路。黄芩苦寒泻火，专清上焦气分之热；沉香降逆下气。四物相伍，泻火逐痰之力较猛。可使痰积恶物自肠道而下。

滚痰丸一方出自《泰定养生主论》，原书主治由痰热而变生的怪证。后《丹溪心法附余》、《景岳全书》、《摄生秘剖》等书均收载此方，足见其疗效之卓著。清·陶承熹等著之《惠直堂经验方》所载之礞石滚痰丸，既在本方基础上，另加入半夏、陈皮，以助其祛痰行气之力，主治痰证而偏于热者。这是对原方配伍遣药的进一步发展。

③**人参芎附汤**　人参　川芎　川附子

水煎服。

方中人参补中益气，培补后天；附子温阳散寒，以补先天，二药相须，上温心阳，下补命火，中助脾土，力专效宏。更加川芎辛香走窜，上达头目，使寒散而痛止。

人参芎附汤出于本书。方中川芎、附子配伍组成还可见于《医略六书》的芎附散，书中载："产后真阳内虚，其清阳之气亦不能上奉于头，故头作痛不休焉。附子补真阳以上奉，川芎入血海以升阳。"可见芎附散可治疗产后阳虚头痛，脉沉细者。人参芎附汤乃芎附散中加入人参而成，因此加强了补中益气，扶正补阳的作用，本方用于治疗虚寒性头痛，文献中少有记载，一般主张用麻黄附子细辛汤治疗虚寒头痛。

【原文】　偏正头风[1][2]芎犀丸①　　血虚四物薄羌天

气虚补中加芎细　　　　气逆降气黑锡丹

【提要】　阐述偏正头风，血虚、气虚及气逆头痛的用药治疗。

【注释】　[1] 偏头风：又称"偏头痛"，头痛偏于一侧，或左或右，或连及目齿，其痛暴发剧烈，痛止如常人。

[2]（正）头风：指病程较长，病情较重，反复发作的头痛。

【白话解】　凡偏正头痛，一般可用芎犀丸治疗；如血虚头痛眩晕者，可用四物汤（卷次四十）加薄荷、羌活、天麻；气虚头晕痛者，可用补中益气汤（卷次三十九）加川芎、细辛；若头痛兼有咳嗽气喘者，宜用苏子降气汤（卷次四十一）或黑锡丹（卷次四十一）。

【按语】　中西医皆有偏头痛之病名，但概念有别。中医认为内伤头痛，其痛暴发，痛势甚剧，偏于头左侧或右侧，或连及眼、齿，痛止如常人，反复发作，可伴有呕恶、视力模糊、眩晕等症状。多系肝经风火所致。治宜平肝息风清热为主，常用药有菊花、天麻、川芎、白芷、生石膏、藁本、蔓荆子、钩藤、全蝎、地龙等。西医的偏头痛是一种血管神经性头痛，其发生与体内5-羟色胺代谢紊乱有关。多见于女性，在青春期前后起病，呈周期性发作的单侧头痛，头痛发作时伴有明显的植物神经紊乱症状，可有家族遗传史。常用药物有5-羟色胺拮抗剂，如麦角胺咖啡因；镇静剂，如安定等。

血虚头痛，常因血虚亏少不能濡养脑髓而致。症见头痛而晕，面色少华，心悸怔忡，舌质淡，苔薄，脉细。治宜滋阴养血。以四物汤为主方。此类患者相当于西医学脑供血不足者，可见于椎-基底动脉狭窄或闭塞病侧及颈内动脉、大脑中动脉受累患者，脑供血不足所致头痛可能由于缺血时侧支血管扩张而致。治疗主要是对症处理和保护脑组织，预防发生脑梗死，主要用药为：抗血小板凝结药、血管扩张药和钙离子通道阻滞剂等。

气虚头痛者多因脾虚生化无力，中气不足，清阳不升，浊阴不降而致。症见头痛，痛势绵绵，时发时止，遇劳益剧，倦怠乏力，畏寒少气，口淡乏味，胃纳不佳，苔薄，脉大无力。治宜补中益气，补中益气汤主之。肾虚所致头痛，是因肾虚不能藏精生髓，髓海空虚则痛。故头痛且空，每兼眩晕，并有畏寒肢冷，耳鸣腰酸等肾虚证候。应以补肾为治，方用大补元煎。

又头痛兼咳嗽气逆的，属肾不纳气，气机上逆，则生咳喘，宜降气平喘止咳，苏子降气汤主之。若出现肺气欲竭，心肾阳衰的喘脱危象，宜扶阳固脱，镇摄肾气，可用参附汤送服黑锡丹。

①芎犀丸　川芎　犀角　生石膏　片脑　人参　茯苓　甘草　细辛　栀子　炒阿胶　麦冬　朱砂

上药研细末，蜜丸如弹子大，每服一丸或二丸，细茶或酒送下。

方中川芎为主药，活血行气，祛瘀止痛，尤善治疗各种头痛。前人有"头痛必用川芎"之说。犀角（现水牛角代）入肝经，清热凉血，配以石膏、栀子、朱砂、龙脑共奏清肝泻火之功；细辛祛风通络止痛；阿胶、麦冬养阴生津，以防火热伤阴，佐以人参、甘草培补中焦脾土，脾健则痰湿自除，眩晕可平。

本方首载于元·危亦林《世医得效方》，主治偏头痛，用于鼻塞不闻香臭，常流清涕，或作臭气一阵，加芎、蝎等遍服无效者。《金匮翼》云："此方兼祛风清热之长，而得参、胶等安定气血，虽虚人亦可用之，安内攘外，并不悖也。"本方现代用于治疗偏头痛的临床报道较为少见，但其方中川芎和细辛仍被广泛用于头痛的治疗。川芎味辛，性温。有活血祛瘀，行气止痛之功。古方有单用川芎取效治疗偏头痛，如《斗门方》"以川芎为散，浸酒饮之。"现代药理研究证明，川芎提取物川芎嗪可扩张脑血管，降低血管阻力，显著增加脑血流量，对脑功能具有保护作用。细辛味辛性温，有祛风止痛，通窍之功。《医学启源》中说："治少阴头痛如神。"故治疗肝经风热的偏头痛常用它与川芎、黄连相伍，泻火止痛以达标本同治。动物实验报道细辛挥发油确有解热镇痛的作用。

【原文】　欲吐晕重风痰痛　　芎麻汤①下白丸宁
　　　　　虚者六君芪干柏　　天麻曲蘗泽苍同

【提要】　阐述风痰头痛、眩晕的证治。

【白话解】 风邪夹痰浊上泛的头痛,头晕而重,且恶心欲吐,甚至以吐出痰涎为快。宜用芎麻汤送吞青州白丸子(卷次三十九),而痛自平。风痰上扰而兼气虚的头晕,可用六君子汤(见卷次四十)加黄芪、干姜、黄柏、天麻、神曲、麦蘗、泽泻、苍术。即半夏白术天麻汤。

【按语】 风邪夹痰浊上泛型的头痛证属本虚标实。脾湿健运,聚湿生痰,外感风邪,夹痰浊上泛清窍,故头痛昏蒙沉重,恶心呕吐。治宜祛风化痰,降逆止呕。原书中以芎麻汤合青州白丸子温化寒痰祛风止痛。风痰眩晕,以头痛呕恶,舌苔白腻为辨证要点。其病缘于脾气虚不能运化水湿而生痰,并肝风内动所致。治宜燥湿化痰,平肝息风,半夏白术天麻汤主之。风痰头痛眩晕大致相当于西医学的美尼埃病,系由内耳膜迷路积水、水肿,可能由于内淋巴液分泌过多或吸收功能障碍,引起内淋巴系压力过高,导致内淋巴腔扩大及内耳末梢缺氧变性所致。此病多发于中年人,以突发性、旋转性眩晕发作,耳鸣,波动性耳聋为主要临床表现。治疗可用抗组胺药如苯海拉明,抗胆碱能药如阿托品,血管扩张药如西比灵。并可使用镇静剂和安定剂消除患者的不安情绪。

①芎麻汤 川芎 天麻 水煎服

方中以川芎止头痛;以天麻化痰息风,而止头眩,二者合用,而风痰眩晕头痛可止。二药相伍,使风息痰消,眩晕自愈。

芎麻汤见于本书,临床应用的报道较少见。

【原文】 头痛头晕同一治 血虚物穗气补中
　　　　　气血两虚十全补 上盛下虚[1]黑锡灵

【提要】 阐述诸型眩晕的治疗。

【注释】 ［1］上盛下虚：上盛是指痰涎壅盛于上焦，浮阳上越；下虚是指肾阳虚乏，命门火衰。症见头面烘热，眩晕欲倒，脉浮而空。

【白话解】 头痛与眩晕的治疗方法相近，因血虚所致眩晕者，宜用四物汤（卷次四十）加荆芥穗；气虚所致眩晕的，宜用补中益气汤（见卷次三十九）。如气血两虚所致眩晕的，宜用十全大补汤（见卷次三十九），若眩晕出现上盛下虚证候者，宜急用黑锡丹（见卷次四十）。

【按语】 西医治疗眩晕比较单一，多使用眩晕停等药物对症处理。中医对眩晕治疗历史悠久，汉代张仲景就已经运用小柴胡汤治少阳眩晕；刺大椎、肺俞、肝俞治少阴阳虚水泛之眩晕；苓桂术甘汤、小半夏加茯苓汤、泽泻汤等治疗痰饮眩晕。金·张子和提出以吐法为主治疗眩晕；清·程国鹏着重以参、附、芪治疗虚证眩晕，而叶天士主张以治胃和治肝来治眩晕。目前，《中医内科学》教材（6版）习惯将眩晕分为肝阳上亢，气血亏虚，肾精不足和痰湿中阻四型辨治，并指出中年以上肝阳上亢引起眩晕的，要预防中风的可能性。

眼 目 总 括

【原文】 目为五脏六腑精　　气白筋黑骨精瞳
　　　　　　血为眦络肉约束　　裹撷系属脑项中
　　　　　　经热腠开因风入　　合邪上攻赤肿痛
　　　　　　轻者外障生云翳　　重者积热顿伤睛

【提要】 阐述眼目的生理与发病。

【白话解】《灵枢·大惑论》中提到"五脏六腑之精气皆上注于目而为之精"，可知眼目是由五脏六腑的精气所贯注充养。所以我们要判断人的脏气强弱，可以从眼睛神气表现来判断。原来五脏六腑对眼睛的各部组织，都有它的隶属关系，如

眼白属肺，黑珠属肝，瞳神属肾，眼角旁的血络属心，上下睑
是约束保护眼球的属脾。总的是提挈挈各个脏器的精气，实由
于心胞络为之大主，各个脏器的精气到达眼睛，由脏器的经络
为其传导。因此在眼睛范围内的经络，是自成一个完整的系
统，称为目系。它的循行路线，是自上而下，从前面到后面
的，所以目系经络上循到脑，从后脑入项中。如经络有积热，
再加腠理不密，容易感受风邪，风邪中于项，则随目系经络上
冲于眼，以至眼睛发生红赤，眼睑肿胀而疼痛，轻的则声外
障，或生翳膜；重的则热邪郁于内，突然发生疼痛，甚则伤害
眼球。

【按语】《灵枢》有"五脏六腑之精气，皆上注于目而为
之精。精之窠为眼，骨之精为瞳子，筋之精为黑眼，血之精为
络，其窠气之精为白眼，肌肉之精为约束，裹撷筋骨血气之精
而与脉并为系，上属于脑，后出于项中。"的论述。

外 障 病 证

【原文】　火眼赤肿泪涩痛　　硬肿多热软多风
　　　　　睑粟烂弦鸡蚬肉　　努肉赤脉贯瞳睛
　　　　　血灌瞳人高突起　　旋螺尖起[1]蟹睛[2]疼
　　　　　拳毛风泪风痒极　　赤膜下垂黄膜冲

【提要】　阐述常见的外障病证。

【注释】　[1] 旋螺尖起：黑睛部分突起，呈旋螺尖尾之
状，多由斑脂翳发展而来，药难奏效。

　　　　　[2] 蟹睛：指黑睛破溃，黄仁绽出，如蟹睛而言。

【白话解】　火眼：是由于风邪化热，循经上攻于目，所以
症状为眼睛红赤肿痛，流泪多眵，喜暗怕光，涩痛难开。临床
辨证，须分清风热，入系热重，则肿而硬；如偏风重的，则肿
而软。在治法上，热重的先应泻其热，后散其风；如偏风重的

则先散其风，后泻其热，这是治疗一般火眼的基本治法。

风热也可以从内脏产生上冲，其表现的症状，就不像一般火眼那样，例如两睑，不论上下睑生出如粟大的小点，逐渐增大如米粒，其颜色或者是红、或者是白，不十分疼痛，这种病叫做睑生风粟。如两睑黏膜，红赤腐烂，奇痒疼痛，睑毛稀疏经年不愈，叫做烂弦风，也叫做赤眼。另外还有一种睑内黏膜破裂，像鸡冠、蚬肉那样向外翻出，遮住眼珠，非常疼痛，而且怕光，叫做鸡蚬肉。这三种病，都是由于脾经有积热，上冲于目的缘故。

如两眼大小眼角的筋膜突起，这叫做努肉攀睛。两眼角的赤脉，逐渐伸长，侵入到目睛，叫做赤脉灌睛。两眼浑浊红赤像朱砂一样，疼痛像针刺，叫做血灌瞳人。入两眼有痒有痛，目睛忽然突起，叫做突起睛高。如剧烈疼痛，忽然生出螺旋样的薄膜，叫做旋螺尖起。若剧烈疼痛，眼珠忽然突出像蟹眼，叫做蟹睛疼痛，又叫损翳。这六种类型的眼病，都是心肝二经有积热上冲的缘故。

如两睑干燥，拘急不舒，眼睫毛倒刺眼球，叫做：倒睫拳毛。如遇到风就流泪，一到冬季，就会更重，叫做：迎风流泪。如两眼和两眼角奇痒不痛，叫做风痒难忍。如两眼发生黄膜，从下渐渐像上侵犯到眼珠，叫做黄膜上冲。如两眼发生赤膜，从上渐渐向下垂落，遮住眼球，叫做赤膜下垂，又叫垂帘翳。这五种眼病，是由于心、肝、肾三经风热上升的缘故。上面所讲的眼病，它的病变部位，都在眼球外表，或者在于眼睑，视力受到障碍，所以统称为外障。

【按语】　文中所述主要有以下几种病。睑生风粟：似眼睑湿疹，由脾胃湿热，复于风热，客于眼胞，郁于肌肤，致睑肤红肿疼痛，起丘疹，生水疱，继发脓疱。治疗应分清风偏盛或热偏盛而有所侧重。睑弦赤烂：以眼睑边缘赤肿溃烂，刺痒灼痛为主要表现，包括溃疡性睑缘炎、鳞屑性睑缘炎、干燥性睑缘炎、眦角性睑缘炎。本病由风、湿、热三邪合病所致，治疗应有所偏重。本病及早治疗，且持续至痊愈后两周，多预后良好。胬肉攀睛：内或外眦部有脂膜胬起如肉，由眦角横盘白睛，攀侵黑睛的慢性外障眼病。若发展及黑睛，遮盖眼神，可影响视力。治疗在内治的同时，应外用眼药，如无效，应用手法钩割治疗。突起睛高：眼球突而胀起，转动受限，白睛浅层壅肿为主的病证。多见于单眼，本病发病急，来势猛，治不及时，邪毒蔓延，可及营血，危及生命，必须早期治疗，类似西医的急性炎性突眼。治疗除内服外，可用湿敷，切开排脓，全身用抗生素，危证须结合内科治疗。旋螺尖起：黑睛部分突起，呈旋螺尖尾之壮，多由斑脂翳发展而来，药难奏效。似西医之角膜葡萄肿。临床患眼胀痛，偏头痛，时轻时重，沙涩难睁，视力障碍，甚至失明，可考虑手术。本病预后不佳，服药只能暂时缓解症状，若瞳神尚未尽损，尚有希望，否则则成痼疾。蟹睛：指黑睛破溃，黄仁绽出，如蟹睛而言。是黑睛发展到严重阶段，溃破穿孔后的一种变证。愈后多遗留较厚的斑脂翳，严重影响视力，若处理不当眼内化脓，严重毁坏整个眼球。治疗可用局部抗生素眼药水，作结膜瓣封盖术。沙眼：由沙眼医原体引起的传染性角结膜炎。因睑内粗糙不平，似沙砾，故称之沙眼。是眼科最常见的传染病，一般呈慢性，后期常因并发症与后遗症而影响视力，甚至失明。并发症有赤膜下垂、血翳包睛、黑睛生翳、倒睫拳毛、睥肉粘轮、流泪症、漏睛症、眼珠干燥、上胞下垂等。治疗当内外兼施，轻者局部点眼药，重者配合内治，必要时手术。赤脉传睛：红赤脉起自两眦，渐渐向白睛、黑睛方向侵犯眼球，类似于西医的眦睑结膜炎。临床自觉眦部涩微痒，眦角皮肤红赤，赤脉从大小眦角生出，呈树枝壮，或粗或细，久赤脉可穿越白睛。若贯黑睛，则目力受损。中医辨证责之于心，属热证，有虚实之分。黄液上冲：黑睛与黄仁间（前房）现黄色脓液，自下而上冲，多由凝脂翳或瞳神紧小失治而成，为重证，治不当，可变生他证，甚至失明，类似前房积脓。治疗多用泻火通腑法，另外以 1% 的阿托品滴眼，有穿孔危险的应加压治包扎。赤膜下垂：初起时黑睛上缘出现菲薄翳膜，有赤膜从白睛垂向黑睛，排列整齐，分布密集，甚如帘，向下伸展，与未波及之黑睛有明显界限。赤脉尽头，带有细小星翳，赤膜变大垂厚，遮盖瞳神，影响视力，见羞明流泪，痛痒并做，本病由重症沙眼变化而来，要积极治疗，防止发展成血翳包睛。中医认为由肺、脾、肝风邪壅盛，郁于脉络，或心肝炽热上炎，热瘀赤脉而成，治应内外结合，内宜清热解毒，外点障退翳之药，并用镰洗法治沙眼。

内 障 病 证

【原文】　内障头风五风[1]变　　珠白黄绿不光明

　　　　　　头风痛引目无泪　　相注如坐暗室中

　　　　　　绿风头旋连鼻痛　　两角相牵引目痛

　　　　　　时或白花红花起　　同绿黑花为黑风

　　　　　　乌花不旋渐昏暗　　黄风雀目久金睛

　　　　　　青风微旋不痒痛　　青花转转目昏蒙

【提要】　阐述常见的外障病证。

【注释】　[1] 五风：《医宗金鉴》，"瞳变黄色者，名曰黄风；变绿白色者，名曰绿风；变黑色者，名曰黑风；变乌色者，名曰乌风；变青色者，名曰青风。"

【白话解】　眼球内部发生病变，受到视力障碍，称为内障。一般是头风和五风演变而来的。所谓五风，是以瞳神反映的颜色和患者情况不同而加以区别的。在没有形成内障以前，不论头风或五风，初期症状，一般都是目珠逐渐变色，仔细察看黑珠里面，可以发现一层薄薄的翳膜，其颜色或是白色、或是黄色、或是绿色，在外表上，虽然和没有患内障的那样一只眼睛一样，但其精彩光明的神气，同好眼比较，就差得多了。

由头风引起而成的内障，它的症状是头部牵连眼睛痛剧难忍，没有流泪的情况，随着头痛的一侧，先左眼然后到右眼，或者先右眼后及左眼，甚至二眼都痛，如时间一久，可以发展到视力一点也看不到，像坐在暗室中一样。这是头风没有及时治好，逐渐发展而成的一种内障病。

五风变幻是非常迅速的。从五风的命名的意义来说，是说明疾病的演变过程和每个不同的阶段，并非像头风一样，具有其独立性的一种疾病。

五风是绿风、黑风、乌风、黄风、青风。绿风是头晕旋转，两额角偏痛，牵引眼眶，眼珠以及鼻部都痛，视力昏蒙，眼前时时可以出现有白花或者是红花。黑风大体上同绿风相似，但视觉中时时可以出现黑花。乌风也像黑风，但头部并不眩晕，而视觉则有乌花，并且渐渐视力衰弱昏暗。黄风是由"高风雀目"（夜盲）转化而成，主要症状为瞳睛出现金黄色。青风的症状，头部稍感觉眩晕，眼睛不痒不痛，视觉中但见有青色，假如日久缠绵不愈，则视力可以渐渐昏蒙不明。

【按语】　五风内障：症状皆有不同程度的眼珠胀痛，瞳神散大及昏暗变色，似西医青光眼，失治或治疗不及时，均可失明。以黄风、绿风、青风为常见，黄风为晚期重症，已盲无所见。病史多由情志化火升扰、风火夹火痰上攻、肝肾阴虚阳亢、气血不和等至脉络不利，神水淤滞所致，应及早治疗，内服药的同时，注意局部用药，还可以配合针刺及其他治疗方法，危重候应中西医结合治疗。绿风内障：眼压增高，瞳神散大，瞳色淡绿，视力急降，伴头目剧痛。终致黄风内障而失明。类似于西医学之闭角性青光眼。应积极治疗，可降低眼内压，缓解症状，但是不能预防复发。可用毛果芸香碱滴眼。临床分为肝火攻目、痰火上阻、肝郁气逆、阴虚阳亢等类型。青风内障：起病隐伏，自觉不显，眼压增高不明显，瞳色微浊，视野渐窄，终至失明，类似西医学之角性青光眼。药物不能控制，可用手术治疗，行小梁切除术、滤过性手术。临床分为气郁化火、肝热生风、痰火上扰、阴虚风动、肝肾阴虚、气滞血瘀等类型。黑风内障：似绿风内障，应起病时眼前时起黑花，瞳内色偏黑，故称为黑风内障，似闭角性青光眼。黄风内障：瞳神散大难收，瞳色昏黄，不睹三光，似青光眼绝对期。乌风内障：病后眼无赤痛，视觉渐暗，瞳内气色昏浊如浓烟重雾，似继发性青光眼。

【附方】 暴发火眼通圣菊[①]　　外障等证减加方

　　　　　风盛羌加防麻倍　　　　热盛加连倍硝黄

　　　　　痛生翳膜多伤目　　　　洗刀[②]更入细独羌

　　　　　元参木贼白蒺藜　　　　草决蝉蜕蔓青葙

【提要】 阐述暴发火眼的治疗。

【白话解】 治疗突然暴发的火眼，可以用菊花通圣散。可是临床施用的时候，应辨清风盛还是热盛。如系风盛，则应加重防风、麻黄，并加入羌活；如系热盛，则加重大黄、芒硝，并加入黄连。本方不仅治疗风热从外来的火眼，就是风热从内而来的一切外障眼病，都可以此方为基本方而进行加减。所以凡属火热上攻，火眼赤痛，突然出现云翳，遮住目睛，羞明怕光，倒睫流泪，两睑赤烂，红筋瘀血等，都可以本方加入细辛、独活、羌活、木贼、木蒺藜、草决明、蝉蜕、蔓荆子、青葙子等，这就是所谓洗刀散。

【按语】 火眼即急性结膜炎。是感受风热所致，症状特点是两眼刺痛，有异物感，分泌物增多，晨起上下睑被粘着，不易分开，严重者可以发热、头痛等全身症状。

①**菊花通圣散** 防风 川芎 当归 芍药 人参 大黄 薄荷 麻黄 连翘 芒硝各五钱 石膏 黄芩 桔梗各一两 滑石三两 生甘草二两 荆芥穗 白术 栀子各二两五钱 菊花二两

研末，每服二、三钱，清水一大盏，加生姜三片，煎至六分，食前温服，白汤调下亦可。

方中以菊花清肝明目，以防风、荆芥、麻黄、薄荷疏风解表，使风邪从汗而解。大黄、芒硝泻热通便，配滑石、黄芩、桔梗、枳壳清解肺胃之热，栀子、滑石清热利湿，使里湿从热二便而解。以当归、川芎、芍药、养血活血，白术健脾燥湿，甘草和中缓急。合用可达汗不伤表，清下不伤里，以疏风解表、泻热通便。本方由《宣明论方》的防风通圣散加菊花而成。旨在引诸药入眼，治疗暴发火眼、外障。

本方出自《医宗金鉴》卷四十三，主治暴发火眼、外障。风盛加羌活、倍防风、麻黄；热盛加黄连，倍大黄、芒硝。《证治准绳》以本方治疗两眼溃烂，或发生风粟。目前临床全方运用少见报道。

②**洗刀散** 防风一两 石膏四钱 滑石五钱 归尾五钱 赤芍五钱 羌活一两 荆芥五钱 黄芩四两 连翘一两 川芎四钱 桔梗四钱 麻黄五钱 白术五钱 大黄五钱 芒硝四钱 独活一两 玄参一两 木贼一两 白菊四钱 蝉蜕四钱 薄荷五钱 栀子四钱 细辛三钱 甘草三钱 白蒺藜四钱 草决明一两 蔓荆子一两 青葙子一两

研为细末，加清茶叶五分，清水煎，去滓，食后温服。

方中以菊花清肝明目，以连翘、防风、羌活、独活、荆芥、麻黄、薄荷疏风解表，使风邪从汗而解。大黄、芒硝泻热通便，配黄芩、桔梗、清解肺胃之热，栀子、石膏清热利湿，玄参清热解毒利咽，使里湿热从二便而解。以当归、川芎、芍药、养血活血，白术健脾燥湿，甘草和中缓急。合用可达汗不伤表，清下不伤里，以疏风解表、泻热通便，宜有通圣散之意。复加以木贼、蝉蜕、白蒺藜、草决明、蔓荆子、青葙子诸药疏风散热、清肝明目，细辛祛风通窍，皆引诸药入目，共治风热弦烂，眼目赤肿。

本方出自《证治准绳·类方》卷七，主治风热弦烂，眼目赤肿，内外障翳，羞明流泪，倒睫出泪，两睑赤烂者。方中木贼、蝉蜕、白蒺藜、草决明、蔓荆子，青葙子等药，仍是治疗本病的常用药物。但临床全方运用少见报道。

内 外 障 治

【原文】　外障无寒一句了　　五轮变赤火因生
　　　　　　内障有虚心肾弱　　故如不病损光明
　　　　　　火能外鉴水内照　　养神壮水自收功
　　　　　　五风内变诸翳障　　眼科自有法能攻

【提要】　阐述内障和外障的治疗。

【白话解】　眼睛的疾病，不外乎内障与外障二大类。外障的发生原因，张子和曾说"目不因或则不病"。所以外障的症状是五轮红肿热痛，视力障碍。所谓五轮，白睛叫气轮，属于肺，气轮发赤，是火邪犯肺的反映；眼睑叫肉轮，属于脾，肉轮红肿，是火邪犯脾的表现；黑轮叫风轮，属于肝，风轮赤痛，是火邪犯肝的表现；瞳神叫水轮属于肾，水轮发赤，是火邪犯肾的标志；两眼眦为血轮，属于心，血轮发赤，是心火过旺的缘故，所以说"外障无寒一句了"。至于治法，可分为药物治疗与针刺治疗。药物治疗是以咸寒泻火，或吐或下，则火气得泻，五轮红肿热痛与视力障碍自然可以得到恢复。针刺疗法，可刺神庭、上星、囟门、前顶、百会，由于这五个穴位，属于督脉，而诸阳经都会于督脉，针刺督脉，则各阳经的火都可以得到消退，视力也可以得到恢复。至于内障的眼病，虽然没有寒证，但有虚证。虚证可以发热，但终属虚热，不像外障属于实热而有红肿热痛的表现。所以内障的外形可以同没有病的眼睛一样，只是目光缺乏精彩神明的神气。心主神，心气虚则神不足，神又似火，火上是外明而内暗的，今一旦心火虚，则不能照明于外而失了光明。肾主水，水能化气，肾虚则水不足，水不足则气亦虚，水是外暗而内明，今肾水虚不能内照而失去了光明。所以补心神、壮肾水，可以恢复光明。其他五风变动发生翳膜的，种类很多，有圆翳、冰翳、清翳、涩翳、散翳、横翳、浮翳、沉翳、偃月、枣花、黄心、黑风等等名称，有其专门的治法。

【按语】 内外障的治疗，除了辨证按内服药治疗外，应按照具体的病来对待，结合必要的外治法或内科急救治疗及手术治疗。如突起睛高，本病发病急，来势猛，类似西医的急性炎性突眼，治不及时，邪毒蔓延，可及营血，危及生命，必须早期治疗，治疗除内服外，可用湿敷，切开排脓，全身用抗生素，危证须结合内科治疗。又如黄液上冲，类似前房积脓，治不当，可变生他证，甚至失明。治疗除泻火通腑法外，另以1％的阿托品滴眼，有穿孔危险的应加压治包扎。再如五风内障：似西医青光眼，失治或治疗不及时，均可失明。应及早治疗，内服药的同时，注意局部用药，还可以配合针刺及其他治疗方法，危重者应中西医结合治疗。

牙齿口舌总括

【原文】 牙者骨余属乎肾　　牙龈手足两阳明
　　　　　齿长豁动为肾惫　　牙疼胃火风寒虫

不怕冷热为风痛　火肿喜冷得寒疼

寒不肿蛀喜热饮　虫牙蚀尽一牙生

【提要】　阐述牙痛的病因与分类。

【白话解】　牙齿是骨之余，肾主骨，牙齿也属于骨。如果没有其他原因，而牙齿逐渐长起来而且稀疏动摇，这是肾虚的缘故。一般的牙齿疼痛，大多是连及牙龈的。上牙龈属足阳明胃经，下牙龈属手阳明大肠经。牙痛发生的原因，除肾虚以外，还有因热、因寒、因虫蛀等。因寒的是由于外寒侵袭阳明经，因为阳明经由颊车上头，所以多牵连头部疼痛，因为是寒邪，所以喜热饮，而且牙齿痛牙龈不蛀不肿。如果因热而引起的牙痛，这是由于胃中积热化火，循经而上，故牙龈肿痛，且喜冷饮。如因虫蛀而痛，则是蛀蚀一牙，然后在蛀另一牙。划分以上三种类型，虽然根据原因和症状来划分的，但是临床上可以混合出现，热型也可以兼虫蛀的，虫蛀也可以兼寒的。因此虫蛀的症状，也就可以有肿（因热）不肿（因寒）的不同。

【按语】　牙痛是口腔科的常见症状，似西医牙髓炎。痛剧，牙龈红肿明显，临床有牙龈充血，急性牙髓炎浆液期，化脓期，慢性增生性牙髓炎，慢性溃疡性牙髓炎，慢性闭锁性牙髓炎。牙龈坏死与坏疽。古今医家的认识不同，临床治疗分型有风寒外袭、胃火炽盛、虚火上炎等。本病及时早期治疗可终止其发展，恢复患牙功能。若不及时治疗，可发展至牙痛，至牙体丧失。

骨槽风[1]牙疳疮

【原文】　骨槽龈颊肿硬痛　牙龈腐烂出血脓

牙疳肿硬溃血臭　皆因痘疹癖疾成

【提要】　阐述骨槽风和牙疳疮的临床特点。

【注释】　[1]骨槽风：病在牙骨槽，以牙槽骨腐坏，甚有死骨形成为特征，症见耳前腮颊间红肿、疼痛、破口流脓，脓中带腐骨，日久难愈。

【白话解】 骨槽风的初步阶段先在耳前连及腮颊部硬肿疼痛日久，牙龈腐烂，但腮部内外筋骨，仍然漫肿硬痛，溃后脓与血混同流出。其原因是由于风邪侵入筋骨，引发阳明、少阳二经的风火而成。如骨槽风溃烂后而肿硬仍旧不消，流出的并不是血和脓，而是一种有臭气的污血，这是牙疳疮而不是牙槽风。牙疳的原因，是天花或者麻疹以后，余毒上攻，或者食积蕴热上蒸而成，本病由于发展很快，容易造成死亡，所以又称：走马牙疳。

【按语】 骨槽风，相当于现在医学的颌骨骨髓炎病在牙骨槽，以牙槽骨腐坏，甚有死骨形成为特征，症见耳前腮颊间红肿、疼痛、破口流脓，脓中带腐骨，日久难愈。又名穿腮毒、附骨。临床发于下颌骨多见。

【附方】 清胃①血分火牙痛　生地归连升牡饶
　　　　　气分宜加荆防细　积热凉膈入升膏

【提要】 阐述牙痛的辨证论治。

【白话解】 因胃火上冲以至牙痛的，在辨证上应辨清血分和气分。如牙痛红肿出血，是属于血分治疗应该清阳明胃经血分之热，可用清胃散，药物组成为生地、当归、黄连、升麻、丹皮。假使病情表现严重，加重升麻、丹皮，以升透其血分的郁热。如单是肿痛，牙龈不出血，则属于阳明胃经的气分有热，治疗仍用清胃散，但须加荆芥、细辛，以散其气分的热。如因肠道食积郁热上蒸，牙龈肿痛腐烂腥臭的，治疗宜用凉膈散加升麻、石膏，以泻其热。

【按语】 胃火上冲的牙痛，大多属牙龈炎、牙周炎的范

畴。原因有局部口腔不卫生浊邪化热和全身功能失调以致胃火
上冲有关。症状特点是，牙龈边缘红肿疼痛，有时有少量
出血。

①清胃散　生地　当归　黄连　升麻　丹皮

方中以黄连为君，性寒苦温，直清脏腑之火。升麻为臣，
清热解毒，升而能散，可宣达郁遏之火，有"火郁发之"之
意。二药相配，则有泻火而无凉遏之弊，散火而无升焰之虞，
二药清上彻下，使上炎之火得散，内郁之火得清，热毒尽解而
牙痛止。胃热阴血必受损，古以生地凉血滋阴；丹皮凉血清
热。诸药合用，共奏清热凉血之功。

本方出自《脾胃论》卷下，异名：清胃汤、消胃汤。为牙
痛的常用方剂。治疗胃火牙痛。凡胃热证，或血热火郁者，皆
可使用。以牙痛牵引头痛，口气热臭，舌红苔黄，脉滑数为证
治要点。现在常用来治疗口腔炎、牙周炎、三叉神经痛等属胃
火上攻者。

病案举例：

某女，37岁。牙龈肿痛5个月，上下牙龈肿胀，疼痛难
忍，不能咀嚼。入睡困难，尿黄便结，苔黄腻，脉滑数。证属
于阳明热盛，循经上冲。治以清胃散加减：代赭石、升麻、黄
连、桃仁、丹皮、当归、生地、蒲公英，每日一剂，服药五
剂，疼痛肿胀减轻，守上方继用五剂，病痊愈。［吉林中医药，
1994，(3)：36］

【原文】　温风①风牙归芎细　　荜茇藁芷露蜂房
　　　　　　寒牙痛加羌麻附　　半服含漱吐涎良

【提要】　阐述牙痛的辨证治疗。

【白话解】　牙痛不十分肿痛，也没有怕冷怕热现象，这是

属于风牙痛。治疗应该祛风温经通络，可用温风散。如不肿而疼痛剧烈，并且喜欢热饮的，这是属于寒牙痛，治疗也可以用本方，加羌活、麻黄、附子以辛温散寒。这两个处方，都宜服食一半，含漱一半，有口涎吐出，痛自停止。

【按语】 本节所述牙痛，大多为慢性牙龈炎及其他牙周疾病。这类患者在牙周组织的破坏过程中，可致牙龈沟加深，牙槽骨吸收，症状除牙痛外，常常伴有牙齿松动。

①**温风散** 当归 川芎 细辛 荜茇 藁本 白芷 露蜂房各一钱

清水煎，一半内服，一半漱口。

方中以荜茇温中散寒止痛；白芷、细辛、藁本、蜂房祛风止痛；川芎行气止痛；当归活血止痛。本方不寒不热，以祛风止痛为主，可治风冷齿痛。

本方出自《直指》卷二十一，异名温风汤。《直指》以此方治风冷齿痛。《寿世新编》治风牙，不甚肿痛，不怕冷热，牙关紧闭难开，舌淡苔白，不口渴，小便清长者。目前临床治风冷牙痛常用露蜂房十只煎水漱口。

【原文】 诸牙椒巴饭丸咬①　玉池②藁芷骨槐辛
　　　　　归芎大豆升防草　虫牙葱韭子烟熏

【提要】 阐述牙痛的外治法。

【白话解】 诸牙，是指各种原因的牙痛，都可以用一笑丸拿棉花包裹咬在疼痛的牙齿上，等到流出大量口涎时就会逐渐地停止疼痛。同时也可用玉池散煎汤，乘热含漱，冷即出，痛势也会很快停止。这两种方法，治疗虫蛀牙痛也有效。如果同时用韭子或葱子焚烧，以烟熏痛牙，其效更快。此法临床施用，效果很好。

【按语】 牙痛外治法不仅对局部止痛和清除口腔内浊邪有益,而且对预防和治疗因口腔病邪继发全身性疾病非常重要,因此,目前口腔的局部治疗仍是治疗牙痛的主要方法之一。

①**一笑散** 川椒七粒 巴豆去皮,一粒

研末,饭为丸,用棉花包裹,咬在痛处。

方中巴豆辛热,外用有蚀腐皮肤,促进破溃排脓之功;川椒辛温,有温中杀虫止痛之效,二药合用以杀虫止痛,治疗风虫牙痛。

《翟仙活人方》名一笑丸。主治风虫牙痛,痛不可忍。

②**玉池散** 藁本 白芷 地骨皮 槐花 细辛 当归 川芎 黑豆 升麻 防风 甘草

用水煎汤,乘热含漱,冷即吐去。

方中藁本、白芷、细辛、防风祛风胜湿止痛;当归、川芎活血行气止痛;升麻取其升散之性,以达发散郁火之功;骨皮清热;槐花凉血,诸药合用,以清热凉血、祛风止痛。

本方出自《局方》卷七,主治风虫牙痛,肿痒动摇,牙龈溃烂,有口气等。

【原文】 牙疳虽有专科治 然皆未晓累攻神
能食便软犹当下 雄夷黄荟二连芩①

【提要】 阐述牙疳的治疗。

【白话解】 牙疳的危险性很大,稍一疏忽,或者延误治疗,就会发生死亡。虽然有牙疳专科,但是都不知道累攻的方法。所谓累攻,就是连续的应用攻法。今日攻,明日又攻,一直攻到肿胀消退,硬块软和,黑色转红,臭气没有为止;如患者食欲不够好,可以隔日,或者三日再攻。经过攻法,胃口逐渐好起来,可以不必大忌。若便溏,可以按照具体的情况,仍

酌情应用攻法，不必疑虑。这种连续不断地施用攻法，其疗效是非常显著的。如果患者一点东西也不想吃，说明胃气已经衰败，已不适合应用攻法，是属于牙疳的危证了。

攻药可以用芜荑消疳汤，是用雄黄、芜荑、大黄、芦荟、川黄连、胡黄连、黄芩等药组成的，具有清血杀虫、消积除热的作用。

【按语】 目前临床的急、慢性牙龈炎及牙周疾病伴有化脓者大多属牙疳范畴。此类患者有的可有较深的牙周袋形成，如不消除掉牙周袋，病证往往难愈和易于复发。

①芜荑消疳汤 雄黄 芜荑 大黄 芦荟 川连 胡连黄芩

方中雄黄辛温，有很好的解毒作用，合大黄之活血功效，可收活血消痈之效；胡黄连、黄芩、黄连、大黄以清热；大黄、芦荟以泻下热邪，全方共奏清热解毒，凉血消痈的功效。

本方出自《医宗金鉴》卷四十三，古用累攻法治疗牙疳。《医碥》用之治疗牙槽风，溃烂后肿硬不消，出臭血而不出脓，臭秽难近者。

口 舌 证 治

【原文】 唇口属脾舌属心　　口舌疮糜蕴热深
　　　　　　口淡脾和臭胃热　　五味内溢五热淫
　　　　　　木舌[1]重舌[2]舌肿大　　唇肿唇疮紧茧唇
　　　　　　暴发赤痛多实热　　淡白时痛每虚因

【提要】 阐述口舌病证及其病机。

【注释】 [1] 木舌：舌头肿硬不痛。

[2] 重舌：舌头下面肿胀，像有一个小舌头。

【白话解】 《素问·五脏生成》说："脾之合肉也，其荣唇也。"《素问·阴阳应象大论》也说："心主舌，在窍为舌。"因此口舌生疮糜烂，是深伏心脾两经蕴热的缘故，临床叫做口糜。

正常人平时口味淡，感觉吃任何东西都很有味道，称为脾和。如口中有臭气，这是胃中有热；如没有吃其他任何东西而感觉有酸味，是肝经犯脾；如感觉有苦味，是心经犯脾；感觉有甜味，是脾经自身有热；感觉有辛辣的，是肺经犯脾；感觉有咸味的，是肾热犯脾，这是从口中的感觉来推断脾经病的一种方法。

此外，舌头本身变形和口舌生疮，也有各种不同的表现和名称。如舌头肿硬不痛的，叫做木舌。舌头肿大，叫做舌肿。嘴唇肿厚而痛，叫做唇肿。嘴唇生疮而且肿大溃破的，叫做唇疮。嘴唇燥裂而干缩的，叫做紧茧唇。这些疾病，都是因为心、脾、胃三经有蕴热而造成的。三经蕴热，又有虚实之分，如突然暴发红赤而肿痛的，大多属于实热；如逐渐而发，颜色淡而苍白，疼痛时痛时止的，大多属于虚热。治疗实热，可用凉膈散或栀子金华汤，以泻其实热；治疗虚热，可用清心莲子饮或者知柏四气汤，补中气兼清虚热；如治疗而久久不愈的，则改用七味地黄汤冷服，以达引火归原的目的。如若仍然不效，可加用附子，则自能痊愈。

【按语】 口疮是以唇、舌、颊黏膜发生的单个或多个淡黄色或灰白色溃烂点，疼痛或刺激时疼痛为特征。青壮年多见，易复发，甚至没有间期，似西医的复发性口疮。历代医家的认识主要有心脾积热、湿热郁火、脾肾阳虚、真阴亏虚、瘀血阻络等。临床病程 7～10 天，有自愈性，但易复发。

咽 喉 总 括

【原文】 胸膈风热咽喉痛　　邪盛单双乳蛾[1]生
　　　　　热极肿闭名喉痹　　语言难出息不通

痰盛涎绕喉间响　　内外肿闭缠喉风

喉痹缠喉[2]皆危证　　溃后无脓肿闭凶

【提要】 阐述咽喉部常见的疾病。

【注释】 [1] 乳蛾：急性者，咽喉红肿疼痛，表面有脓液；慢性者，咽核肿大，咽部干痒微痛，哽咽不利，经久不愈。

[2] 缠喉风：见于《古今医鉴·卷九》"热结于咽喉，肿连于外，且麻且痒，肿而大者，名缠喉风。"有内缠喉、外缠喉、急缠喉、白缠喉、黄缠喉的不同，应属于急喉风。

【白话解】 上焦胸膈积热，外受风邪而风热之邪上壅的，每多发生咽喉疼痛。风热之邪壅盛，咽喉会厌两旁，高突肿痛，形如蚕蛾的，叫做乳蛾。发生在左或右的一侧的，名单乳蛾；二侧肿痛的，名双乳蛾。

热甚肿厉害的，叫做喉痹，不但咽喉肿的汤水不得下咽，连话都不能讲，甚至呼吸也阻塞不通。

如果喉内红肿，连及项外，痰涎上壅，喉间痰声鸣响，汤水不能下咽的，又叫缠喉风，证势也很严重。因此说，不论喉痹或是缠喉风，都是十分危险的证候，应该及时救治。内外兼施，可针刺者急用针刺，不能针者，用吹药或鹅羽探喉，使吐出痰涎，能进汤水，然后再与服药。溃破后，若没有脓血，仍然肿闭，汤水难下的，则是大凶之证。

【按语】 乳蛾有急慢性之分。急性者，咽喉红肿疼痛，表面有脓液，似西医的急性卡他性扁桃体炎、急性化脓性扁桃体炎。中医认为是由于外感风邪、肺经有热、肺胃热甚、痰火互结等。如体质好，无烟酒嗜好，治疗及时，可预后良好。慢性者，咽核肿大，咽部干痒微痛，哽咽不利，经久不愈，似西医的慢性扁桃体炎。中医认为有脾肾不足学说、正虚阳浮学说。治疗内治可用清化痰热、养阴清肺、滋补肾阴、摄纳浮阳、补益脾肺、行气活血等法。可配合用含服法、吹药法、烙法等，如反复发作者，应考虑手术摘除。急喉风：发病急骤，呼吸困难，痰涎壅盛，咽喉肿痛，语言难出，汤水难下，似急性咽喉梗阻。可因外伤、肿瘤、异物使喉部狭窄、阻塞，继而发生以上症状。缠喉风："热结于咽喉，肿连于外，且麻且痒，肿而大者，名缠喉风。"出自《古今医鉴·卷九》，有内缠喉、外缠喉、急缠喉、白缠喉、黄缠喉的不同，应属于急喉风。病因有风热疮毒浸淫说、脾胃积热上攻说、脾胃蕴热化痰说。临床以呼吸困难为主要症状，吸气费力而长，呼气易，伴喘鸣，三凹症，面青唇紫，呼吸困难为Ⅳ度，可继而出现缺氧症状。治疗内治分痰热壅盛、风痰上扰、痰邪互结来治，外可用通关法，探吐法，喉针法，含漱法，吹喉法等配合治疗。现在可用开通气道，气管插管；雾化吸入等。如抢救及时则预后尚可，病重或治不及时可因窒息而死亡。

【附方】　咽喉消毒凉膈散①　　单双乳蛾刺血痊

　　　　　喉痹缠喉胜金锭②　　急攻痰热解毒丸③

　　　　　昏瞆牙关汤不下　　从鼻吹灌度喉关

　　　　　吐下之后随证治　　溃烂珍珠散④上安

【提要】　阐述喉痹的辨证治疗。

【白话解】　喉证治法：咽喉初期肿痛，由于风热上壅，症见：身热便闭的，可用消毒凉膈散内服，以散风泻热，表里兼行，上下分消，肿痛自平。

凡乳蛾不论单侧或双侧，急宜用针刺大拇指内侧爪甲根少商穴出血，左侧刺左，右侧刺右，双侧左右并刺，以泻肺经壅热。

喉痹、缠喉风初起，病势未甚，形寒发热，可用如意胜金锭，用薄荷汤磨化内服，较重者，可连服三次。如痰涎壅盛，喉间内外兼肿闭，汤水难下，病势危机的，宜用雄黄解毒丸清茶送下七丸，解毒攻痰，使其泻下和吐出痰涎，则喉闭自开。倘若昏迷牙关紧闭，不能口服者，可将丸药用醋化开十丸，从鼻孔灌入，使其吐下。经过吐下方法，病势减轻后，宜当随证加以调服。如肿消以后，咽喉溃烂的，用珍珠散外吹腐处，可以痊愈。

【按语】 喉痹是咽喉红肿痛诸痹的总称。历代医书把很多咽喉病多包括在本证范畴内，如喉风、乳蛾、白喉、喉痈等，临床宜当详辨。

①**消毒凉膈散** 防风 荆芥 牛蒡子 栀子 连翘 薄荷 黄芩 甘草 大黄 芒硝

方中连翘清热解毒，配黄芩清心胸郁热，栀子泻三焦之火，薄荷、防风、荆芥、牛蒡子外疏内清，皆引药上行；用大黄、芒硝荡涤胸膈邪热，导泻下行；甘草缓中，可缓硝、黄峻下之力。全方清上泻下并举，以清上焦之热邪，达解毒利咽之效。本方取意于《局方》凉膈散，化裁而来。

本方出自《医家四要》卷三，主治喉痹，咽喉肿痛。现在用来治疗咽炎、口腔炎、急性扁桃体炎、胆道感染、急性病毒性肝炎等属于上中两焦火炽者。

②**如意胜金锭** 硫黄 川芎 腊茶 火硝 薄荷 生川乌 生地黄各等份

上药研为末，用葱自然汁合为锭，重一钱，薄荷汤磨化服。

方中川乌可以散寒除痹、硫黄补火助阳，生地、火硝清热凉血，川芎活血行气，薄荷辛凉利咽，共治喉痹。

用于喉痹、缠喉风初起，病势未甚，形寒发热者。

③**雄黄解毒丸** 雄黄水飞，玉金各二钱半，巴豆十四粒，微

去油

三药合匀成散，用醋糊丸，如绿豆大，清茶下七丸。

本方出自《幼科发挥》，方中雄黄清热解毒、拔脓去腐，巴豆辛热，亦有去腐之功，合用去腐之力尤强，配合玉金以活血行气。

《幼科发挥》治疗儿疮入腹，腹胀，大便不通，或喘或作搐者。《疮疡经验全书》治异舌喉风。《育婴秘诀》加乳香、没药治疮痈发搐。《治疹全书》加皂角、麝香等治疗小儿疹后服凉药太过之慢惊，或大人喉风。

④**珍珠散**　珍珠　黄连　黄柏　定粉　轻粉　象牙屑　五倍子　儿茶　没药　乳香

研极细末，外敷患处。

方中珍珠、五倍子、象牙屑燥湿敛疮；乳香、没药、儿茶活血化瘀、收敛生肌；轻粉、定粉拔毒去腐；黄连、黄柏清热燥湿，全方共达燥湿清热、敛疮生肌、拔毒去腐之功。

本方出自《古今医鉴》卷十五，异名真珠散。主治下疳疮。

【原文】　咽喉诸证七宝散①　　消皂蝎雄硼二矾
　　　　　　细研如尘取一字　　　吹中患处效如神
【提要】　阐述喉痹的外治法。
【白话解】　凡咽喉肿痛，单双乳蛾以及喉痹、缠喉风等症，一般外治方法，可以用吹喉七宝散，吹入咽喉局部病患处，不但能消肿止痛，还能引痰吐涎，效果良好。
【按语】　目前各种喉痹的治法中，外治法仍是一个重要的方法，能迅速、有效地改善局部、甚至全身症状。
①**吹喉七宝散**　火硝　牙皂　全蝎　雄黄　硼砂　白矾

胆矾

方中胆矾解毒祛腐；雄黄、硼砂、火硝辛温解毒；白矾解毒杀虫、酸敛收涩；全蝎通络止痛除痹；牙皂开窍，该方寒热并用，共达解毒利咽、拔脓祛腐、痛痹止痛之功。

本方出自《医宗金鉴》四十三，异名七保散，研末吹患处，主治咽喉肿痛，单双乳蛾，喉痹，缠喉风等。

肩背痛总括

【原文】　通气①太阳肩背痛　　羌独藁草蔓防芎
　　　　　气滞加木陈香附　　气虚升柴参芪同
　　　　　血虚当归白芍药　　血瘀姜黄五灵红
　　　　　风加灵仙湿二术　　研送白丸治痰凝

【提要】　阐述太阳肩背痛及其兼证的治疗。

【白话解】　太阳肩背痛可用通气防风散治疗，其药物组成为羌活、独活、藁本、甘草、蔓荆子、防风、川芎。如兼有气滞者，可加木香、陈皮、香附；如兼气虚者，可加当归、白芍。若兼血瘀者，加姜黄、五灵脂、红花。如风邪日久者，加威灵仙；若湿滞经络者，加苍术、白术。如因风痰凝滞经络者，用青州白丸子（卷次三十九）研末送吞。

【按语】　肩背痛的成因不一，以风寒湿三气袭入足太阳经的居多，属中医学"痹证"范畴。中医文献中关于痹证的论述始于《内经》。《素问·痹论》指出"风寒湿留连于筋骨，则痛病难已；病深日久，营卫之行涩，皮肤不营，则麻木不仁。"汉·张仲景《伤寒论·太阳篇》论述了太阳风湿的辨证与治疗："伤寒八九日，风湿相搏，身体烦痛，不能自转侧，不呕不渴，脉虚浮而涩者，桂枝附子汤主之；若大便坚，小便自利者，去桂加白术汤主之。"除此之外，仲景治疗历节病、太阳风湿、湿痹的许多处方，如甘草附子汤，乌头汤，桂枝芍药知

— 366 —

母汤等，至今仍为临床常用效方。肩背痛若属风重的肩背牵强而痛，湿重的痛时麻木而沉重，寒重的痛势较甚。若兼见气郁风湿阻络者，其痛常固定在一处，治宜理气行滞；如兼气虚的，其痛时止时作，治宜补益气阳；血虚夹风的，其痛夜间较甚而时发时止，治宜养血祛风；倘因血瘀者，其痛多发于夜间而痛无休止，治宜活血祛瘀；风邪久郁而致肩背牵强作痛者，治宜通络祛风；湿滞经络者，肩背麻木，治宜健脾通络；因风寒阻滞经络而痛者，多伴见呕吐痰涎，眩晕等症状，治宜祛风化痰。中医治疗肩背痛，除内服方剂以外，还可结合外治疗法，如外用药剂的外敷或涂搽，以及针灸、推拿等。

太阳经肩背痛大致相当于西医学的肩关节周围炎、颈肩综合征、冈上肌腱炎、及部分颈椎病等骨关节疾病。以中西医结合治疗收效颇佳，可采用内服消炎镇痛药和活血通络中药，结合在病变局部施以推拿等手法治疗。患者自身也需积极配合，进行上肢的练功锻炼，以加快恢复活动功能。

①**通气防风汤** 羌活 独活 藁本 甘草 蔓荆子 防风川芎

方中以羌活发散太阳经风湿，配以独活，祛风胜湿之力尤佳，独活长于祛下焦风湿。二活合用能散周身风湿，利关节，止痹通。藁本、蔓荆子、川芎此三物皆性善上行，祛风止痛，其中藁本为太阳经之引经药。甘草调和诸药。综合全方，共奏祛风胜湿止痛之效，而以头项肩背臂膊疼痛见长。

通气防风散即李东垣的"羌活胜湿汤"，出自《内外伤辨惑论》。原书主治"手太阳经气郁而不行，肩背痛，不可回顾者；足太阳经不通行，脊痛项强，腰似折、项如拔"。项背腰脊皆属足太阳膀胱经。吴昆在《医方考·湿门》评价羌活胜湿汤云："外伤于湿，一身皆痛者，此方主之。"《方剂学》(6版)教材认为本方为发散太阳经风湿之主方，以头项肩背腰脊疼痛为主要见症。近有临床报道将羌活胜湿汤加味治疗过敏性紫癜，疗效颇为满意。如男8例，女6例，多为儿童和青年过敏性紫癜患者；病程3日～1个半月。其症状、体征均符合过敏性紫癜诊断标准。14例中分属单纯型者5例，属关节型者3例，属腹型者4例，并发肾炎者2例。治疗方法：单纯服中药，基本组成为羌活胜湿汤加黄芪、荆芥。每日1剂水煎，早晚分服。单纯型用基本方，关节型用基本方加细辛、桂枝，腹型用基本方加半夏、白芍；并发肾炎者，随过敏性紫癜所属证型治之，无需另外加味；无论何型伴有热象均可加蝉蜕。结果：14例均获痊愈。即紫癜全部收没，所伴发之腹痛、呕吐、黑便或关节肿痛，或风疹亦全部消失，并发肾炎浮肿消失，血压恢复正常，蛋白尿、血尿、管形尿亦全部转阴。全部病例服药3剂，紫癜明显收没，3例服3剂即愈，大部分6～9剂痊愈，最多服12剂。[新中医，1988，（5）：45]

心腹诸痛总括

【原文】　心痛岐骨[1]陷处痛　　横满上胸下胃脘
　　　　　当脐脾腹连腰肾　　少腹小大肠胁肝
　　　　　虫痛时止吐清水　　疰[2]即中恶寒外干
　　　　　悸分停饮与思虑　　食即停食冷内寒
　　　　　水停痰饮热胃火　　气即气滞血瘀缘
　　　　　随证分门检方治　　真心[3]黑厥至节难

【提要】　阐述心痛的分类。

【注释】　[1] 岐骨：岐，qí 音歧，左右第七肋软骨会合于胸骨处。

　　[2] 疰：zhù 音住，古病名，又称注病，注有转注和留住的意思，指一些具有传染性和病程迁延的疾病。

　　[3] 真心：即真心痛，指心痛剧烈，发作时"手足青至

节"，可"旦发夕死，夕发旦死"的胸痹重证。

【白话解】 凡疼痛在胸膈岐骨凹陷处的，叫心痛（心包络痛）；如痛时横连胸膈胀满的，叫肺心痛，痛时连及中脘，称胃心痛（心痛兼胃脘痛）；痛时下连及脐腹的，称脾心痛；倘痛连腰脊的，称肾心痛；牵引少腹作痛的，叫大肠或小肠痛；如痛及两胁部的，叫做肝心痛，按照病因分类，有因蛔虫上扰的叫蛔心痛，时并呕吐清水。疰痛多伴有恶心呕吐，因寒实积滞而作痛者称中寒心痛。悸痛的原因有二，一为水饮内停，一为思虑过度。还有因饮食停滞和中气虚寒而作痛，又有因痰饮水停，胃火炽盛，气滞血瘀而致痛。临床要根据不同的症状来分类，予以不同的治疗。此外，还有一种真心痛，发作时舌青面黑，手足四肢冰凉，冷过肘（膝）关节，往往来不及治疗而很快死亡。

【按语】 据历代文献所载，心痛有广义、狭义之不同。广义心痛有九心痛之说，如《千金要方》中谓心痛有"一虫心痛，二注心痛，三风心痛，四悸心痛，五食心痛，六饮心痛，七冷心痛，八热心痛，九去来心痛"，虽为九种心痛，实际泛指胸部和腹部的痛证，其病因有积聚、痰饮、结血、虫注、寒冷等引起。

心痛和腹痛是两种症状。按照疼痛的部位来分，心痛多在膻中部位以及左胸部。腹痛包括胃脘以下耻骨毛际以上部位。心痛之名首见于《内经》，如《素问·标本病传论》有"心病先心痛"之谓，《素问·缪刺论》又有"卒心痛"，"厥心痛"之称。《灵枢·厥病》中把厥心痛分为肾心痛、肺心痛、胃心痛、肝心痛、脾心痛。《内经》认为本证的病因与寒凝、气滞、血瘀、热邪有关。这些对后世医家对心痛的辨证论治奠定了基础。张仲景《金匮要略》称本证为"胸痹"，指出病因为"阳微阴弦"，是一种本虚表实的证候。并制定了瓜蒌薤白白酒汤等方剂以取温通散寒，宣痹化湿之剂。宋金元时代有关心痛及其治疗方法的论述日渐丰富，《圣济总录》指出此证疼痛的发生与"从于外风，中脏即虚，邪气客之，痞而不散，宜而塞。"有关，还有"胸膺两乳间刺痛，甚则引背胛"的症状记载。《太平圣惠方》和《太平惠民和剂局方》中收集了大量治疗心痛的方剂，其中苏合香丸主治卒心痛等病症，经现代医疗实践验证颇有疗效。到了明清时期，对心痛的认识进一步提高，对心痛与胃脘痛，厥痛与真心痛有了明确的鉴别，纠正了明代以前医家将心痛与胃脘痛混为一谈的错误。并提出了活血化瘀治疗心痛，如《证治准绳·诸痛门》提出了大剂红花，桃仁、降香、失笑散等治疗死血心痛，《时方歌括》用丹参饮治心腹诸痛，《医林改错》用血府逐瘀汤治疗胸痹心痛。

西医认为胸（心）痛为各种理化因素刺激支配胸壁、心脏及主动脉的感觉神经纤维而引起。多种心脏疾病均能引起胸（心）痛，但各具特点，如冠状动脉硬化型心脏病心绞痛的发作与体力活动、情绪激动等诱因有关，其疼痛部位多在胸骨后的中上段，呈压榨样痛，有压迫感和紧缩感；急性心包炎常有尖锐的心前区痛，多在胸骨左缘或心前区；急性心肌炎多为心前区闷痛；心脏神经官能症可有心尖部乳头下的持续性隐痛或闷痛，也可为极短促的针刺样疼痛。

此外，还有一种真心痛，是由于大寒犯心或瘀血上冲，突然心尖部发生绞榨样大痛，顿时口噤气促，舌青面黑，汗出不休，手足清冷如冰，冷过关节。《灵枢·厥病》谓"真心痛，手足青至节，心痛甚，旦发夕死，夕发旦死。"说明该证病势凶险，死亡率极高。本证相当于西医学的急性心肌梗死，其病因绝大多数为冠状动脉粥样硬化。急性心梗形成前数小时至数天可出现心绞痛加重，时间延长，次数增多等前驱症状。发作时有持续的心前区压榨性或刀割样剧烈疼痛，患者有一种特殊的濒死感，还伴有血压下降，心律失常以及休克等症状的发生。

腹痛一证，首载于《内经》。《素问·举痛论》："寒气客于肠胃之间，膜原之下，血不得散，小络急引故痛"，"热气留于小肠，肠中痛，瘅热焦渴，则坚干不得出，故痛而闭不通矣。"可见当时对腹痛从寒热气客于肠胃立论。张仲景在《金匮要略·腹满寒疝宿食脉证治》中谓："病者腹满，按之不痛为虚，痛者为实，可下之。舌黄未下者，下之黄自去。"并指出以舌黄作为实热积滞之征象，治当攻下。除此之外，他还对脾胃虚寒、水湿内停的腹满痛证，寒邪攻冲之证，热结气滞腹痛及肠痈等引起的腹痛加以论治，创立了许多有效的方剂。隋代《诸病源候论》将腹痛专立单独病候，把腹痛分为急腹痛和久腹痛，并指出"腹痛者因腹脏虚，寒冷之气，客于肠胃募原之间，结聚不散，正气与邪气交争相击故痛。"金元时代的李东垣确立了"痛则不通"的痛证病理学说，朱丹溪则对腹痛进行分类并提出相应用药的辨证思路。到了明清时期，对腹痛的证治更有发展，张景岳对腹痛虚实辨证尤为精详，提出"多滞多逆者，方是实证，如无滞运则不得以实论也。"叶天士在《临证指南医案》中对腹痛的理法方药论述齐备，形成了完整的理论体系。另外，《医林改错》、《血证论》对瘀血腹痛有了新的创见，王清任的少腹逐瘀汤即为治疗瘀血腹痛的名方。总之，腹痛的病因病机，不外寒、热、虚、实四端，四者可相互错杂，因此须认清不同的发病机制，以达辨治准确。腹痛见于西医的各种急腹症、急慢性胃肠炎、消化道溃疡等疾病。其中，急性腹痛发病急，变化快，病情重，如急性阑尾炎常见转移性右下腹痛；胃十二指肠溃疡穿孔多呈突然的剧烈刀割样疼痛，伴有腹膜刺激征；急性胃肠炎呈阵发性腹痛伴有腹泻、呕吐；急性肠梗阻腹部绞痛、腹胀、呕吐及便秘与排气停止；胆道蛔虫病的腹痛呈特殊的阵发性剧烈钻顶样痛。此外,有些慢性腹痛也有一定的规律和特点,如溃疡病多呈节律性周期性上腹痛,肝癌的疼痛常呈进行性加剧,肠寄生虫病为发作性隐痛或绞痛,常可自行缓解,直肠炎腹痛常伴里急后重。

【附方】 攻湿积热求化滞[①] 攻寒积水备急丹
火痛二陈栀连蔻[②] 虫用乌梅饮控涎

【提要】 阐述心腹痛的分型证治。

【白话解】 因湿热积滞而致心腹痛者,可用化滞丸以攻积化滞。因内寒水饮冷积而致心腹痛者,可用三物备急丹攻逐冷积。因胃火炽盛而脘腹作痛者,可用由二陈汤加栀子、黄连、草豆蔻而成的清中汤。因中寒蛔虫内扰的腹痛,可用乌梅丸。中焦痰饮结聚的心腹痛证用控涎丹。

【按语】 心痛的病位在心。是在心气、心阳、心血、心阴不足或肝、肾、脾失调的基础上,兼有痰浊、血瘀、气滞、寒凝等病变,总属本虚标实之病证。腹痛病因很多,外感风、寒、暑、湿,或内伤饮食以及气滞血瘀、虫积、癥闭、积聚等均可导致腹痛。热结心痛者,心中灼痛,口干,烦躁,气粗,痰稠,或有发热,大便不通,舌红,苔黄或糙,脉数或滑数。治宜清热泻火,散结活血,以小陷胸汤为主方。因寒凝心脉而致心痛者,症见卒然心痛如绞,形寒,天时寒冷或迎寒风则心痛易作或加剧,甚则手足不温,冷汗出,短气心悸,心痛彻背,背痛彻心,脉紧,苔薄白。治宜祛寒活血,宣痹通阳,当归四逆汤主之。如兼有阳虚之象,宜与温补阳气之剂合用,以取温阳散寒之功。痰饮结聚致心痛者,可见胸闷重而心痛轻,遇阴天易作,咳唾痰涎,苔白腻或白滑,脉滑。因"脾为生痰之源",故治疗此类患者时,因在温化痰饮的基础上加用健脾利水的药物，方以瓜蒌薤白半夏汤合苓甘五味姜辛汤为主。实热积滞的腹痛，常见腹部痞满胀痛，拒按，潮热，大便不通，并见口渴引饮，矢气频传或按之硬满，所下臭秽，苔焦黄起刺，或焦黑燥热，脉沉实有力，治以清热通腑，大承气汤主之。寒实内结腹痛者，腹痛较剧，大便不通，胁下偏痛，手足厥逆，苔白，脉弦紧。以温里散寒，通便止痛为治法，方用大黄附子汤以散寒通闭。寒证虫痛，腹痛绵绵，喜温喜按，时觉恶心，呕吐清涎，或吐虫，或便虫，手足不温，胃寒神怯，面色苍白，溲清便溏，舌淡脉细弱，治以温中安蛔，方以乌梅汤加减。

西医学诊断以心（胸）痛为主的心血管系统疾病，应根据病史，临床症状和体征，实验室检查等资料做出综合分析。治疗心血管病需针对病因、病理解剖和病理生理等几方面进行。对病因已明显者积极治疗病因，可收到良好效果。如感染性心内膜炎和心包炎时应用抗生素治疗；用介入或外科手术治疗可纠正病理解剖改变。如急性心肌梗死时经导管用药物或引入激光溶解冠状动脉内血栓；对目前尚无法或难于根治的心血管病，主要是纠正其病理生理变化，如人工心脏起搏，电复律等。腹痛如因泌尿系统或消化系统疾病引起的，一般可用胆碱能受体阻滞剂如阿托品、654-2、颠茄等。必要时可用哌替啶、吗啡等中枢神经镇痛剂，但腹痛原因不明者禁用。急性腹痛，尤其是外科急腹症，病情急，变化快，一旦明确诊断，治疗措施应立即跟上，以求最佳疗效。

①**化滞丸** 沉香 厚朴 半夏 白术 陈皮 木香 砂仁 藿香，槟榔 枳实 大黄 黄芩 山楂

方中厚朴、砂仁行气化湿；藿香芳香除湿清热；沉香、木香行气止痛；白术、半夏、橘皮、山楂理气健脾，燥湿利水；大黄、枳实、槟榔清热导滞，行水消积。诸药共用合奏清热消

积，祛痰化湿之功，使积滞除而痛自止。

化滞丸首载于《普济方》，主治"肺脾气滞，水饮停积，膈痹口满，咳嗽涎壅，呕吐头昏，饮食不下；或痰痞气膈，阴阳不通并厥，口噤昏默，不省人事，类似中风；及恚怒气逆，饮食汤水，停聚胸膈成病，以致十膈五噎，翻胃呕吐。"《医略六书》中亦载有一化滞汤，组成与本方相似，去枳实、大黄、白术、半夏、橘皮，加当归、白芍、青皮、滑石，功效和主治为"使湿热清化则肠胃清和而传化有权，……为治气滞痢，后重窘迫之专方。"化滞丸的现代应用报道较少，但方中藿香和砂仁常用于中焦湿热证的治疗，藿香性温，味辛，具有化湿、解暑、止呕之功。药理研究发现其有抗菌、抗病毒、助消化、解痉止痛及抑制胃肠推进运动的作用。常与茯苓、黄芩、厚朴、槟榔合用治疗中焦湿热证，疗效显著；砂仁性温，味辛，有化湿行气，温中安胎等功效，药理研究其有抑制肠管平滑肌收缩，以及解毒抗菌的作用，适用于湿阻中焦及脾胃气滞证。

②**清中汤** 陈皮 半夏 茯苓 甘草 山栀姜汁炒 黄连 草豆蔻。

清中汤乃二陈汤加栀子、黄连、草豆蔻而成，方中以二陈汤清中焦湿热为为君；山栀苦寒泻火，治胃热，黄连苦寒入中焦，清热燥湿，二者相伍清胃热之力更佳，为臣药；中焦有热，用栀、连苦寒泻火，易格拒不纳，故加草豆蔻辛温燥湿，健脾温胃以反佐，则邪易伏而病易愈；甘草调和诸药为使。诸药合用则湿热除，胃气和。明·方谷在《医林墨绳》中根据张子和"诸药皆生于气，诸病皆因于气"的理论，提出在气病动作之初，以二陈汤为主，辛温之中少用苦寒药。如治胃火，用二陈汤加黄连、山楂与本方的组方思路如出一辙。

清中汤同名者较多，但治疗"胃脘火痛"之剂首见于《证治准绳》。《证因脉治》中亦载有本方，主治"外感胃脘痛，里有热者"。本方为临床治疗湿热中阻型胃脘痛之常用方，如湿偏重加薏苡仁、白扁豆、藿香、佩兰；热偏重者加黄芩、蒲公英、苦参；便秘者加枳实、制大黄；恶心呕吐者加竹茹以清热和胃降逆。

病案举例：

李某，男，28岁，于1984年4月8日初诊。自诉胃脘部灼热疼痛已2月未愈，痛引肩背，入暮痛剧，饮食日减，口苦泛酸，时而嗳气，小便黄痛，舌苔薄黄，脉弦数。经多方治疗罔效，且有增剧。经X线钡餐照片诊断为急性胃炎。证系寒郁化热，气滞痰凝。治宜清火化痰，理气开郁。方拟清中汤加味：法半夏10克，陈皮10克，白茯苓10克，草豆蔻6克，栀子12克，黄连10克，柴胡10克，广木香6克，甘草5克，生姜5克。服药1剂，其痛大减，继进原方5剂告愈，随访1年，病未再发。[湖南中医杂志，1995，11（2）：21～22]

【原文】 七情郁结流气饮 思虑悸痛归脾汤
内寒理中外五积 痖痛备急血抵当①

【提要】 阐述情志不畅、虚实寒证、中恶痖痛、瘀血所致心腹痛的治疗。

【白话解】 因情志郁结而心腹胀痛者，宜用木香流气饮，因思虑过度而心悸心痛者，用归脾汤，因中焦阳气虚弱，里寒心腹作痛者，用理中丸，因外感寒邪而心腹疼痛者，用五积散，因感受寒邪而痖痛者，宜用三物备急丹，因瘀血阻滞，少腹攻胀作痛者，用抵当汤。

【按语】 气滞心痛因情志抑郁，气滞上焦，胸阳失展，血脉不和而成，故见胸闷隐痛，时欲太息；痛无定处，遇情志不畅则诱发、加剧，可兼有脘胀，得嗳气、矢气则舒，苔薄或薄腻，脉细弦。治宜疏调气机，理血和脾，柴胡疏肝散主之。因思虑过度，心脾两虚而见心悸气短，头昏目眩，面色不华，神疲乏力，纳呆腹胀，舌淡脉弱者，治宜健脾养心，补益气血，方用归脾汤。因阴寒内盛胸阳失展，寒凝心脉者而见卒然心痛如绞，形寒，甚则手足不温，冷汗出，心痛彻背，背痛彻心者，可用祛寒活血，宣痹通阳之法，当归四逆汤主之。瘀血瘀阻心脉者，见心胸疼痛剧烈，如刺如绞，痛有定处，舌暗或有瘀斑，脉弦涩或结代，治宜活血化瘀，通脉止痛，血府逐瘀汤主之。气滞腹痛者，腹痛兼胀闷不舒，攻窜不定，痛引少腹，嗳气则舒，治宜疏肝解郁，理气止痛，方用四逆散。寒实腹痛者，腹痛较剧，大便不通，胁下偏痛，手足厥逆，苔白，脉弦紧，治宜温中补虚，缓急止痛，小建中汤主之。瘀血腹痛者，少腹积块疼痛，痛处不移，舌紫，脉涩，治宜活血化瘀，用少腹逐瘀汤。上述气滞、寒凝、瘀血心痛者可参照西医学冠状动脉粥样硬化性心脏病、心绞痛的治疗，主要运用扩张血管药、调节血脂药、抗血小板药、溶栓药及抗凝药等。

①**抵当汤** 水蛭 虻虫 桃仁 大黄

水煎服。

方中以功擅破血逐瘀，药力峻猛的水蛭、虻虫为主要药物，水蛭咸苦性平，有毒，入肝经，破瘀血而不伤新血，专入血分而不伤气分。虻虫微苦微寒，亦入肝经，其逐瘀之力较水蛭为甚。二药一飞一潜，相须而用，则破血之力尤强。再辅以活血化瘀的桃仁、大黄，则攻逐瘀血的力量更为峻猛。综观本方特点，一为用药较猛，一为因势利导，使邪有去路。

抵当汤为张仲景所创制，《伤寒论》中用此方治蓄血证，《金匮要略》用于妇人经水不利。后世医家取本方活血逐瘀之功，将其用于瘀血所致的多种疾病。如《世医得效方》用于瘀血凝滞，腹内刺痛；《医林墨绳》用于治疗瘀血结于胸中而成的血结胸，症见谵语，小腹亦满，漱水不欲咽者。由于本方对瘀滞重证及一般祛瘀药不效者，确有良效，故历代医家不嫌其猛，沿用至今。

临床报道应用本方治疗子宫肌瘤、急性尿潴留、冠心病、心绞痛、脑血栓形成、急性盆腔炎、痛经、经闭、前列腺炎、睾丸结核等多种病证。实验室研究证明，抵当汤能显著降低全血粘度、血细胞比容及纤维蛋白原含量；降低甘油三酯和 β 脂蛋白含量；改善纤维蛋白原及血小板粘附率异常。

病案举例：

刘某，男，62 岁，1994 年 12 月 9 日就诊。3 年前发现前列腺肥大，曾多次服药，效果不佳。肛检：中央沟基本消失，质中软。B 超检查提示前列腺肥大。尿液检查：红细胞＋＋，脓细胞＋＋。刻诊：小便点滴而下，小腹坠胀而作痛，时有睾丸拘急，面色不荣，舌质黯，边有紫点，脉沉涩。辨证：瘀血阻络，脉道不通。治疗当活血化瘀，通利小便。处方以抵挡汤加味：大黄 6 克，桃仁 9 克，水蛭 9 克，虻虫 9 克，桂枝 10 克，泽泻 12 克，茯苓 15 克，猪苓 12 克，白术 15 克，瞿麦 12 克。予 6 剂，每日 1 剂，水煎 2 次合并分 3 次服。二诊，小便较前通畅，小腹坠胀作痛减轻，又以前方 6 剂。之后，以前方加减共服药约 60 余剂，小便恢复正常，余无不适。随访半年，病证未作。(《仲景方临床应用指导》)

【原文】　木来乘土腹急痛　缓肝和脾小建中
　　　　　　血虚寒痛羊肉治　气虚理中加陈青
【提要】　阐述虚实兼夹腹痛和血虚里寒腹痛的治疗。

【白话解】　中虚肝木乘脾土，而见腹部急痛者，宜用小建中汤以缓肝和脾，因血虚里寒而腹部绵绵作痛者，宜用当归生姜羊肉汤，中气虚寒而腹痛气滞作胀者，宜用理中汤加陈皮、青皮。

【按语】 腹痛以寒、热、虚、实作为辨证纲领，但临证时往往会互相转化，互为因果，互相兼夹。如素体脾虚不运，神疲纳少，可以为肝木所乘，症见脘腹胀满，攻撑作痛，脘痛连胁，嗳气频繁，每因情志不畅而痛作，大便溏薄，兼有神疲气短，舌淡苔白，脉沉细或沉弦。治宜柔肝缓急，和脾补虚。方以小建中汤合柴胡疏肝散加减。中虚脏寒者，脘腹隐痛，喜温喜按，中寒则气机运行不畅，阻滞于脘腹，而见腹痛痞满不舒，痛引少腹，嗳气则舒，伴畏寒、气短等证，舌淡苔白，脉弦细，治宜理气解郁，温中补虚。方用排气饮加砂仁去泽泻。可见，虚实夹杂、寒热错杂的腹痛，在辨证论治时，首先要抓住主要矛盾，分辨清虚实的多少，寒热的轻重，再处方用药。

【原文】 劫诸郁痛乌栀子　劫而复痛入元明

　　　　已经吐下或虚久　急痛欲死求鸦鸣[1]

【提要】 阐述寒热错杂和体质亏虚者腹痛的治疗。

【注释】 [1] 鸦鸣：即指鸦片。

【白话解】 因寒热错杂，郁而作痛者宜用乌头栀子汤。如服后腹痛未减，大便秘结属热者，可加入玄明粉，以泄热通便。至于呕吐下利后，正气已虚或体质久虚而又腹痛剧烈不可忍受者可用鸦片急救暂时止痛。

【按语】 寒痛缠绵发作，日久可以郁而发热；热痛日久不愈，又可转化为寒，成为寒热错杂之证。治疗此类腹痛时当辛热与寒凉并用，可用乌头栀子汤。但须辨清寒热的孰轻孰重，如偏于寒重者，宜以乌药为主，偏于热者，则栀子要加大用量。

体质亏虚者，下利后仍觉脘腹疼痛，缘于脘腹气机运行不畅，下利后，腑气更虚，气机愈加阻滞不行，故觉腹中疼痛时作。而如本篇中所描述"急痛欲死"的情形较少见。西医认为此类腹痛多属胃肠消化道痉挛，用解痉药如阿托品、6-542治疗。鸦片系由罂粟果实加工而成，有止痛、涩肠的作用，主治心腹痛，久泻久痢，咳嗽无痰，其主要成分吗啡有明显的镇痛效果，但本品为剧毒性麻醉药品，有成瘾性，一般不可轻易运用，如不得已非用此药作急救用时，必须严格掌握剂量，密切观察病情变化，中病即止，极宜审慎。

胸 胁 总 括

【原文】　瓜蒌薤白白酒汤①　　胸痹胸背痛难当
喘息短气时咳喘　　难卧仍加半夏良②

【提要】　阐述胸痹及其兼证的治疗。

【白话解】　瓜蒌薤白白酒汤主治胸痹，胸痛彻背，背痛彻胸，而兼见喘息短气，时时咳喘。如果胸痹痛难以卧下的，宜用前方中加半夏，即瓜蒌薤白半夏汤。

【按语】　胸痹是指胸部闷痛，甚则胸痛彻背，短气，喘息，不得卧为主证的病证。轻者仅感胸闷如窒，呼吸欠畅，重者则有心痛彻背，背痛彻心。胸痹的临床表现最早见于《内经》。《灵枢·五邪》指出："邪在心，则病心痛。"《素问·藏气法时论》亦说："心病者，胸中痛，胁支满，胁下痛，膺背肩胛间痛。"张仲景首先提出"胸痹"之名，如《金匮要略·胸痹心痛短气病》说："胸痹之病，喘息咳唾，胸背痛，短气，寸口脉沉而迟，关上小紧数，瓜蒌薤白半夏汤主之。""胸痹不得卧，心痛彻背者，瓜蒌薤白半夏汤主之。"可见当时对胸痹的治疗强调以宣痹通阳为主，上述的两个方剂至今仍为治疗胸痹的常用方。《世医得效方·心痛门》提出了用苏合香丸以芳香温通的方法"治卒暴心痛"。后世医家总结了前人的经验，又提出了活血化瘀的治疗方法，如《证治准绳·诸痛门》提出了用大剂量的红花、桃仁、降香、失笑散等治疗瘀血心痛。《医林改错》用血府逐瘀汤治疗胸痹心痛。《中医内科学》（5版）认为本病发生多与寒邪内侵，饮食不当，情志失调，年老体虚等因素有关。辨证首先当掌握虚实，分清标本。心血瘀阻者见胸部刺痛，固定不移，入夜更甚，舌质紫暗，脉象沉涩。治宜活血化瘀，通络止痛，血府逐瘀汤主之。胸闷如窒，气短喘促，痰多，苔浊腻，脉滑者，证属痰浊壅塞，以瓜蒌薤白半夏汤通阳泄浊，豁痰开结。阴寒凝滞者，胸痛彻背，感寒痛甚，心悸气短，不能平卧，四肢厥冷，苔白脉细，宜用瓜蒌薤白白酒汤加味以辛温通阳，开闭散寒；心肾阳虚者，胸闷且痛，心悸盗汗，心烦不寐，宜用滋阴益肾、养心安神的左归饮；气阴两虚者胸闷隐痛，时作时止，宜益气养阴，活血通络，用生脉散合人参养荣汤加减；胸闷气短，甚则胸痛彻背，兼见阳气亏虚症状者，方用参附汤合右归饮益气温阳，活血通络。

　　胸痹一证相当于西医学冠心病、心绞痛一般分为劳力性心绞痛，自发性心绞痛和混合性心绞痛分型诊断，发作期用血管扩张剂硝酸甘油等，缓解期使用作用持久的抗心绞痛药物，可单独、交替或联合使用硝酸脂类制剂、β受体阻滞剂、钙离子通道阻滞剂及冠脉扩张剂等。

　　①**瓜蒌薤白白酒汤**　瓜蒌实—枚　薤白半升　白酒七升
　　上三味煮取二升分温再服。
　　方中瓜蒌实涤痰散结，宽胸理气，调和血脉，通达阳气。薤白苦降辛散，可助行阳气，苦降则涤痰散瘀，通达阳气以止痛，为治胸痹要药。白酒辛散温通，行气活血，通畅血脉。方中三药相伍，相辅相成，可使胸中阳气通达以消痰饮，通达血脉而散血瘀，以达阳气通畅，痰瘀悉除之用。

②瓜蒌薤白半夏汤　即于上方中再加半夏一味。

方中乃上方再加半夏辛开散结，通阳化痰，降胸中痰浊，醒脾而绝痰生之源。全方合用共奏行气通阳，宽胸散结，活血化瘀之功效。

瓜蒌薤白白酒汤与瓜蒌薤白半夏汤均出自张仲景《金匮要略》，是治疗胸痹心痛的代表方剂。如书中谓"胸痹之病，喘息咳唾，胸背痛，短气，寸口脉沉而迟，关上小紧数，瓜蒌薤白白酒汤主之。""胸痹不得卧，心痛彻背者，瓜蒌薤白半夏汤主之。"二方都可治疗痰瘀胸痹证，其病机既有痰饮，又有血瘀，瓜蒌薤白白酒汤既有化痰作用，又有祛瘀作用。而瓜蒌薤白半夏汤所主病证较瓜蒌薤白白酒汤为重，尤其是痰邪较盛，病以胸闷为甚者，用之尤佳。

上述两方现代多应用于治疗冠心病、心绞痛，风湿性心脏病，肋间神经痛等病证。

病案举例：

仇某，男，54岁，军人。1998年6月24日就诊。主诉：患冠心病已8年，心绞痛时常发作，天天服药，停药即觉不适。近日胸痛、胸闷加重，虽服西药，但效果不明显，欲求治于中医。刻诊：胸痛，时有放射到肩背，胸闷，胸满，短气，大便干，走路气喘，舌淡，苔黄白相兼而腻，脉迟紧。辨证为痰瘀气郁，瘀血阻络。治疗当行气化痰，化瘀通络。处方以瓜蒌薤白半夏汤加味：瓜蒌实30克，薤白18克，桂枝12克，半夏14克，茯苓15克，杏仁12克，枳实9克，川芎9克，当归12克。予6剂，每日1剂，分2次水煎服。二诊：服药后，胸痛有减，尤其胸闷、胸满等症状解除，继服用上方10剂，病情得以控制。随访半年，未再发作。(《仲景方临床应用

指导》）

【附方】 胸痛气血热饮痰　　颠倒木金①血气安

饮热大陷小陷②治　　顽痰须用控涎丹

【提要】 阐述胸痛的分型治疗。

【白话解】 胸痛的病因有气滞、血瘀和痰饮互结，如属气滞血瘀者，可用颠倒木金散行气开郁，活血化瘀。若水饮与热邪互结者，用大陷胸汤，痰热互结者用小陷胸汤。若顽痰为患者，可用控涎丹治疗。

【按语】 胸痛包括前面所述的心痛，胸痹等证，主要表现为胸部疼痛为主证的疾病，因不通则痛，故其病因为气滞、血瘀、痰凝、水饮等有形邪实的侵犯。气机郁滞不畅者，可见胸脘痞满疼痛，时发时止，走窜不定，俯仰不舒。血瘀者症见胸痛固定不移，口燥不欲饮水，大便干燥色黑，或紫血从口吐出。以上两型，皆可以颠倒木金散治疗，以行气开郁，活血止痛。气郁者倍用木香，血瘀的倍用郁金，如体虚的，可加人参以扶正。水饮与痰热互结证，重者见从胸脘至少腹硬满疼痛而拒按，日晡潮热，舌燥而渴者，宜泻热逐水的大陷胸汤热治疗；轻证者见中脘及胸痛，按之作痛，是痰热互结于胸所致，可用小陷胸汤以清热涤痰开结。若因气火结为顽痰，伏于胸膈之下，症见咳喘脘闷，痰吐粘稠，胸背及肢体疼痛者，宜用十枣汤或控涎丹，以攻逐痰涎。以上胸痛证可见于西医学之老慢支、肺气肿、肺动脉栓塞、冠心病及胆囊炎等病症，涉及范围较广。

①颠倒木金散 木香　郁金各等分

上二味，杵为散，每服二钱，老酒调服。

方中郁金辛苦，辛能行气，苦能泻闭，且又入血分，能行气解郁；木香味辛性温，辛散温通，行气止痛。二药相须配伍，使气行郁解，气行则血行，血瘀自除。

颠倒木金散源自本书，方虽仅由两味药组成，但疗效卓著，为古今历代医家所推崇。北京中医药大学刘渡舟教授用此方合小柴胡汤治气病及血，胸痛连胁，效果良好。此外，本方还可用于肝郁气滞的胃脘痛及经前期综合征等。

②**小陷胸汤**　黄连一两　半夏半升　瓜蒌大者1枚

水煎服。先煮瓜蒌，去滓，内诸药，煮一碗，去滓，分两次服。

方中黄连清泻胃中邪热，并除心下痞满。半夏辛温，辛以宣畅气机，温以燥湿化痰，与黄连相伍，辛开苦降，以涤荡心下痰结。瓜蒌实清热化痰，导痰热下行，既可助大黄清热，又可助半夏开结化痰。三药相合，使痰去热除，结散痛止，为治胸脘痞痛之良方。

小陷胸汤出自《伤寒论》，张仲景云："小结胸病，正在心下，按之则痛，脉浮滑者，小陷胸汤主之。"后世医家对本方的应用积累了丰富的实践经验，使其治疗范围逐步扩大。《丹溪心法》以本方治食积痰壅而喘急者，认为其消食痰之积。《寿世保元》谓其可治伤寒发渴而饮水太过，成水结胸而发呃之证。本方现代应用于治疗冠心病、尘肺合并肺部感染、急慢性胃炎、急性支气管炎及急慢性胆囊炎等病。

病案举例：

郭某，女，32岁，个体户。1996年7月9日就诊。主诉右剑突下疼痛5天，在某诊所静脉点滴抗生素类药已5天，疼痛不减，欲服中药汤剂。B超查示：胆囊壁毛糙，回声增强。诊为急性胆囊炎。刻诊：胆区疼痛明显，不思饮食，饮食则干呕或呕吐，大便干，小便黄，舌红，苔薄黄腻，脉滑。辨证为痰热内结，气机不畅。治疗当清热化痰开结。处方以小陷胸汤加味：黄连15克，半夏12克，瓜蒌实30克，柴胡24克，枳实9克，大黄6克，黄芩12克，连翘24克。予三剂，每日一剂，水煎分两次服。二诊：胆区疼痛减轻，按之不痛，饮食好转，呕吐除。又以前方5剂，服药后症状、体征消除，为巩固疗效，又以前方3剂，病证向愈。(《仲景方临床应用指导》)

【原文】 胁痛左属瘀留血 轻金芎枳①草重攻
       右属痰气重逐饮 片姜橘枳草②医轻
       肝实太息难转侧 肝虚作痛引肩胸
       实用疏肝③柴芍草 香附枳陈与川芎
       肝虚逍遥④加芎细 陈皮生姜缓其中
       肝虚左金⑤实龙荟⑥ 一条扛起积食攻

【提要】 阐述胁痛的分型证治。

【白话解】 左胁疼痛多属瘀血停留，轻证宜用由枳壳、川芎、郁金、甘草构成的枳芎散，重证宜用攻逐瘀血之剂。右胁疼痛多为痰气互结，重证者用攻逐痰饮的方剂如控涎丹、十枣汤，如证势较轻的，可用由片姜黄、枳壳、橘皮组成的枳橘散。因肝气郁滞兼见善太息，甚至难以转侧的胁痛，宜用由柴胡、芍药、甘草、香附、枳壳、陈皮和川芎组成的柴胡疏肝汤。因肝阴血亏虚，症见胁痛上引肩部掣痛，宜用逍遥散加川芎、细辛、陈皮、生姜以柔肝养血，缓急止痛。如肝经阴虚火旺者，宜用左金丸，肝经实热火盛者，可用当归龙荟丸。如胁痛时有一条扛起，是因饮食积滞所致，治宜消积导滞。食积者，用化滞丸；积饮者，用控涎丹。

【按语】 胁痛是以一侧或两侧胁肋疼痛为主要表现的病证。早在《内经》中已有本证的记载："邪在肝，则两胁中痛"，"肝病者，两胁下痛引少腹。"《内经》指出了胁痛的病因有寒、热、瘀等方面。后世医家在此基础上对胁痛认识进一步发展，张仲景提出了"胸胁苦满"，"胁下痞硬"，"胁下硬满"三个症状作为太阳转入少阳病的一个辨证依据，实际上是胆腑疾病的一个重要诊断指标。《景岳全书》中谓："胁痛有内伤外感之辨，……但内伤胁痛者十居八九，外感胁痛则间有之耳。"张景岳提出了将病因分为外感和内伤两大类，以内伤者为多见，并明确指出了从痛的不同情况来分辨属气属血。清·叶天士《临证指南医案》对胁痛入络者，善用辛香通络，甘缓理虚，辛泄宣瘀等法。根据历代医家论述和近代认识，对胁痛大致可分为以下几型论治：肝气郁结型以胁部胀痛，走窜不定，疼痛每因情志而增减为主证，治宜疏肝理气，柴胡疏肝散为主方。胁肋刺痛，痛有定处，舌紫暗，脉沉涩者证属瘀血停着，治宜祛瘀通络，旋覆花汤主之；肝胆湿热者以胁痛口苦，胸闷纳呆，恶心呕吐，目赤或黄，身黄，小便黄赤，舌苔黄腻，脉弦滑数，宜用龙胆泻肝汤以清热利湿。还有肝阳不足者，胁肋隐痛，悠悠不休，遇劳加重，口干咽燥，舌红少苔，脉细滑数，治以养阴柔肝之法，方用一贯煎。关于胁痛分为左右气血，病在左者为血积，病在右者为气郁的见解已不被当今医家所采纳。

胁痛是一个常见的症状，可见于西医学多种疾病。如急性肝炎、肝硬化、肝寄生虫病、肝脓肿、肝癌、急慢性胆囊炎、胆道蛔虫病以及肋间神经痛等，在此不一一赘述。

①**枳芎散** 枳壳 抚芎 郁金 甘草

方中川芎辛散温通，既能活血，又能行气，为"血中气药"，配以枳壳行气宽中，郁金辛散，活血解郁。甘草甘缓和中。诸药相伍，共奏行气止痛，活血开郁之功。

枳芎散源自本书，《济生方》亦有枳芎散一方，以前方中去郁金，主治两方相近，为"左胁痛，痛不可忍"。本方现代临床应用报道较少，但方中川芎行气活血，祛风止痛，效果较佳，用于血瘀气滞的痛证，仍为临床治疗所常用。

②**枳橘散** 枳壳 橘皮 片姜黄 甘草

方中枳实破气消积，橘皮辛温理气燥湿，两药合用可使气机通畅，因"气为血帅"，气行则血行，姜黄善于活血行气，温经止痛，甘草调和诸药。四药共用有行气祛瘀，通络止痛之功。

枳橘散源于《医学集成》，主治"右胁疼"，由于其组成方简单，故现代单独运用较少，多与其他方剂共用治疗肝气郁结、脘腹痞满等病证。

③**柴胡疏肝汤** 柴胡 白芍 甘草 香附 枳壳 陈皮 川芎

方中柴胡苦辛微寒，功擅条达肝气而散郁结。香附苦辛而平，专入肝经，长于疏肝理气，并有良好的止痛作用；川芎味辛气雄，入肝胆经，能行气血，疏肝开郁，止胁痛；二药相合，共助柴胡以解肝经之郁滞，而增行气止痛之功。陈皮理气行滞和胃，醋炒以入肝经行气，芍药、甘草养血柔肝，缓急止痛。诸药相合，共奏疏肝解郁，行气止痛之功。

柴胡疏肝汤一名柴胡疏肝散，出自明代的《医学统旨》，用于治疗胁痛。是由四逆散易为枳壳，再加香附、陈皮、川芎而成，各药用量亦有变化，尤其是重用柴胡以突出疏肝解郁之功，又加诸行气之品，使本方疏肝解郁，行气止痛之力较四逆散大增。后世医家在应用本方时，又结合自己的临床经验，对本方的证治理论作了一些补充。尤其是明代张景岳将本方收入《景岳全书·古方八阵》，使该方的临床应用更为广泛，成为治疗肝郁气滞证候的常用方。由于肝郁日久，常致化热，故后人应用本方，常加入栀子、黄芩等清热药以增清肝之功。现代临床报道，本方在治疗乙型肝炎、胆汁反流性胃炎、反流性食管炎、慢性浅表性胃炎及溃疡性结肠炎等病症方面均有显著的疗效。

病案举例：

夏某，女，33岁。近一年来，头痛反复发作，两颞侧阵发性跳痛，每日3～4次，伴少寐，乏力。曾经中西医多方治疗，效果不佳。脑血流图示：椎基底动脉供血不足。诊为血管性头痛。刻下：精神抑郁，沉闷不乐，善太息，舌质暗红，舌下可见瘀斑，苔少，脉弦细。证属肝气郁结，气滞血瘀，脉络受阻。方用柴胡疏肝散去陈皮，加丹参、葛根，4剂后头痛等症明显减轻，痛发次数减少，继进原方8剂，诸症消失。

作者按：本例头痛，精神抑郁，沉闷不乐，善太息，脉弦细，为肝之疏泄不及之象，又有舌质暗红，舌下瘀点等血瘀之证。分析病证，肝气郁结，情志不遂为病之本，瘀血内阻为其标。虽以头痛之证为主，却符合柴胡疏肝散之病机，故以此方施治，获满意疗效。[四川中医，1988，(9)：32]

④**加味逍遥散**　即逍遥散（方见卷第四十）加川芎　细辛陈皮　生姜

方用逍遥散调和肝脾，柔肝养血，行气止痛。川芎辛散温通，既能活血，又能行气，为"血中气药"；合生姜、陈皮和胃理气止痛，少酌细辛辛散温通，共奏行气止痛之功。

现临床用于肝脾不和之胃痛，胁痛，及肝胆系统疾病，也用于妇女月经不调证属肝气郁结者。

⑤**左金丸**　黄连六两用姜汁炒　吴茱萸一两用盐水泡

为末，水泛为丸，每服五分至一钱，开水送吞。

方中黄连大于吴茱萸六倍剂量配伍，目的在于泻火，黄连泻心火，并以"五行生克"理论联系肝木，"实则泻其子"即泻心火以泻肝木。吴茱萸辛苦而温，芳香而燥，为肝之主药，而兼入脾胃，与黄连相反相成，泻火而不为凉遏，温燥而不碍火郁。

左金丸为元代医家朱丹溪所创，出自《丹溪心法》，用于治疗肝火胁痛。此后为历代医家广为沿用。《保婴撮要》中四味茱连丸由吴茱萸、黄连、神曲、荷叶等分成组成，治疗腹胀噫气吞酸，食不能化；《医学入门》中萸连丸由本方加味而成，治疗痰火夹瘀，吞酸；《不知医必要》中左金汤由左金丸加陈皮组成，兼可和中，治疗肝火胁痛。这些均是对左金丸立法和配伍用药的进一步发展。临床报道本方治疗胃炎，以本方随证加苏梗、佛手、竹茹、陈皮等治疗胆汁反流性胃炎 27 例，每日服药 1 剂，10 日为 1 疗程，三个疗程后，显效 10 例，有效14 例，无效 3 例，总有效率 88.9%。[陕西中医，1995，(7)：316]

⑥当归龙荟丸 当归酒洗　龙胆草酒洗　黑栀子　黄连炒黄柏炒　黄芩炒　大黄酒浸　青黛水飞　芦荟　木香　麝香

蜜丸，开水送下。

方中龙胆草大苦大寒，专泻肝胆实火。栀子泻三焦而导热从小便解，大黄、芦荟通腑泻热，引热从大便而出，助龙胆草泻肝之力，使邪有出路。黄芩、黄连、黄柏、青黛泻火解毒。更用木香行气散结，麝香开窍醒神。当归养血补肝，以防诸苦寒性燥之药损伤阴血。诸药合用，共清肝胆之实火。

当归龙荟丸首见于《黄帝素问宣明论方》，名龙脑丸。至《丹溪心法》始名当归龙荟丸，主治"肾水阴虚，风热蕴积，时发惊悸，筋惕，以及心志不宁，荣卫壅滞，头目昏眩，肌肉瞤瘛，胸高痞塞……常服通血，益气，调顺阴阳，病无再作"。现代主治肝胆实火证，症见头晕目眩，神志不宁，谵语发狂或大便秘结，小便赤涩。本方用药与龙胆泻肝汤相似，均属大苦、大寒的清热药以泻肝经实火，其不同点在于龙胆泻肝汤并能清热利湿，配养血药以防被火热所伤阴血，用治肝实火上炎，肝经湿热下注之证。本方重在泻肝胆实火，使从二便分消，较前方泻肝火之功尤甚。本方曾用于治慢性粒细胞型白血病，是取法于"泻肝经实火"，并以剂量不同的组合中，发现方中青黛对慢粒有一定治疗作用。

腰 痛 总 括

【原文】 腰痛肾虚风寒湿　痰饮气滞与血瘀
　　　　　湿热闪挫凡九种　面忽红黑定难医

【提要】 阐述腰痛的病因及危象。

【白话解】 腰痛的病因有肾虚、风邪、寒邪、湿邪、痰浊、气滞、血瘀、湿热下注及闪挫劳损等九种。如见到腰痛兼有面色忽红忽黑（即暗青色），病势危急，不容易医治。

【按语】 腰痛是指腰部一侧或两侧疼痛的病证。最早见于《内经》，其中详细论述了腰痛的性质、部位和放射范围。《金匮要略》中提出用肾气丸治疗"虚劳腰痛"，甘姜苓术汤治"肾着"病。朱丹溪把发病原因归纳为"湿热、肾虚、瘀血、闪挫、痰积"五类，并强调肾虚最为重要。清代《张氏医通》、《杂病源流犀烛》等书把腰痛归纳为"风腰痛、寒腰痛、湿腰痛、痰腰痛、肾虚腰痛、气滞腰痛、瘀血腰痛，使之辨治更为系统化。总之，腰为肾之府，乃肾之精气所溉之域。又足太阳经、任、督、冲、带诸脉，亦布其间，故内伤则不外乎肾虚，而外感总离不开湿邪为患。肾虚是本，外邪、外伤、劳累均是标。内外二因，相互影响，可以互为因果。

内、外、骨、妇各科疾病，均可出现腰痛。一般可分为四类：第一类为脊柱疾患，如类风湿性脊柱炎，结核性或化脓性脊柱炎等；第二类为脊柱旁软组织疾病，如腰肌劳损，纤维组织炎等；第三类为脊神经根受刺激所致腰背痛，如脊髓压迫症，急性脊髓炎等。第四类为内脏疾病，如肾脏病，以及胰腺炎、胆系疾病，附件炎等。

西医所谓之腰痛主要指骨伤科疾病。诊断除根据患者主诉、病史、体格检查外，还使用现代科技手段为腰痛的临床确诊提供了更大的方便，同时亦提高了诊断的准确性。如脊神经根受压迫性腰痛可用磁共振成像（MRI）确诊。熟悉西医所谓的腰痛，走中西医辨证与辨病相结合的道路，对掌握中医治疗的适应证，排除非适应证，提高中医药治疗腰痛疾病的水平是很有帮助的。

如腰部疼痛不可忍受，而面色忽红忽黑，脉搏细而微弱者，是真阴衰微，真阳浮越于外，这是阴阳即将离绝的前兆。剧烈的腰痛如肾结石绞痛，会导致疼痛性休克。

【附方】 腰痛悠悠虚不举　寄生青娥①安肾丸②，
　　　　胡芦骨脂川楝续　桃杏茴芩山药盐。

【提要】 阐述肾虚腰痛的证治。

【白话解】 腰部悠悠地疼痛，腿膝无力痿软，根据不同兼夹分别可用独活寄生汤、青娥丸或由葫芦巴、补骨脂、川楝子、续断、桃仁、杏仁、小茴香、怀山药组成的安肾丸治疗。

【按语】 由于腰为肾之府，所以历代医家认为肾虚是腰痛发病中最重要的因素，肾虚腰痛也是腰痛中最常见的一种。现代概括肾虚腰痛病因病机为：先天禀赋不足，加之劳累太过，或久病体虚，或年老体弱，或房事不节，以致肾精亏损，无以濡养筋脉。症见腰痛以酸软为主，喜按喜揉，腿膝无力，遇劳更甚，卧则减轻，常反复发作。偏阳虚者，则少腹拘急，面色㿠白，手足不温，少气乏力，舌淡，脉沉细。偏阴虚者，则心烦失眠，口燥咽干，面色潮红，手足心热，舌红少苔，脉弦细数。偏阳虚者，用右归丸为主方以温补肾阳。偏阴虚者，用左归丸以滋补肾阴。如腰痛日久不愈无明显阴阳偏虚者，可服用青娥丸补肾以治腰痛。若肾虚兼夹风寒湿邪侵犯腰部，见腰部酸重而痛，疼痛左右不定，腿足屈伸不利，畏寒喜暖，脉迟苔白的，证属本虚标实，可用肾着汤合独活寄生汤以祛风湿，益肝肾。肾虚腰痛大致相当于西医学腰椎骨质增生症、腰椎间盘突出症和骨质疏松症等病，发病人群多集中于中老年人。西医常用口服镇痛剂、补钙剂、激素以及体位牵引、手术疗法等。

①**青娥丸**　酒炒补骨脂四两　姜汁炒杜仲八两　连衣胡桃肉五十枚　青盐一两　大蒜头四两

上药研末，以黄酒一两，米粉一两，调糊泛丸，每次服二至三钱，用温酒或淡盐汤送下。

方中杜仲味甘温，入肝肾经，能补益肝肾，强腰膝，壮筋骨，为治肾虚腰痛之要药；补骨脂性温助阳，温补命门，能补肾强腰，壮阳固精，擅治肾虚腰痛，与杜仲同用，温肾阳，强腰膝之效尤佳。胡桃肉甘温入肾，通命门，补肝肾，强腰膝，协杜仲、补骨脂则补肾强腰之功相得益彰；大蒜辛温走窜，能通五脏，达诸窍，祛寒湿，则疼痛可缓。诸药相伍，共奏温肾壮阳，强腰固精之功。

青娥丸出自《太平惠民和剂局方》，主治肾虚为风寒湿邪所伤，或坠堕伤损所引起的腰痛，以及头晕耳鸣，溺有余沥，妇女白带等证。本方集诸补肾强腰之品为一方，故补肾强筋壮骨之功较强，为治肾虚腰痛之证的专方。《太平惠民和剂局方》谓此方可治"肾气虚弱骨髓伤败，……常服之，壮筋骨，活血脉，乌髭发，益颜色。"动物实验研究证明本方不仅能抑制骨细胞的骨吸收活动，还能增生成骨细胞，产生较多的骨基质，使骨代谢平衡，可用于治疗绝经期妇女骨质疏松症。

②**安肾丸**　炒胡芦巴　炒补骨脂　炒川楝肉　炒续断　桃仁　杏仁　白茯苓　小茴香　怀山药各二两

研末，炼蜜为丸，每次服二至三钱，用淡盐汤送下。

方中补骨脂、续断、胡芦巴补益肾阳，强壮筋骨；川楝子、茴香行气止痛；桃仁、杏仁活血祛瘀；茯苓、山药补肾健脾，再加盐汤以味咸入肾，使药力达肾，增强疗效。全方合奏补肾助阳，强健筋骨之功。

方书中安肾丸同名者甚多，本书所载方出自《三因极一病证方论》之安肾丸，在书中主治："腰痛，阳事不举，膝骨痛，耳鸣，口干，面色黧黑，耳轮焦粘。"《口齿类要》中记载治疗肾虚牙痛。《杂病源流犀烛》中用于囊汗证。可见该方主要用于肾阳虚衰所导致的各种病证。本方中补骨脂、续断补益肝肾，强筋壮骨，常配合使用治疗肝肾不足之腰膝酸痛，软弱无力等。

【原文】 腰痛属寒得热减　　五积吴萸桃杜安

　　　　　寒湿重著胜湿①附　　内实通经②硫面牵

　　　　　风痛无常掣引足　　经虚当用寄生痊

　　　　　经实非汗不能解　　续命汤加牛杜穿

【提要】 阐述寒邪、风邪致腰痛及其兼证的证治。

【白话解】 腰痛若是属外感寒邪而得者，得热则痛减，宜用五积散加吴茱萸、桃仁、杜仲。寒湿腰痛的，则症见腰脊重坠，常痛在一处着而不移，宜用羌活胜湿汤加附子。若阴寒凝结内实不通的，宜用硫黄、牵牛子加面粉调制的通经丸。风邪致腰痛，则症见痛无常处，腰痛牵引腿足掣痛。若风邪中于经络而体虚者当用独活寄生汤，若风邪中于经络而表实证，则非用发汗解表的方法不可，宜用小续命汤加牛膝、杜仲、穿山甲。

【按语】 外感腰痛中常见因风寒湿邪为患，寒湿腰痛，湿重于寒者可见腰部冷痛重着，转侧不利，逐渐加重，每遇阴雨天疼痛加重，苔白腻，脉沉而迟缓。治宜散寒行湿，温经通络，甘姜苓术汤主之。若寒重于湿者而见腰痛如冰，上连脊背，恶寒拘急，转侧不便，喜得热按，舌淡苔白，脉紧，可选用五积散。风寒腰痛，症见腰背拘急，或连脊背，或引脚膝，或见寒热，腰间觉冷，得温痛减，脉浮紧，苔薄白。治宜发散风寒，治予人参败毒散。风湿腰痛，腰背拘急，酸重疼痛，活动不利，或见发热恶风，或见颜面四肢浮肿，脉浮涩，苔薄腻。治宜祛风利湿，可选用独活寄生汤。

原文中提及的风邪致腰痛牵引腿足掣痛与西医学的腰椎间盘突出症症状相仿，因腰椎间盘发生退行性变以后，在外力作用下，纤维环破裂，髓核突出刺激或压迫神经根、血管或脊髓等引起腰痛，疼痛可牵及腿部。西医对此类腰痛大多采用红外线、微波加牵引等物理疗法，局部使用封闭药，口服非甾体消炎镇痛药及手术疗法等。

①**羌活胜湿汤**　通气防风汤加附子。

②**通经丸**　牵牛不拘多少

用新瓦入火烧得通赤，以牵牛顿在瓦上，自然一半生一半熟，不得拨动。取末一两，入细研硫黄一分，同研匀，分三分，每用白酒一匙，水和捏开，切作棋子。五更初以水一盏煮熟，连汤温送下，住即已。未住，隔日再作。

通经丸仅由牵牛子、硫黄两味药组成。硫黄大辛大热，驱散阴寒，配以牵牛子以行气通便，使阴寒凝滞可解，内实不通可除，腰痛得安。

通经丸原名药棋子，出自《本事方》一书，主治腰腿痛，气滞。但是严用和在《济生方》中指出："殊不知牵牛之为性，能伤肾气，服之未见作效。肾气先有所损失。倘若是气滞腰痛，进一二服即可。"可见医家们在使用牵牛子治疗腰痛上是谨慎的。由于硫黄、牵牛子皆有毒性，所以现代临床已少用此方。

【原文】 气滞闪挫通气散① 木陈穿索草茴牵
　　　　　 血瘀不移如锥刺 日轻夜重活络丹②

【提要】 阐述气滞、闪挫、血瘀致腰痛的证治。

【白话解】 因气机阻滞、闪挫扭伤致腰痛者的，可用由木香、陈皮、穿山甲、延胡索、甘草、小茴香、牵牛子组成的通气散治疗。如因瘀血致腰痛，则痛在固定的一处，痛如锥刺，日轻夜重，可用小活络丹治疗。

【按语】 肝郁气滞所致腰痛可见腰痛连胁，腹满，似有气走注，忽聚忽散，不能久立行走，舌质偏红，苔薄，脉弦细或沉弦，治以调肝行气为法，可用沉香降气汤或天台乌药散。因闪挫、外伤而致瘀血腰痛者，症见腰痛如刺，痛有定处，轻则俯仰不便，重则因痛剧不能转侧，痛处拒按，日轻夜重，舌质紫暗，或有瘀斑，脉涩。治宜活血化瘀，理气止痛，方用活络效灵丹。瘀血腰痛多见于腰部软组织损伤疾病如急性腰肌筋膜扭伤、急性腰部韧带损伤等。常因腰部用力劳动姿势不当，跌倒等原因发病。治疗多以口服阿司匹林、布洛芬等解痉止痛药，以及局部封闭、理疗等疗法。

①**通气散** 木香 陈皮 穿山甲 元胡索 甘草 小茴香 白牵牛。

方中陈皮、木香、小茴香行气止痛，有较强通利气机的作用。穿山甲、延胡索活血化瘀、通络止痛，即可治已成之有形血瘀，又可防治气滞转化为血瘀。佐以牵牛子行气通滞，甘草调和诸药。全方共奏行气祛瘀，通络止痛之功。

通气散出自《瑞竹堂方》，原书主治小肠疝气，腰腹牵引疼痛，感风寒或劳损腰痛，妇人吹乳，心气脾痛，疮疖不拘溃否等。该方是治疗气滞腰痛的常用方。盖因腰部轻度闪挫，气机郁滞，脉络不和而致。方中延胡索辛散温通，能活血行气，为止痛佳品。《本草纲目》谓其"能行血中气滞，气中血滞，故专治一身上下诸痛。"现临床上广泛应用于治疗气滞或血瘀的各种痛证。

②**活络丹** 川乌 草乌 地龙 天南星 乳香 没药

酒面糊为丸，每丸如龙眼大，每次服一至二丸，用热酒或开水送下。

方中川乌、草乌均为辛热之品，祛风除湿，温通经络，且具有较强的止痛作用。天南星燥湿化痰，以除经络中痰湿，亦有止痛作用。佐以乳、没行气活血，以化络中之瘀血，使气血流畅。地龙为入络良品，并加用陈酒以助药势，可引诸药直达病所。合而用之，则风寒湿邪与痰浊瘀血均能祛除，经络得通，诸证可愈。

本书中的活络丹即小活络丹，首载于《太平惠民和剂局方》。除能治疗痹证外，还能用于"丈夫元脏气虚，妇人脾血久冷"等诸多病证。明·吴昆《医方考》中用此方治中风后遗症，风湿痰瘀阻于经络而见手足不用者。近有临床报道，运用小活络丹改丸剂为汤剂，治疗坐骨神经痛有较好疗效。报道治疗坐骨神经痛患者 32 例，其中男性 24 例，女性 8 例，病程 7 天～2.5 年，年龄 25～45 岁者 24 例，45 岁以上者 8 例。全部病例均有典型的坐骨神经痛症状和体征，并排除肿瘤、结核及骨折压迫等疾病。治疗方药：制川乌、制草乌、制南星、乳香、没药各 9 克，地龙 1.5 克。每日 1 剂，水煎，早晚 2 次分服。煎后之药渣可外敷疼痛部位。20 天为 1 疗程。结果：痊愈（疼痛完全消失，活动自如，直腿抬高实验＞75 度）20 例，显效（疼痛消失，劳动或天气变化有轻微疼痛）7 例，有效

（疼痛较治疗前减轻，夜间能入睡，直腿抬高试验＜60 度）3 例，无效（症状和体征无改善）2 例。总有效率为 93.57％。［内蒙古中医药，1992，11（3）：24］

【原文】　湿热热注足苍柏①　　二妙牛杜己瓜芎
　　　　　　腰如物复湿痰畜　　　煨肾②椒盐遂有功

【提要】　阐述湿热和湿痰腰痛的证治。

【白话解】　湿热下注于足部者，可用苍柏散，它是由二妙丸加牛膝、杜仲、防己、木瓜、川芎组成的。如腰痛且重坠如有物附着者，这是由于湿痰停着于腰部，宜用川椒、食盐、甘遂及猪肾组成的煨肾散。

【按语】　湿热和湿痰腰痛均属外感腰痛。现代分型：湿热腰痛可见腰髋疼痛，痛处伴有热感，梅雨季节或暑天腰痛加重，或见肢节红肿，烦热口渴，小便短赤，舌苔黄腻，脉濡数。治宜清热利湿，舒筋止痛，方用加味二妙散。湿痰腰痛，症见腰部冷痛沉重，牵引背胁，阴雨天为甚，苔白，脉滑，以龟樗丸祛湿化痰。

湿热腰痛和湿痰腰痛从西医学的角度来看，大抵是由炎症引起。湿热腰痛相当于腰椎化脓性脊髓炎、男性的慢性前列腺炎、女性的慢性盆腔炎、附件炎等引起的腰痛，湿痰腰痛相当于腰椎结核，风湿或类风湿的脊柱性腰痛等，治疗上多以消炎、抗痨及对症处理。

①**苍柏散**　苍术　黄柏　牛膝　杜仲　防己　木瓜　川芎

方中黄柏苦寒，清热除湿，且偏走下焦，尤对骨关节走痛、足膝酸痛无力为妙，为治下焦湿热要药。苍术苦温，善能燥湿，一则可健脾以祛湿，二则可制黄柏苦寒之性。上二药为二妙散。再加牛膝、杜仲以补肝肾，强筋骨，通利关节。防己、木瓜祛风湿、止痹痛，舒筋活络。全方共奏清热利湿，通络止痛之功。

②**煨肾散**　猪腰子一个剖开，入川椒、食盐、甘遂末，用湿纸裹煨，熟后用酒服。

方中川椒辛温，温中散寒，温散痰湿，并有止痛之功。甘遂苦寒性降，善行经隧之水湿，泻水逐饮之力峻，可将水湿痰饮一并排泄体外，诸药纳入猪肾同煨，以血肉有情之品填精益髓，增强暖肾补阳之功，并以盐味咸入肾，以引药达病所。诸药合用，祛湿逐饮，温散止痛，则湿痰腰痛自除。

苍柏散与煨肾散均出自本书，苍柏散由二妙散加味而成。二妙散为治疗湿热走注下焦的基本方，常根据病证的变化加味用之，如治疗湿热痿证可加豨莶草、五加皮、鹿衔草等，以祛风胜湿强筋骨；治湿热脚气，加薏苡仁、木瓜、槟榔等，以渗湿降浊；若湿热带下，色黄粘稠，可酌加芡实、樗根白皮、赤茯苓，以加强健脾渗湿止带之力；治下部湿疮，可加龙胆草、薏苡仁、赤小豆以清湿热，解疮毒。现临床报道应用煨肾散已少见。

小便闭癃遗尿不禁总括

【原文】　膀胱热结为癃闭[1]　　寒虚遗尿与不禁
　　　　　闭即尿闭无滴出　　少腹胀满痛难伸
　　　　　癃即淋沥点滴出　　茎中涩痛数而勤
　　　　　不知为遗知不禁　　石[2]血[3]膏[4]劳[5]气[6]淋分

【提要】　阐述癃闭、遗尿、小便失禁的病因、症状及淋症的分类。

【注释】　[1]癃闭：癃 lóng 音隆，指小便点滴而出；闭为小便闭塞不通。

[2]石：即石淋，淋证之一种，以小便排出砂石为主证。

〔3〕血：即血淋，淋证而见尿中有血者。

〔4〕膏：即膏淋，淋证而见小便浑浊如米泔水或滑腻如脂膏。

〔5〕劳：即劳淋，淋证日久不愈，小便淋沥不已，遇劳即发。

〔6〕气：即气淋，淋证之一种，少腹胀满较为明显，小便艰涩疼痛，尿有余涩。

【白话解】 癃闭因水热互结于膀胱而致。因膀胱虚寒，阳虚不能化气，轻则遗尿，重则小便失禁。"闭"的症状为小便点滴不出，少腹胀满，疼痛难忍；"癃"的症状为小便淋沥，点滴而出。尿道涩痛，尿意频数。夜间睡着，小便解出而自己不知为遗尿；白天清醒，小便解出而自己知道，不能控制为小便不禁。淋证可分为石淋、血淋、膏淋、劳淋、气淋。

【按语】 癃闭是指小便量少，点滴而出，甚则闭塞不通为主证的一种疾患。以小便不利，点滴而短少，病势较缓者称为"癃"；小便闭塞，点滴不通，病势较急者称为"闭"。癃和闭虽有区别，但都是指排尿困难，只有程度上的不同，亦有始则涓滴而量少，继则闭而不通者，因此多合称癃闭。癃闭之名首见于《内经》，该书对癃闭的病位、病因病机都有论述。如《素问·宣明五气》说："膀胱不利为癃"，《素问·标本病传论》说："膀胱病，小便闭"等。隋·巢元方提出小便不通和小便难的病因都是由于肾与膀胱有热，区别在于热的程度。"热气盛"则令"小便不通"；"热势极微"故"小便难也"。金元时代朱丹溪认为小便不通有气虚、血虚、痰、风闭、实热等多种原因造成。张景岳把癃闭的病因归纳为：火邪结聚小肠、膀胱，热居肝肾，真阳下竭、元海无根及肝强气逆四个方面。并阐明了因气虚而闭的病机，还提出三种通闭的治法。李用粹将癃闭的病因总结为：热结下焦，肺中伏热，久病多汗耗津，肝经气郁四类，对本病的认识更趋完善。总之，癃闭的病位在膀胱，与三焦、肺、脾、肾的关系密切。病因病机可归纳为湿热蕴结，肺热气壅，脾气不升，肾元亏虚，肝郁气滞和尿路阻塞。

西医学认为健康成人每 24 小时排尿量在 1000～2000ml 之间，24 小时内尿量少于 400ml 称少尿，24 小时内尿量少于 100ml 或完全无尿者称为无尿（或尿闭）。西医上如神经性尿闭、膀胱括约肌痉挛、尿路结石、尿路肿瘤、尿道狭窄、前列腺增生及尿毒症等多种原因所引起的尿潴留、无尿症均属"癃闭"范畴。

遗尿是指在睡眠中小便自遗，醒后方知，也称尿床，多见于禀赋不足之儿童。小便不禁是指在清醒状态下不能控制，而尿液自行排出，多见于老人、妇女和久病气虚者。早在《内经》中已有关于"遗溺"的记载。如《素问·宣明五气论》指出遗溺是因为膀胱不约。《灵枢·本输》说："虚则遗溺，遗溺则补之"，认识到本病病性多虚，以补法为一般法则。遗溺同遗尿，遗尿一词最早见于《伤寒论》，如辨阳明病脉证并治篇之谓："三阳合病，腹满身重，难以转侧，口不仁面垢，谵语遗尿……"主要是指外感热病危重阶段出现的尿失禁，属于广义的遗尿。狭义的遗尿即俗称"尿床"，最早见于《诸病源候论》中"夫人有于睡眠不觉尿出"的记载，并进一步认识到本病与禀赋素质有关，且病机多属阳虚阴盛，膀胱虚冷。《诸病源候论》中还专设"小便不禁候"专篇，指出："小便不禁者，肾气虚，下焦受冷也。"说明小便不禁虽与遗尿同为下焦虚冷，但其与肾气虚关系密切。《仁斋直指附遗方》指出下焦蓄血，心肾不交亦可引起小便不禁。金元时期，朱丹溪认为小便失禁有"属热属虚"和"虚热虚寒"之分。明代王纶在其著作中总结前人经验，将遗尿、小便不禁的病因病机归为虚寒、火邪、血少气虚等因素。清代林珮琴在《类证治裁·闭癃遗溺》中提出小便不禁虽病位在膀胱，但与肝、督脉、三焦关系密切。

西医学认为遗尿有器质性、生理性和功能性之分，一般以儿童功能性遗尿多见，此类遗尿为神经系统对膀胱功能的控制方面存在着发育迟缓，即由于夜间排尿训练不良或精神因素所致。小便不禁是由于中枢神经系统病变或脊髓受损后，骶髓的排尿反射初级中枢与大脑皮层失去功能联系，便失去了对排尿的意识控制，膀胱脱离感觉、运动神经的支配，而成为自主器官，可出现尿不禁。

淋证以小便频急，淋沥不尽，尿道涩痛，小腹拘急，痛引腰腹为特征。多因肾虚、膀胱湿热，气化失行，水道不利所致。淋之名称，始见于《内经》。《金匮要略·消渴小便不利淋病》对本病的症状作了记述："淋之为病，小便如粟状，小腹弦急，痛引脐中"，并将病机责之"热在下焦"。淋证的分类，《中藏经》已有冷、热、气、劳、膏、砂、虚、实八种，为淋证临床分类之先河。《诸病源候论》把淋证分为石、劳、气、血、膏、寒、热七种，而以"诸淋"统之。《备急千金要方》则提出"五淋"之名，《外台秘要》具体指明五淋的内容"石淋、气淋、膏淋、劳淋、热淋也"。

现代根据临床实际沿用五淋之名，分为气淋、血淋、热淋、膏淋、石淋、劳淋六种。西医的某些泌尿系统疾病如肾盂肾炎、膀胱炎、肾结核、泌尿系统结石及乳糜尿等可见尿频尿急，尿痛和尿意不尽等尿路刺激症状的疾病均属淋证范畴。

小便闭遗尿死证

【原文】 呕哕尿闭为关格[1]　　若出头汗命将倾

伤寒狂冒[2]遗尿死　　尿闭细涩不能生

【提要】 阐述小便闭塞不通，遗尿的危重证候。

【注释】 ［1］关格：小便不通名曰关，呕吐不止名曰格，两者并见称为关格。

［2］冒：双目失神，昏花。

【白话解】 呕吐哕逆，不能进食，小便不通者为关格。如头部汗出如珠不流的为绝汗，有生命危险。伤寒热病症见狂躁昏迷谵妄，两目失神直视而小便自出的，病情危重。若小便闭塞不通，脉搏细涩者，生命垂危。

【按语】 出现呕吐及小便不通的关格，属于危重病证。多见于水肿、癃闭、淋证等病证的晚期。关格最早见于《内经》，其所论之关格乃指人迎与寸口脉均极盛，系阴阳离绝的危象和阴阳偏盛，不能相互营运的严重病理状态。张仲景发展了《内经》关于"关格"的认识，明确提出关格有小便不通与呕吐二大主证，并补充了具体症状，指出此证为邪气关闭三焦，而正气虚弱，不能通畅，属于危重证候。后世医家对关格的认识与张仲景不尽相同，有的认为关格是指大小便不通（《诸病源候论》）。有的认为关格病上有吐逆，下有大小便不通（《鸡峰普济方》）。关格证含义虽多，但以崇仲景之说者居多。

关格证从西医学的角度来看，包括泌尿系统疾病引起的慢性肾功能减退，如肾性尿毒症、慢性肾炎、慢性肾盂肾炎、肾小球动脉硬化性肾病以及肝肾综合征等；肾后性衰竭，如肾、输尿管多发性结石，各种原因引起的尿潴留等，以及其他如休克、挤压伤、溺水、烫伤、败血症等疾病晚期引起的急性肾功能衰竭。关格病早期主要是脾肾阳虚，可兼有浊邪；后期脾肾愈亏，浊邪壅盛；如至末期，邪盛正衰，命门衰竭，则出现尿闭，形寒肢冷，汗出心悸，气急倚息，脉沉细欲绝的心阳欲脱或命火衰竭等阴阳离绝的危象，必要时应结合血液透析等西医学手段，积极抢救。

伤寒外感热病危重阶段出现尿失禁，属于广义的遗尿范畴。此属阳邪盛于上，阴液竭于下，而将成内闭外脱之证。如《伤寒论·辨太阳病脉证并治上》中所说的"太阳病，发热而渴，不恶寒者，为温病。……若被下者，小便不利，直视失溲。"这里的"失溲"即是指这种出现在高热昏迷时的尿失禁。其他如出现在脑溢血，脑炎，脑肿瘤以及脊髓损伤病程中的尿失禁均属此类。倘热邪炽盛，灼烁真阴而小便化源已绝，故小便闭塞不通，阴液涸竭，则脉搏按之细小，短涩无力。西医学认为休克、严重脱水或电解质紊乱、心力衰竭、肾栓塞等均可导致功能性肾衰竭，这是由于血压降低，血容量减少，肾小球滤过率减少，同时刺激抗利尿激素和醛固酮分泌增多所致。

治癃闭熨吐汗三法

【原文】 阴阳熨脐葱白麝　冷热互熨尿自行

宣上木通葱探吐　达外葱汤熏汗通

【提要】 癃闭的三种外治方法。

【白话解】 阴阳熨脐法用葱白和麝香，冷热交替熨脐，可使小便通畅；宣上法用木通、老葱煎汤服探吐；达外法令患者坐于葱汤中熏蒸汗出，以通利小便。

【按语】 本节介绍了癃闭的三种外治方法。

（1）阴阳熨脐法：用葱白1斤，捣烂，加入麝香5分拌匀，用清洁纱布包裹，分作2包，取1包放置脐上神阙穴，先用炭火熨斗熨之，约5～10分钟；换1包以冷水熨斗（即熨斗内盛冷水或冰块）熨之，互相轮流递熨（冷熨、热熨时间相等），以尿通为度。本法适用于小便癃闭点滴难出，少腹胀满疼痛，是一种行气利尿法。

（2）宣上法：用木通2钱，老葱三根，煎汤热服；服后随即用鹅羽探喉，使患者引起呕吐，吐后再服再吐，以尿通为度。本法适用于小便点滴不通因于上焦气机阻滞，上窍闭而下窍亦闭的实证，服药无效，或服药即时吐出，或服攻下药而小便依然不通的。吐则升提其气，气升则水自降而小便得通，这是一种宣上窍以开下窍的方法。

（3）达外法：用葱煎汤，倾入木桶中，令患者坐桶内，没脐为度，匝腰以布遮盖，使其热气熏蒸出汗，如欲小便时，不可出桶，可解在桶内，以免药气外泄，影响膀胱气化，而尿又回。本法适用于受寒而膀胱不能化气，小便闭塞不通，服药无汗的，是一种发汗利尿法。

中医用外治法治疗癃闭证历史悠久，早在唐代《备急千金要方·膀胱腑》中已有记载。书曰："胞囊者，肾膀胱候也，储津液并尿。若脏中热病者，胞涩，小便不通，……为胞屈僻，津液不通。以葱叶除尖头，内阴茎孔中深三寸，微用口吹之，胞胀，津液大通，便愈。"这是最早用导尿术治疗小便不通的记载。明代医籍也记载了许多外治通利的方法，如《景岳全书·癃闭》中就有介绍了三种通尿的方法。值得一提的是朱丹溪开创运用探吐法来治疗小便不通，如《丹溪心法·小便不通》中说："气虚，用参、茯、升麻等，先服后吐，或参芪药中探吐之；血虚者，四物汤，先服后吐，或芎归汤中探吐亦可；痰多，二陈汤，先服后吐；若痰气闭塞，二陈汤加木通、香附探吐之。"他将探吐法的运用譬之若滴水之器，闭其上窍，则下窍不通，开其上窍，则下窍必利，此即"提壶揭盖"之法。

西医学对前列腺肥大等引起的尿潴留，多采用导尿法，以缓其急。

小 便 不 通

【原文】　热实不化大便硬　　癃闭八正木香瓤
　　　　　阳虚不化多厥冷　　恶寒金匮肾气丸

阴虚不化发午热　不渴知柏桂通关①
气虚不化不急满　倦怠懒言春泽煎

【提要】　阐述癃闭的病因病机、分型证治。

【白话解】　癃闭下焦湿热，膀胱气化不利，大便硬结，可用八正散加木香；肾阳虚衰，膀胱不能气化而见四肢厥冷、恶寒怕冷的，宜用金匮肾气丸；肾阴亏耗，膀胱不能气化而见午后潮热、口干不渴的，宜用由黄柏、肉桂、知母组成的通关丸。中气不足，膀胱不能气化，则见小腹没有胀满的感觉，伴有倦怠乏力，少气懒言等症状，可用春泽汤。

【按语】　癃闭病位在膀胱，与三焦、肺、脾肾关系密切。对癃闭的辨证论治应分清虚实，实证治宜清湿热，散瘀结，利气机而通水道；虚证治宜补肝肾，助气化，达则小便自通。湿热互结于膀胱，膀胱气化功能失职，则见小便点滴不通，或量极少而短赤灼热，小腹胀满，口苦口粘，或口渴不欲饮，大便不畅，舌质红，苔黄腻，脉数。治宜清热利湿，通利小便，方用八正散加减。肾阳衰惫者真阳不足，气机传导无力，气化不及州都，症见小便不通或点滴不爽，排出无力，面色㿠白，神气怯弱，畏寒，腰膝冷而酸软无力，舌质淡，苔白，脉沉细而尺弱。治宜温阳益气，补肾利尿，济生肾气丸主之。肾阴亏耗者，无阴则阳无以化，时欲小便而不得尿，咽干心烦，手足心热，舌质红，苔少，脉细数。治宜滋阴补肾，常用六味地黄丸合猪苓汤。中气不足者，清气不升则浊阴不降，故见时欲小便而不畅，精神疲乏，食欲不振，气短而语声低细，舌质淡，苔薄，脉细弱。治宜升清降浊，化气利水，补中益气汤合春泽汤加减。

　　西医认为尿潴留的重要原因为膀胱颈、前列腺包膜和腺体、尿道均有肾上腺 α 受体，该受体突然兴奋，使前列腺包膜中平滑肌组织张力剧增，从而使尿道受阻，因此临床用酚妥拉

明等 α 受体阻滞剂治疗尿潴留有一定疗效。此外，5-氟尿嘧啶，克念菌素等用于治疗前列腺增生肥大引起尿潴留，一叶秋碱对神经性尿潴留疗效显著。

①通关丸 一名滋肾丸 黄柏 知母各二两 肉桂二钱

为末，水泛为丸，每服三钱，用开水或淡盐汤送下。

方中黄柏苦寒，入肾与膀胱，善清下焦之热，使热去而津存；知母苦寒而质润多脂，寒可清热，以增强黄柏清泄下焦邪热之功，且可滋阴养液，使已伤之津液得补，阴足阳化，气化出矣；肉桂辛热，既可引火归原，使火安其位，不肆虐伤津，又可通阳化气，使膀胱气化得行而小便自通。本方具有清热滋阴，振奋肾阳，化气利水之功，可使下关通，小便利。

通关丸一名滋肾丸，为金代名医李东垣所创，出自《兰室秘藏》，原书主治："热在下焦血分"，"不渴而大燥，小便不通"之证。后世医家在本方基础上加减，如《古今医鉴》之通关丸，即在本方基础上加滑石、木通，主治热在下焦血分，小便不通，兼治诸淋；《医方集解·补养之剂》的黄柏滋肾丸，即本方去肉桂，加黄连泻火除烦，主治上热下冷，水衰心烦。此外，本方的临床应用也有所扩展，如《卫生宝鉴》用本方治"下焦阴虚，腰膝软而无力，阴汗，阴痿，足热不能履地"；《证治准绳》用治"疮疡肾经阴虚，发热作渴，便赤足热"；《医学正传》治"耳鸣耳聋"；《医学入门》治"睛痛有火者"。本方主治上述诸证虽各有不同，但究其病因病机，皆为肾虚有热，可见本方滋阴清热之力较佳，主治热在下焦诸证。现代常用于前列腺肥大、尿潴留、妊娠期急性尿路感染、急性肾小球肾炎、紧张性排尿迟缓综合征、前列腺摘除术后排尿功能紊乱等属热在下焦者。

病案举例：

李某，男，79岁，农民。1986年9月13日下午初诊，患者述自十年前开始出现排尿困难，近五年来感尿出无力，夜间尿频，排尿困难逐年加重，半月前突然感尿痛厉害，送医院住院治疗13天，经抗炎治疗，疼痛减轻，4天前出现尿闭，拒绝尿管导尿，用注射器在膀胱区针刺抽尿，每天2次。刻下：膀胱区隆起，排尿不出，舌质红，苔黄而腻，脉细数。证属癃闭，为膀胱湿热，本虚标实，治宜清热利湿，助膀胱气化。方以通关丸合八正散。药用黄柏（酒炒）12克、知母12克、上肉桂5克，木通10克、车前子（包煎）10克、萹蓄10克、瞿麦10克、栀仁10克、六一散（包煎）15克。予5剂，嘱立煎服。次日患者述尿点滴见通，但仍尿痛。五天以后，尿痛，尿滴沥不畅消失，仍短少。原方服15剂后，排尿通畅，无不适，随访3年无复发。[实用中医药杂志，1998，14（2）：30]

【附方】 石淋犹如碱结铛[1]　　是因湿热炼膀胱

　　　　　一切热淋八正①篇　　通滑栀瞿草车黄

【提要】 阐述石淋的症状、病机和热淋的主方。

【注释】 [1] 铛：chēng 音称，烙饼用的平底锅。

【白话解】 石淋的症状是小便时尿道涩痛，溲出砂石，尿液黄赤浑浊，好像汤铛久受煎熬，底结白碱一样。其病机为湿热下注渗入膀胱，日久结成石而致。一切热淋都可用八正散，其药物组成为萹蓄、木通、滑石、栀子、瞿麦、炙甘草、车前草、大黄。

【按语】 湿热久蕴，煎熬尿液，形成砂石，而成石淋，症见尿中时夹砂石，小便艰涩，或排尿时突然中断，尿道窘迫疼痛，少腹拘急，或腰腹绞痛难忍，尿中带血，舌红，苔薄黄，脉弦或带数。若病久砂石不去，可伴见面色少华，精神委顿，少气乏力，舌淡边有齿印，脉细而弱，或腰膝隐痛，手足心热，舌红少苔，脉细带数。治用石苇散以清热利湿，排尿通淋。因湿热蕴结下焦而成热淋，见有小便短数，灼热刺痛，尿色黄赤，兼有少腹拘急或有寒热，口苦，呕恶，或有腰痛拒按，大便秘结，苔黄腻，脉濡数。宜用清热利湿通淋的八正散治之。

石淋相当于西医学之泌尿系结石。其病因复杂，一般以肾结石为常见。主要症状是肾绞痛和尿血，疼痛严重可致休克。治疗方法有对症治疗如肌注哌替啶、阿托品等解痉镇痛药，体外震波碎石和外科手术取石。热淋常指急慢性泌尿系感染，包括肾盂肾炎、膀胱炎及尿道炎，其中以急性肾盂肾炎最具临床意义。其起病急骤，寒战高热，腰痛，尿频尿急，肾区有叩击痛和压痛。对泌尿系感染初发者可用复方新诺明或氟哌酸。如全身及泌尿道症状较重者，可根据尿培养和药敏实验结果采用静脉给药。如属急性重症性肾盂肾炎，以半合成广谱青霉素、氨基糖甙类抗生素及第三代头孢菌素等联合用药。

①**八正散** 方见"失血治法"。

【原文】 血淋心遗热小肠　　实热仍宜下之良
　　　　　清热小蓟①栀滑淡　　归藕通蒲草地黄

【提要】 阐述血淋的病机及证治。

【白话解】 血淋因心经有热，下移于小肠而致。小肠实热仍宜泻下焦之热，方用小蓟饮子以清热止血。其药物组成为小蓟、栀子、滑石、淡竹叶、当归、藕节、木通、蒲黄、甘草梢、生地。

【按语】 血淋多属腑病。《素问·气厥论》说："胞移热于膀胱则癃溺血"，《成方便读》谓："大抵血淋证，无不皆自心与小肠积热而来。心为生血之脏，小肠为传导之腑，或心热移于小肠，小肠移热于膀胱，有不搏血下渗而为淋者乎？"由此可见，血淋热结下焦，热甚搏血，损伤血络，迫血下渗于膀胱与小便俱出，故小便涩痛而有血。如心火亢盛，则可见心烦，苔黄，脉数，为实热之象；病延及日久，肾阴不足，虚火灼络，络伤血溢，则可见尿色淡红，涩痛不明显，腰膝酸软，为虚热之证。实证宜清热通淋，凉血止血，用小蓟饮子合导赤散；虚证宜滋阴清热，补虚止血，用知柏地黄丸。

因血淋是以其临床特征来命名的，故其对应西医的多种疾病，如慢性肾盂肾炎、尿道综合征、膀胱癌等病症表现有膀胱刺激症状并伴有血尿者均属"血淋"范畴。治疗上西医主张慢性肾盂肾炎可根据尿液培养和药敏试验联合使用抗生素；尿道综合征可用抗生素、雌激素、强的松等药物疗法与尿道扩张、松解术等外科疗法；膀胱癌可结合手术、化疗等综合治疗。

①**小蓟饮子**　小蓟　栀子　滑石　淡竹叶　当归　藕节　木通　蒲黄　甘草梢　生地

方中小蓟甘凉，具有凉血止血之功，尤长于治血尿，且有良好的利尿作用，能清利膀胱的湿热。藕节、蒲黄助小蓟以凉血止血，兼能化瘀，既祛痰热，又防血止留瘀。滑石、木通、栀子、淡竹叶清热利水通淋，并使火热之邪从小便而去，其中木通、栀子清心除烦；生地、当归滋阴养血，以防利水伤阴，且当归能化瘀，并引血归经，生地又可凉血；甘草泻火，缓急止痛，调和诸药。全方于凉血止血中寓化瘀血，于泻火通淋中寓养阴血。

本方出自《济生方》，由《小儿药证直诀》之导赤散（生地、木通、甘草、淡竹叶）加味而成。导赤散能凉血清心，泻下焦小肠之火，为治小儿心热，或心热移于小肠之证。小蓟饮子在此方基础上加味，变为凉血止血，利尿通淋之剂，用以治疗下焦结热血淋。

本方现代主要用治急性泌尿系统感染、急性肾小球肾炎、蛋白尿等病症，临床报道用小蓟饮子、八正散治疗急性泌尿系统感染 48 例，其中急性膀胱炎 8 例。热淋型以八正散为主；血淋型以小蓟饮子为主。尿道热涩疼痛加瞿麦、车前子；血尿较多的加丹皮、茅根。结果治愈 28 例，显效 4 例，好转 10 例，无效 6 例，总有效率为 87.5%。48 例患者尿路刺激症状缓解乃至消失（包括无效病人），平均 5.5 天。尿常规有效的 42 例中，38 例尿常规完全恢复正常，平均 12.5 天。20 例发热病人，用药后均可迅速退热，平均 3 天。[黑龙江中医药，1985，(3)：43]

【原文】 **膏淋尿浊或如涕　精溺俱出海草滑①**
　　　　　　热盛八正加苍术　虚用秋苓鹿角佳②

【提要】 阐述膏淋的症状、病因及分型治疗。

【白话解】 膏淋小便浑浊如膏脂或如浊涕，这是由于精、尿一起排出所致，可用由海金沙、甘草、滑石组成的海金沙散治疗；如湿热内盛者，可用八正散（卷次四十二）加苍术；肾虚者可用由秋石、茯苓、鹿角霜组成的鹿角霜丸治疗。

【按语】 膏淋可分为虚实两类，实证者乃湿热下注，气化不利，脂液失于约束，症见小便浑浊如米泔水，置之沉淀如絮状，上有浮油如脂，或夹有凝块，或混有血液，尿道热涩疼痛，舌红，苔黄腻，脉濡数。虚证者，因病久反复不愈，肾虚下元不固，不能制约脂液，脂液下泻，故见淋出如脂，涩痛反见减轻，但形体日渐消瘦，头昏无力，腰酸膝软，舌淡，苔腻，脉细弱无力。实证治宜清热利湿、分清泻浊，用程氏萆薢分清饮；虚证治宜补虚固涩，可用膏淋汤。膏淋相当于西医学的乳糜尿，其病因分为寄生虫和非寄生虫两大类，绝大多数是由腹部淋巴管或胸导管阻塞引起乳糜液不能进入乳糜池，而逆流入泌尿系统淋巴管，管内压力增高，破裂导致乳糜尿。另外，淋巴系统动力学改变也可导致乳糜尿。根据症状的轻重，可分别采取非手术治疗和手术治疗。

①**海金沙散**　海金沙　甘草梢　滑石

研为末，和匀，食前麦门冬汤调下。

方中海金沙甘淡而寒，体滑而降，清热利湿，通淋止痛。滑石性寒而滑，滑可利窍，利尿通淋，并可增强海金沙清热利湿的作用。甘草，味甘性平，可防止上二药利水伤阴，调和诸药，本方虽药简但功效不菲，可使热清湿化而诸淋自除。

本方出自元代危亦林的《世医得效方》一书，方中的海金沙与滑石合用，利尿通淋排石的疗效甚佳，现仍为临床常用于各种淋证的方剂。药理研究证明海金沙对金黄色葡萄球菌、绿脓杆菌、福氏痢疾杆菌、伤寒杆菌等有显著的抑制作用。

②**鹿角霜丸**　鹿角霜　秋石　白茯苓

研末，水泛丸。

方中鹿角霜咸、温，温肾助阳，肾阳得温则尿液固涩有权；茯苓健脾渗湿，脾气得健则水液运化复常，秋石固涩脂液。全方合奏温补肾阳，固涩脂液之功。

本方源于《三因极一病证方论》，原书主治膏淋多因"忧思失志，意舍不宁，疲剧筋力，或伤寒湿，浊气干清，小便淋闭，或复黄赤白黯如脂膏状"。明·《丹台玉案》中亦载有鹿角霜丸一方，实乃本方加海金沙一味，主治与本方相近。现代应用本方的临床报道较为少见。

【原文】　气淋肺热难清肃　八正石苇木葵沉①
　　　　　内伤气虚不能化　五苓②益气自通神

【提要】 阐述气淋的分型治疗。

【白话解】 气淋有因肺经实热，失于清肃的，用八正散（卷次四十）加石苇、木香、冬葵子、沉香；如因内伤气虚，致膀胱不能气化的，用五淋散和补中益气汤，可使小便通利。

【按语】 气淋亦有虚实二型，实证者因肝郁气滞，而膀胱气化不利，故见小便涩滞，淋沥不宣，少腹满痛，苔薄白，脉多沉弦；虚证者气虚下陷，膀胱气化失权，可见少腹坠胀，尿有余沥，面色㿠白，舌质淡，脉虚无力。实证者宜理气疏导，用沉香散加味治之；虚证者宜补中益气，补中益气汤主之。明代医家张景岳还提出以宣肺降气法治疗气淋，他在《景岳全书》中谓："盖水火虽利于肾，肾上连于肺，若肺气无权，则肾水终不摄。故治水者必须治肾，治肾者必须治肺。"气淋相当于西医学所谓的尿道综合征、顽固性尿路感染以及前列腺肥大等病症，西医治疗这些疾病往往见效慢，副作用大，而用中药治疗效果甚佳。

①**加味八正散** 八正散加石苇、木香、冬葵子、沉香

②**五苓散** 茯苓 白术 猪苓 泽泻 桂枝

为散，以白饮和服方寸匕，日三服。

方中泽泻甘淡性寒，直达膀胱，利水渗湿。茯苓、猪苓淡渗，可增强泽泻利水益蜀饮之功；加白术健脾而运化水湿。佐以桂枝，既外解太阳之表，又内助膀胱气化。五药合方，则水行气化，表解脾健，而蓄水留饮诸疾自除。

本方源于《伤寒论》，原用于治疗太阳表邪未解，内传太阳之腑，以致膀胱气化不利，遂成太阳经腑同病之蓄水证。本方重在渗湿利水，兼有化气健脾之功。后世医家重视对本方的应用和研究，并在该方基础上加减变化运用。如《黄帝素问宣明论方》用其加石膏、滑石、寒水石、炙甘草，另以肉桂代桂枝，名桂苓甘露饮，治中暑受湿，头痛发热，烦渴引饮，霍乱吐下等；《备急千金要方》用其减猪苓，加干姜、杜仲、牛膝、

甘草，另以桂心代桂枝，名曰肾着散，治身体重，腰中痛，如水洗状，不渴，小便不利等；《丹溪心法》用其与平胃散相合，名胃苓汤，治伤湿停食，膀胱胀闷，小便短少等；《证治要诀》用其加人参，名春泽汤，治伤暑气虚。

本方现代常用于肾小球肾炎、肝硬化所引起的水肿以及肠炎、尿潴留、脑积水、胸腔积液、传染性肝炎、泌尿系感染、中心视网膜炎、青光眼等属水湿内停者，可用本方加减治疗。近有临床报道用本方加味治疗结核性胸腔积液，最大为 26 岁，最小为 19 岁。处方为：茯苓 12 克，白术 12 克，猪苓 10 克，泽泻 10 克，桂枝 6 克，商陆 20 克，党参 15 克，赤芍 15 克。每日 1 剂，水煎服，早晚服，至胸腔积液消失为止。服中药组胸腔积液时间最长 12 天，最短 6 天，平均 7.8 天；抽水组最长 21 天，最短 10 天，平均 14.7 天；中药组比抽水组平均缩短近 7 天，差异显著。[上海中医杂志，1983，(11)：19]

【原文】 劳淋内伤补中苓　　肾气知柏过淫成
劳心[1]清心莲地骨　　芪苓车麦草参苓

【提要】 阐述劳淋及其兼证的治疗。

【注释】 [1] 劳心：思虑操心过度。

【白话解】 劳淋是由内伤引起的，宜用补中益气汤合五苓散；肾阳虚者可用金匮肾气丸；肾阴虚者，可用知柏地黄汤。如属思虑过度而损心者，可用清心莲心饮治疗，其组成为石莲子、地骨皮、黄芪、黄芩、车前子、麦冬、生甘草、人参、白茯苓。

【按语】 诸淋日久，或过服寒凉，或久病体虚，劳伤过度，致脾肾两亏，而成劳淋。可见小便不甚赤涩，但淋沥不已，时作时止，遇劳即发，腰酸膝软，神疲乏力，舌质淡，脉虚弱。用健脾益肾的无比山药丸治疗。如脾虚气陷，少腹坠胀，小便点滴而出，可配合补中益气汤以益气升阳。如肾阴亏虚，面色潮红，五心烦热，舌质红，脉细数者，可用知柏地黄丸以滋阴降火。肾阳虚衰者，可配合右归丸以温补肾阳。劳淋相当于西医学的慢性泌尿系感染如肾盂肾炎、慢性膀胱炎、尿道综合征以及肾结核、膀胱结核而见小便滴沥不止者。

【原文】 痰淋[1]七气①白丸子　热燥清热用滋阴
诸淋平剂琥珀②木　葵蓄通滑归郁金

【提要】 阐述痰淋的治疗及诸淋的通用方剂。

【注释】 [1] 痰淋：因痰浊流注膀胱而成，症见小便淋沥如涕。

【白话解】 痰淋可用七气汤或青州白丸子治疗，若阴虚火旺者，可用滋阴降火之法。此外，一切淋证皆可用药性平和的琥珀散治疗，其组成为琥珀、木通、冬葵子、萹蓄、木香、滑石、当归、郁金。

【按语】 痰淋有因七情气滞郁结成痰，常觉咽喉之间有痰，但咯吐不出，吞咽不下，而见小便浑浊如痰的，宜用七气汤，以理气解郁。因阳虚生痰的，痰多稀薄而小便浑浊的，宜用青州白丸子，以祛寒化痰。如因阴虚火旺者，见咯痰色黄，或燥结难咯，小便色赤浑浊，宜用通关散，以滋阴降火，通淋泻浊。现痰淋一证已归入前述的六淋范围之中。

①七气汤　半夏制焙，五两　人参　肉桂去皮，各一两　甘草五钱

剉细，每服三钱。清水一大盏加生姜五片，大枣一枚，煎

至半盏，食前服。

方中半夏辛温，燥湿化痰，消痞散结，与补益脾气之人参共用，使脾运则痰湿得化；肉桂温阳散寒，温化痰饮；甘草助人参健脾益气，又可调和诸药。诸药合用，痰湿祛，脾气运，则痰淋可除。

七气汤出自《千金要方》，主治"虚冷上气，劳气。"《局方》中此方被应用于治疗"寒气、热气、恚气、喜气、忧气、愁气，内结积聚，坚牢如杯，心腹绞痛，不能进食，时发时止，发则欲死。"可见本方善于行气导滞，温散寒积。适用于气滞寒凝，水饮内停之证。

病案举例：

潘某，女，54岁，1998年3月28日诊。胸闷痞塞，心慌叹息半月余，伴头晕出汗，神疲乏力，夜间及阴雨天憋闷尤甚，食少纳差，腹胀，二便调匀。舌淡红，苔白腻，脉濡缓。血压120/75mmHg，心率42次/分，心律齐，心音低，各瓣膜听诊区未闻及病理性杂音，两肺（一），两下肢无浮肿。血、尿常规检查均无异常。心电图示：窦性心动过缓，心率44次/分。中医诊断：胸痹，证属心阳衰弱，痰浊痹阻。方以七气汤加味：法半夏10克，人参（另炖）6克，桂心10克，瓜蒌15克，薤白10克，木香10克，菖蒲10克，茯苓15克，甘草5克，生姜4克为引。水煎服，每日1剂，连服5剂。二诊：胸闷心慌明显减轻，已觉胸中畅利，偶有太息，头目清爽，夜可安卧未感憋闷，饮食增加，口不粘腻，腹胀消失，二便调匀，舌淡红，苔薄白，脉缓，心率60次/分，予原方加陈皮10克，再进5剂。药后胸中全无闷塞感，呼吸通畅，饮食增加，睡眠佳，二便正常，舌淡红，苔薄白，脉缓有力。继服人参归脾丸半月，以善其后。[南京中医药大学学报，1999，15（4）：209]

②**琥珀散** 琥珀 木通 冬葵子 萹蓄 木香 滑石 当归 郁金

方中滑石滑可去着，利窍行水，萹蓄苦能下降，利水通淋；琥珀能降肺气，通于膀胱；木通能泻心火，入于小肠；当归能引血归经，可治血热妄行的血淋、热淋，木香能升降诸气，能通导气滞之气淋，郁金可凉心散肝，破血下气，可调心肝火盛之诸淋。

琥珀散同名者甚多，本书记载之琥珀散出自刘完素《黄帝素问宣明论方》，方中原无冬葵子，乃《医宗金鉴》所加。方中琥珀有利尿通淋之功，可用于淋证，尿频，尿痛，及癃闭，水肿、小便不利等证，如病证较轻者，单用有效。琥珀散[451]善散瘀止血，所以尤宜用于血淋。

【原文】 遗尿不禁淋尿白　桂附补中白果煎
补之不应或尿赤　生地知柏萸味攒[1]

【提要】 阐述辨尿色用药。

【注释】 [1] 攒：cuán，聚集，合并。

【白话解】 凡遗尿、小便不禁及淋证者，见尿色清白者，皆可用桂附地黄汤和补中益气汤加白果同煎服。如果用补益的药物没有效果或尿色黄赤者，可以用生地、知母、黄柏（见坎离既济汤）加萸肉、五味子一起治疗。

【按语】 遗尿、小便不禁及淋证，如见小便颜色清白，属寒或属虚，因寒则汗液不泄，无热则津液不伤，水津下趋膀胱，故见尿色白且量多。如见小便黄赤短少者，多属热证，因热盛津伤所致。虚寒证可用补中益气汤或肾气丸之类补益气阳之剂，热证则需分清是虚是实，虚热证用知柏地黄丸滋阴降火，实热证可用清热泻火之剂。

大便燥结总括

【原文】 热燥阳结[1]能食数　寒燥阴结[2]不食迟
　　　　　实燥食积热结胃　　食少先硬后溏脾
　　　　　气燥[3]阻隔不降下　　血燥[4]干枯老病虚
　　　　　风燥[5]久患风家候　　直肠结硬导之宜

【提要】 阐述便秘的病因分类及风燥证的治疗。

【注释】 [1]阳结：便秘的一种，因热邪灼伤津液，燥屎内结不通。常见于足三阳（太阳、阳明、少阳）经实热证候，症见发热头痛、口干唇焦，腹部虽胀满但能进食，舌苔老黄，脉浮数有力。

[2]阴结：便秘的一种，因寒邪积滞，阻于胃肠，升降气机痞塞而燥屎内结，多为足三阴（太阴、少阴、厥阴）寒实证候，症见心腹满胀甚剧，恶寒，肢厥，不能进食或食后即吐，苔白腻而厚，脉沉迟有力。

[3]气燥：便秘因肠道气机阻滞或气虚，肠道不能传运糟粕，而使大便燥结于肠道。

[4]血燥：便秘因阴血亏虚，不能濡养肠道，而使大便燥结不行。

[5]风燥：中风、偏瘫等风病患者，因风搏于肺，传于大肠，肠道津液干燥致大便秘结不通。

【白话解】 因热邪灼津而使大便燥结不通的阳结证表现为可以进食，而且脉数；由阴寒内盛而大便燥结的阴结证表现为不能进食而且脉迟。如因内实而有燥屎不通的食积证是由于热邪结于胃腑；如脾虚肠燥者，平素食少而便秘的，可见开始大便为硬结燥粪，以后解溏粪烂便；如因气滞郁结，胃肠气机阻膈也会引起便秘不下；如血虚亏少，血燥而不能濡养肠道，或年老、体虚、久病者，肠道干枯，无力传化都可引起便秘；如

— 416 —

患中风日久，有风证表现且大便停留于直肠不出的，可用外导法通导大便。

【按语】 便秘即大便秘结不通。是指排便间隔时间延长，或虽不延长而排便困难者。便秘有很多不同的叫法，《内经》称便秘为"后不利"、"大便难"，认为与脾受寒湿侵袭有关。如《素问·厥论》云："太阴之厥，则腹胀后不利。"张仲景称便秘为"脾约"、"闭"、"阴结"、"阳结"，认为其病与寒、热、气滞有关。如《金匮要略》云："趺阳脉浮而涩，浮则胃气强，涩则小便数，浮涩相搏，大便则坚，其脾为约，麻子仁丸主之。"《伤寒论》："……脉浮而数，能食不大便者，此为实，名曰阳结也，……其脉沉而迟，不能食，身体重，大便反硬，名曰阴结也。"除此之外，张氏还提出蜜煎及猪胆汁导法等外用药塞肛门通便法。《诸病源候论》亦指出大便难有"五脏不调"、"三焦不和"、"邪在肾"、"渴利之家"等诸多原因。至金元时代，李东垣在《兰室秘藏》中对便秘的病因作了总结，他认为燥结之病有热燥，风燥、阳结、阴结，又有年老气虚，津液不足而结燥。其后的《医学正传》在前人基础上更加充实了便秘的病因学说，提出"虫积"、"七情气闭"、"痰滞不通"、"药石毒"、"脏寒"、"血枯槁"等皆可致便秘发生。

西医学认为便秘的病因有肠道动力减弱，肠道刺激不足，肠神经功能紊乱、直肠病变如肛裂、痔疮等。

年老、久病体弱、妇女产后，热性病恢复期及有习惯性便秘的患者，常常因直肠燥结，粪便停留在肛门难出，可以用外导法来通利大便。具体可用食蜜七合，至于铜器内，微火煎熬，俟凝如饴糖状时，不断搅动，勿使焦着，取起后，以手捻作梃子，大如指粗细，头部稍尖钝，长约两寸多一点，趁热塞于肛门内，用手抵住肛门，待要大便时，即可放手。临床还可用通腑的方剂灌肠，开塞露外用或用药物敷脐等法来治疗此类便秘患者。

结 燥 治 法

【原文】 热实脾约[1]三承气①　寒实备急共温脾②

大黄姜附桂草朴　　寒虚硫半③握药④医

虚燥[2]益气硝黄入　　血燥润肠⑤与更衣⑥

气燥四磨⑦参利膈　　风燥搜风顺气宜

【提要】 阐述大便燥结的分型证治。

【注释】 [1]脾约：便秘的一种。由于胃有燥热，热邪伤津，脾阴不足，脾之功能为胃热所约束，津液不行，则肠道津液不足，大便燥结不通。

[2]虚燥：因气虚无力推动肠道运行，不能下承传送粪便，致大便秘结。

【白话解】 如果因实热脾约证引起的大便不通，根据病情轻重，宜分别使用大承气汤、调胃承气汤和小承气汤；如因寒邪积滞于胃肠，可用三物备急丹和由大黄、干姜、附子、肉桂、甘草、厚朴组成的温脾汤；如因虚寒致大便秘结不通者，可用硫半丸内服加握药法外治；如因气虚而大便燥结者，可用补中益气汤加入芒硝和大黄；若血虚大便燥结者，可用润肠丸或更衣丸；若气机郁滞致大便燥结者，可用四磨汤或人参利膈丸；因中风偏瘫直肠燥结者，可用搜风顺气丸。

【按语】 便秘的治疗，不能机械地统用通下之法，当根据其发生的病因和临床表现，分辨虚实论治。实证有热结、气滞；虚证有气虚、血虚、阴虚、阳虚。属热结者，大便干结，小便短赤，面红身热，或兼有腹胀腹痛，口干口臭，舌红苔黄或黄燥，脉滑数。宜用清热润肠之剂如麻仁丸，若出现阳明腑实症状，如脘腹痞满，腹痛拒按，高热谵语，舌苔黄燥起刺，脉洪数者可用三承气之辈，但不可久服，以免攻伐太过，耗气伤津，便通后改投缓下之剂。若肝郁化火出现大便不通，心烦易怒，舌红，脉弦数可用更衣丸泻火通便；属气滞者，见有大便秘结，欲解不得，嗳气频作，胸胁痞满，甚则腹中胀痛，纳食减少，舌苔薄腻，脉弦，宜用六磨汤以顺气行滞；属气虚者，见虽有便意，临厕怒挣乏力，挣则汗出短气，便后疲乏，大便并不干硬，面色㿠白，神疲气怯，舌淡嫩，脉虚。治以黄芪汤益气润肠，若中虚下陷，肛门坠胀者，可用补中益气汤以益气举陷；属血虚者，大便秘结，面色无华，头晕目眩，心悸，唇舌淡，脉细涩，可用润肠丸以养血润燥；属阴虚者，见便秘，形体消瘦，或颧红，眩晕耳鸣，腰酸膝软，舌红少苔，脉细数，治宜滋阴补肾，常用六味地黄汤加麻仁、玉竹、蜂蜜；属阳虚者，见大便艰涩，排出困难，小便清长，面色㿠白，四肢不温，喜热怕冷，腹中冷痛，或腰脊酸冷，舌淡苔白，脉沉迟。治宜温阳通便，用济川煎加肉桂，亦可选用半硫丸。此外，《丹溪心法》中主张以活血润肠丸（当归梢、防风、大黄、羌活、桃仁、麻仁、皂角仁）治疗大便风燥证。

西医将便秘分为器质性和功能性两型诊断，器质性便秘如结肠直肠病变，败血症引起的肠麻痹等，须积极治疗原发病。功能性便秘可用药物治疗，常用药物如刺激性缓泻剂果导片，渗透性缓泻剂硫酸镁，润滑性缓泻剂开塞露，肠蠕动促进剂西沙比利等。

①**小承气汤**　生大黄　厚朴　枳实

水煎服。

方中大黄苦寒，寒以清热润燥，苦以下气通结，涤荡肠胃，推陈致新。枳实理气消痞满，破积除壅滞，与大黄相伍，以增行气导滞，通便泻热，润燥软坚。厚朴温通，一助大黄泻热而不寒凝，二助枳实行气以温通，使气机得通燥屎得下。诸药合用共奏泻热消胀除满之功。

大承气汤、小承气汤及调味承气汤，即俗称"三承气汤"，均出自《伤寒论》。承气之意在于顺承胃气。大承气汤中大黄生用后下，取其攻积破坚之锐气，重用枳、朴以行气除痞满，芒硝同大黄后下，以软坚润燥，因本方攻下之力最为峻猛，故适用于"痞、满、燥、实"四证俱全者。调胃承气汤不用枳、朴，大黄与甘草同煎，后纳芒硝，其攻下之力较缓，称为"缓下剂"。适用于阳明热结，有燥、实，而无痞满者。小承气汤不用芒硝，大黄与枳朴同煎，且枳朴量较大承气汤亦减，其泻下之力介于上二者之间，称为"轻下剂"。适用于"痞、满、实"之阳明腑实证。现常用小承气汤治疗急性胃炎、急性阑尾炎、胆囊囊肿、慢性肝炎、肠梗阻轻症、急性肺炎、肺心病急性发作、手术后肠麻痹、高脂血症等病症。临床报道采用小承气汤保留灌肠防治胃切除后残留排空延迟 176 例。治疗组 80 例，男 56 例，女 24 例。处方是生大黄 20 克，枳实 12 克，厚朴 12 克。对照组 96 例，男 70 例，女 26 例。结果：治疗组最短 2 天，最长 4 天，平均 3.05 天排空；对照组最短 8 天，最长 27 天，平均 14.71 天，两组比较具有显著性差异。[南京中医药大学学报，1997，13（3）：142～143]

②**温脾汤** 大黄　干姜　附子　肉桂　甘草　厚朴
水煎服。

方中用附子之大辛大热，温壮脾阳，解散寒凝，配以大黄泻下已成之冷积。肉桂、干姜助附子温中散寒；厚朴行气温通冷积；甘草益气，调和诸药。本方为温通脾阳与攻下冷积并重之剂。

《备急千金要方》中即有温脾汤一方的记载，而本书所载温脾汤来源于《普济方》，后方乃前者减人参，而增桂心、厚朴，大黄用量亦减，故温中暖肠之力增强，用于治疗"痼冷在肠胃间，连年腹痛腹泻，休作无时，服诸热药不效者。"现代多应用本方加减治疗慢性结肠炎，慢性菌痢，幽门梗阻，慢性肾炎后期尿毒症而见肾阳虚冷积者。

③**硫半丸**　硫黄　半夏

研末，以生姜汁和丸，每服一钱，生姜汤或温开水下。

方中硫黄酸温入肾、大肠经，补火壮阳，以推动阳气；半夏辛温，入脾肾经，苦温燥湿，降逆泄浊，消痞散结。两味同用，使脾气得升，胃气得降，升降有权，便秘则愈。全方药简力专，共奏温肾祛寒，通阳泻浊之功。

硫半丸又名半硫丸，出自《太平惠民和剂局方》，具有"除冷积，暖元脏，温脾胃，进饮食"之功。用治"心腹一切痃癖冷气，及年高风秘、冷秘，或泄泻。"清《温病条辨》谓本方可治"湿凝气阻，三焦俱闭，二便不通，"这是对本方运用的发展。现代医家朱良春常运用该方治疗脾胃虚寒性便秘或泄泻，疗效颇佳。

④**握药法**　巴豆仁　干姜　韭子　良姜　硫黄　甘遂　白槟榔各五分

为末合匀，搓，作两粒，先用花椒汤洗手，再麻油涂手心握药，不多时大便即泻，欲止时，可用冷水洗手。

握药法中多用温热攻下之药从皮肤入里取效，以解冷积日久，但只可作为辅助疗法。

⑤**润肠丸**　当归　生地　火麻仁　桃仁　枳壳各等分

为末，蜜丸，米汤送下。

方中当归、生地滋阴养血；枳壳引气下行；火麻仁润肠通便；桃仁除可润肠外，还可活血祛瘀。诸药合用可补血行气，润肠通便，使血虚肠燥可解。

润肠丸出自《沈氏尊生书》。本方重在补血润下，多用于因老年津液干枯，妇人产后亡血，发汗利小便，以及病后血气未复之阴血亏虚肠燥之便秘。

⑥**更衣丸** 生芦荟 朱砂末各等分

饭糊丸。

方中重用芦荟苦寒，归心、肝、胃、大肠经，清热凉肝，泻火通便。朱砂性寒，归心经，可泻心经邪热，**重坠**下达，合用以奏泻火通便之效。

更衣丸首载于《先醒斋医学广笔记》，原书记载"治大便不通，张选卿屡验。"《成方便读》记载之更衣丸，方用芦荟、麦冬为丸，加朱砂为衣，治疗燥火有余，津枯便秘之证。现已有了名为"更衣胶囊"的制剂，即将芦荟、朱砂制成胶囊剂，功效润肠通便，用于病后津液不足或肝火内炽引起的便秘腹胀，经加工后既保持了本方的疗较，又便于服用。

⑦**四磨汤** 人参 乌药 槟榔 沉香。

方用乌药辛温香窜，可升可降，善理气机；沉香味辛走散，降气导滞；槟榔辛温降泄，破气下积，与乌药、沉香相协，则行气之中寓降气之功；又佐人参益气扶正，使上三药降气破结而不伤正。四药相伍使气行而郁滞解。

四磨汤由宋代著名医家严用和治疗"七情伤感，上气喘息，妨闷不食"所拟，始载于《济生方》。本方行气、补气、降气三法并用，不仅遣药配伍颇具特色，各药磨汁再煎的服药方法亦别具一格。后世医家根据临证气滞的程度不同，加减衍化本方运用。如将原方的人参易为党参，再加木香，诸药等份为末，名"五磨饮"（《不知医必要》）；原方减去人参，加枳壳、木香，磨汁服，名"五磨饮子"（《医便》）；原方加枳壳、木香，磨汁服，名"六磨饮"（《太平惠民和剂局方》）。这些方剂或增加行气药物的数量以加强理气之功，或减去人参而使之专行滞气，从而将本方广泛用于多种气滞、气逆证候。四磨汤现常用于治疗支气管哮喘、肺气肿等属气滞兼有气逆之证的多种疾病。

附一 古方计量单位的换算

汉代方剂药量的折算：凡唐代以前（含唐代）著作中之方剂计量，皆按此折算。

据班固《汉书·律历志》的记载和国家计量总局《中国古代度量衡图集》所收入的出土汉代文物实测：

1 铢＝0.65 克

一两＝15.625 克，为方便，本书皆折算为 15 克

一斤＝250 克

一合＝20 毫升

一升＝200 毫升

一斗＝2000 毫升

一寸＝2.3 厘米

一尺＝23 厘米

方中以重量计量的药可以直接折算为现代计量（如：一两＝15 克）。

以容量和尺度计量的药物，可以折算为现代的容量和尺度后再称重。如粳米一升，今用 200 毫升粳米称重约 180 克；半夏半升；今用 100 毫升半夏称重约 50 克；五味子半升约 30 克；厚朴一尺，据《医心方》、《小品方》云：当以"厚三分，长一寸半为准"，今用中等厚度的厚朴，宽 3.5 厘米，长 23 厘米者称重约 15 克。

以数量计量的药物，可直接用原数量（如大枣、乌梅、栝楼）。经方以枚数计，而今习惯称重者，可按原数再称重。如有人秤的杏仁 100 枚（去皮尖）＝40 克、桃仁 100 枚＝30 克、

枳实 1 枚＝18 克、附子 1 枚＝20 克、大附子 1 枚＝25 克、野生乌头 1 枚＝5 克。

五苓散一方寸匕＝5 克

甘遂末一钱匕＝1 克

宋代（含宋代）以后方书的药量折算：

1 厘＝0.03 克

1 分＝0.3 克

1 钱＝3 克

1 两＝30 克

1 斤＝16 两＝500 克

1 合＝100 毫升

1 升＝1000 毫升

1 斗＝10000 毫升

1 寸＝3.3 厘米

1 尺＝33 厘米

以上换算仅做参考。临床据具体情况参考使用。

附二:方名索引

六　画